GÊNERO E SAÚDE MENTAL
NOS SERVIÇOS RESIDENCIAIS TERAPÊUTICOS

CB016183

MAIKA ARNO ROEDER

GÊNERO E SAÚDE MENTAL
NOS SERVIÇOS RESIDENCIAIS TERAPÊUTICOS

Fragmentos de vidas contidas

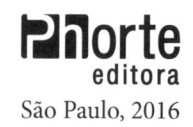

Phorte
editora

São Paulo, 2016

Gênero e saúde mental nos serviços residenciais terapêuticos: fragmentos de vidas contidas
Copyright © 2016 by Phorte Editora

Rua Rui Barbosa, 408
Bela Vista – São Paulo – SP
CEP 01326-010
Tel/fax: (11) 3141-1033
Site: www.phorte.com.br
E-mail: phorte@phorte.com.br

CIP-BRASIL. CATALOGAÇÃO-NA-PUBLICAÇÃO
SINDICATO NACIONAL DOS EDITORES DE LIVROS, RJ

R621g

    Roeder, Maika Arno
      Gênero e saúde mental nos serviços residenciais terapêuticos : fragmentos de vidas contidas / Maika Arno Roeder. - 1. ed. - São Paulo : Phorte, 2016.
      336 p. ; 23 cm.

    Inclui bibliografia
    ISBN 978-85-7655-609-1

    1. Psiquiatria. 2. Saúde mental. I. Título.

16-32502   CDD: 616.89
               CDU: 616.89

ph2208.1

Este livro foi avaliado e aprovado pelo Conselho Editorial da Phorte Editora.
(www.phorte.com.br/conselho_editorial.php)

Impresso no Brasil
Printed in Brazil

Dedico este livro a todos os Residentes de Serviços Residenciais Terapêuticos que estão lutando pela afirmação dos seus direitos de cidadania, demonstrando que mesmo diante das diversidades e surpresas da vida é possível transcender ao sofrimento e viver intensamente cada dia como se fosse o primeiro de nossas vidas.

Agradecimentos

Agradeço a Deus, à minha família, à Luzinete Simões Minella e à Sônia Weidner Maluf, por nutrirem e incentivarem a realização deste livro.

Apresentação

A temática deste livro é fruto de minha tese de doutorado,[1] que teve como objetivo analisar as intersecções entre gênero, subjetividade, sofrimento psíquico e cidadania, de acordo com o ponto de vista de mulheres que viveram mais de trinta anos internadas em hospitais psiquiátricos e que foram transferidas para um Serviço Residencial Terapêutico (SRT) em Saúde Mental, num dado momento de suas vidas.

São mulheres cujas trajetórias de vida cruzaram-se no tempo e no espaço, o que as possibilitou agir em conjunto, de forma a poderem tentar (re)construir suas vidas fora dos muros hospitalocêntricos. Esta nova situação de vida, contada por quem viveu tal experiência, pode muito nos servir de reflexão e aprendizado sobre como é possível, mesmo sob condições adversas e desafiantes, ousar a desbravar um mundo que parecia ser inatingível, dadas as circunstâncias da vida.

1 Tese de Doutorado apresentada ao Programa de Pós-Graduação Interdisciplinar em Ciências Humanas da Universidade Federal de Santa Catarina, em 29 de setembro de 2008, sob o título *Gênero e Saúde Mental nos Serviços Residenciais Terapêuticos: fragmentos de vidas contidas*.

A curiosidade pessoal sobre o campo da saúde mental e da atenção psicossocial antecedeu, em muito, minha entrada no doutorado, no qual desenvolvi a pesquisa que fundamenta este livro. Ela está associada à minha trajetória profissional, no decorrer da qual venho testemunhando algumas das mudanças ocorridas no campo da saúde mental, especialmente no da reabilitação psicossocial. A partir de 1984, trabalhando em enfermarias de mulheres num hospital psiquiátrico como profissional da educação física, tive a oportunidade de conhecer muitas delas que hoje fazem parte de um STR.

Anos mais tarde, na condição de Coordenadora Estadual de Saúde Mental, iniciei o processo de credenciamento de alguns residenciais em saúde mental no estado de Santa Catarina, participando do desafio técnico e político de implementar um atendimento diferenciado de base comunitária.

Atualmente, estou lotada na Diretoria de Vigilância Sanitária de Santa Catarina, onde me responsabilizo pelos segmentos de populações consideradas mais vulneráveis a estressores epidemiológicos de natureza psicossocial.[2] Nesta condição, continuo acompanhando a luta de mulheres pela conquista dos seus direitos, bem como os conflitos, as dificuldades e os acertos da própria Rede Comunitária de Atenção à Saúde no que tange à absorção desta demanda, sustentada sob os alicerces de um novo olhar sobre o sofrimento psíquico. Cabe lembrar que esse mesmo olhar ainda carrega o preconceito e o estigma imputado àquelas que passaram uma grande parte de suas vidas residindo em um hospital psiquiátrico.

Dessa forma, ao voltar meu interesse para as articulações entre gênero, sofrimento psíquico, cidadania e subjetividade, no contexto de um SRT feminino, procuro dar visibilidade a certas questões, contribuindo para o de-

---

2 As populações consideradas mais vulneráveis a estressores epidemiológicos de natureza psicossocial abrangem a pessoa idosa; as crianças e os adolescentes em conflito com a Lei; a população carcerária; a população indígena; as pessoas em sofrimento psíquico, incluindo a atenção ao usuário de substâncias; e o Sistema Único de Assistência Social, dentre outras áreas. Em razão das condições sociais em que tais grupos estão expostos, acabam por necessitar de políticas públicas sociais e de saúde com vistas a protegê-los de situações que coloquem em risco a sua saúde.

senvolvimento de uma postura mais reflexiva nesse cenário, fomentando analogias e reflexões para além das constatações descritas nestas linhas.

Considero, ainda, que minha própria história de vida profissional se deu em meio a vários campos de estudo, abrangendo disciplinas tanto das Ciências da Saúde quanto das Humanas, tendo justamente como fio condutor o interesse pela saúde mental e atenção psicossocial.

Isso me estimulou a buscar uma integração de alternativas teóricas, que servissem de ponto de cruzamento entre disciplinas distintas marcadas por lógicas diferentes, procurando, então, alcançar um equilíbrio entre visões construídas sob o alicerce das lógicas racional, instrumental ou subjetiva.

Com este livro, procuro contribuir, também, com subsídios que possam corroborar com uma prática mais satisfatória nos campos da saúde mental, da atenção psicossocial e da saúde da mulher, colaborando com a construção de políticas públicas mais adequadas à questão.

A autora.

Prefácio

Entre a metade dos anos 1970 e durante os anos 1980, dando continuidade a várias lutas que se iniciaram na década anterior, num contexto marcado pelo processo de redemocratização do Brasil, vários atores sociais protagonizaram dois movimentos que transformariam o contexto da assistência em saúde: a Reforma Sanitária e a Reforma Psiquiátrica. A primeira delas visava garantir o direito à saúde para todos(as) os(as) cidadãos(ãs) e os seus impactos se cristalizariam na Constituição promulgada em 1988, no alvorecer da Nova República que, interpretando a saúde como um direito da população e um dever do Estado, consagrou o Sistema Único de Saúde – o SUS.

A segunda inspirou-se principalmente nas ideias defendidas pelo psiquiatra italiano Franco Basaglia, que formulou uma crítica contundente ao modelo hospitalocêntrico e ao consequente isolamento dos pacientes, reivindicando o fim dos manicômios – e, portanto, de suas concepções sobre o tratamento – e a criação de uma rede de serviços de atenção psicossocial, com vistas ao resgate da cidadania e à integração dos portadores de transtornos psíquicos. De acordo com os princípios de descentralização e de territorialização estabelecidos pelo SUS, estão incluídos nessa rede de serviços os Centros de Atenção Psicossocial (CAPS), as cooperativas de trabalho, os centros de convivência e cultura, além das oficinas de geração de renda e as residências terapêuticas.

Durante o período citado e nas décadas seguintes, os intensos debates, avaliações e pesquisas sobre os desdobramentos das políticas propostas por essas reformas se originaram e tiveram continuidade, ressaltando-se, entre outros aspectos, os avanços e limites das estratégias de implantação adotadas e das alternativas de atendimento. No entanto, ainda são poucos os estudos, por exemplo, sobre os Serviços Residenciais Terapêuticos (SRTs). Pior ainda, raríssimas vezes as questões de gênero são contempladas nas análises sobre saúde mental.

Neste livro Maika Arno Roeder tenta preencher esta lacuna, apresentando os resultados da pesquisa sobre SRTs que realizou durante o seu doutorado no Programa de Pós-graduação Interdisciplinar em Ciências Humanas da Universidade Federal de Santa Catarina, concluído em 2008. A autora analisa as articulações entre sofrimento psíquico, cidadania e subjetividade com base em uma perspectiva de gênero; ou seja, valendo-se da análise das especificidades de gênero que caracterizam as trajetórias e os tratamentos segundo a visão de homens e mulheres sob internação. Por meio desse enfoque inovador, passa-se a observar o primeiro SRT instalado no estado de Santa Catarina, localizado no município de São José, que é voltado exclusivamente para as mulheres.

A metodologia da pesquisa se amparou numa abordagem qualitativa e buscou reconstituir, por meio da observação e das narrativas, as percepções dos(as) entrevistados(as) sobre suas trajetórias e sobre os serviços. O estudo resgata ainda as opiniões de alguns profissionais da área da saúde que colaboraram para uma visão mais clara do tema.

As linhas gerais das políticas de saúde mental no Ocidente e da Reforma Psiquiátrica no Brasil, a síntese da história das instituições psiquiátricas em Santa Catarina e do Movimento Antimanicomial, a crítica ao modelo preventivista e a noção de risco como dispositivo de controle médico constituem o ponto de partida das reflexões posteriores que levam ao entendimento da criação dos SRTs femininos e masculinos, como um dos resultados do contexto da desinstitucionalização. As contribuições dos estudos de gênero, em particular do enfoque pós-estruturalista, permitem a interpretação das nuances dos processos de exclusão, do preconceito e da estigmatização das mulheres referidas no estudo. As formas de subjetivação são abordadas de modo a recuperar, nas narrativas obtidas, tanto a sujeição das mulheres "loucas" quanto suas estratégias de resistência. Os vínculos entre cidadania e saúde mental são construídos em torno das ideias de unidade e fragmentação, projeto, metamorfose e campo de possibilidades.

Os longos anos de experiência profissional no campo da saúde mental permitiram que a autora desenvolvesse um profícuo diálogo com as moradoras do SRT sobre suas trajetórias antes e depois das internações, suas percepções a respeito dos seus itinerários terapêuticos, medicalização, família, corpo e sexualidade, entre outros aspectos. Nas considerações finais, a autora reflete sobre os avanços representados pelo SRT no sentido de favorecer o resgate da cidadania, da autoestima e da autonomia das moradoras, mas aponta também que, do ponto de vista do gênero, permanecem as visões estereotipadas sobre homens e mulheres, tanto por parte das residentes quanto do próprio serviço, sendo esta limitação um dos grandes desafios a serem enfrentados atualmente.

Florianópolis, Janeiro de 2013

Luzinete Simões Minella

Graduada e Mestre em Ciências Sociais pela Universidade Federal da Bahia (UFBA), Doutora em Sociologia pela Universidad Nacional Autónoma de México (UNAM). Atualmente, é professora adjunta aposentada da Universidade Federal de Santa Catarina (UFSC)

Sumário

Capítulo 3

Moradoras do serviço residencial terapêutico: trajetórias, itinerário terapêutico e percepção sobre saúde/doença

Capítulo 4

Construção da cidadania pelo gênero: uma questão de saúde mental

Capítulo 5

Capítulo 1

Gênero, cidadania e saúde mental: a questão do risco

1.1 A LOUCURA NA HISTÓRIA

Ao trabalhar com gênero num Serviço Residencial Terapêutico (STR) em Saúde Mental, torna-se fundamental recorrer à história da loucura na cultura ocidental, reconstituindo o lugar social designado ao louco e sua implicação na clínica psiquiátrica no decorrer da história. Trata-se de percorrer os vários períodos em que as noções sobre a loucura representavam a visão predominante, definindo, com isto, a forma de lidar com essa condição.

Sendo assim, este capítulo se inicia com uma breve leitura de alguns pontos levantados por determinados autores aqui eleitos, em razão de sua relevância para a discussão que será realizada.

Ao apontar para a loucura em sua experiência trágica,[1] Foucault (1989a), no livro *A História da Loucura na Idade Clássica*, descreve o louco

---

1 Segundo Amarante (1995, p. 24), "a visão trágica permite que a loucura, inscrita no universo da diferença simbólica, adquira um lugar social reconhecido no universo da verdade".

no século XVI como o portador da verdade e das revelações divinas, caracterizando-o como interlocutor das forças da natureza. Ao ser considerado um profeta, o louco era respeitado e, portanto, não perseguido. A loucura nessa época não era inserida no universo do patológico e o seu destino era nômade.

De acordo com várias fontes históricas consultadas pelo autor nas cidades europeias da Idade Média, os loucos eram colocados, pelo poder local, em grandes barcos para serem levados pelos marinheiros a outros portos. Essa conduta sinalizava a necessidade de exclusão do louco, que passava a ser considerado indesejado, o que aponta para a transição que se operava no lugar social ocupado pela loucura. Os loucos originários da província eram poupados, ao passo que muitos viajavam a lugares sagrados, para obter a cura de suas tormentas. Nesse período, não havia uma noção de loucura associada à doença, mas sim vinculada à noção de tormenta da alma ou a mazelas do espírito. Restava, então, afastar do convívio social aquele julgado diferente.

A representação trágica da loucura se transformou a partir da segunda metade do século XVII, o que Foucault (1999) definiu como a época de uma consciência crítica. Nesse período, a loucura parecia ser mais tolerada, porém, anos mais tarde restava ao louco o aprisionamento e a internação.

Com a inauguração dos hospitais gerais, que aparentemente tinham como objetivo inicial o acolhimento dos pobres, iniciava-se a internação dos loucos, embora ainda não houvesse condutas terapêuticas embasadas em parâmetros médico-científicos. Com relação aos loucos internados, assimilando o ponto de vista de Michel Foucault, Amarante (1995, p.24) destaca que "a fronteira se estabelece a partir da razão ou não razão sem a adoção de critérios patológicos". Como bem descreve Machado (1981), a designação de alguém como louco e sua consequente exclusão da sociedade não dependem de uma ciência médica, mas, sim, de uma percepção do indivíduo como ser social, a partir de critérios que não dizem respeito à medicina, mas às leis da razão e da moralidade.

Junto aos loucos internavam-se prostitutas, desempregados, deficientes ou todos aqueles incapacitados de tomar parte do mundo da produção, circulação e acumulação de riquezas (Machado, 1981).

A cumplicidade entre o poder real e a burguesia organizava os hospitais, mas não é possível esquecer a Igreja, como bem lembra Foucault (1999), pois ela contribuiu da mesma forma para a transformação das instituições, criando congregações cujo objetivo era desempenhar funções semelhantes aos hospitais gerais.

Para Foucault (1999), por um século e meio, a definição de quem deveria ser internado ficava à sorte das ordens judiciais, dos pedidos familiares e da determinação dos administradores hospitalares. Estes desempenhavam o papel de *normatizadores da conduta social adequada* e, em prol desse ideal de conduta, as arbitrariedades cometidas, além de serem amparadas oficialmente, tinham a missão de contribuir para a ocultação dos miseráveis, dos empregados, dos ociosos e dos que estavam em crise, que eram recolhidos para as casas de correção criadas por toda a Europa.

Nesse período, ainda segundo o autor, com a chegada do Iluminismo, que transformou a ordem econômica e social da época, a pobreza parece ter sido preterida como forma de redenção e o trabalho foi eleito como sinal de virtude social. Nesse sentido, instaurou-se um contraponto à medida que a mão de obra de baixo custo fornecida para a produção da manufatura era justamente aquela proveniente das casas de internação, produzindo concorrência desleal entre os preços das indústrias circunvizinhas. Tal política vigorou até o final do século XVIII, mas muitas vezes parece perdurar até os dias atuais.

Antes da Revolução Francesa, ainda no século XVIII, o movimento médico construiu a chamada nosografia da loucura, que clamava por uma classificação mais apurada dos loucos para distingui-los de outras categorias de internados, como os criminosos e libertinos, por exemplo. Isso promoveu um aumento do temor da sociedade, com relação aos insanos, impulsionando medidas de solução necessárias para se resolver com brevidade tal questão.

Assim, ainda segundo Foucault (1999), em meados do século XVIII abriram-se casas destinadas exclusivamente aos loucos. Nos anos que precederam a Revolução Francesa a loucura se ergueu como uma entidade isolada, unida em sua essência ao internamento. Nesse período, com a necessidade de se absorver a força de trabalho dos pobres válidos, com o encarecimento da manutenção do internamento e, por outro lado, com os ideais da Revolução Francesa que pregavam fraternidade, igualdade e liberdade (indo de encontro à política oficial de exclusão, até então imposta), tornou-se incômodo e custoso a permanência dos loucos na internação.

Defendia-se a ideia da criação de instituições específicas para os loucos, junto com os pobres e outras categorias, nas quais o contato com a vida campestre, ar puro, passeios e jardinagem propiciariam a cura, pelo retorno à razão. O objetivo era reproduzir relações fraternais paralelamente a uma rigidez de condutas e regras.

Para Foucault (1999), como o louco não era considerado responsável pelos seus atos, uma vez que não conseguia obedecer às regras estabelecidas pelo contrato social, além de não ser considerado sujeito de direito, era prudente excluí-lo da convivência com os demais cidadãos, sendo necessária a sua tutela.

De acordo com Desviat (1999, p.16), "a nova ordem social exigia uma nova conceituação da loucura e, acima de tudo, de suas formas de atendimento". A teoria de Pinel preconizava a libertação das correntes dos que possuíam distúrbio da razão e legitimava a existência do asilo como local privilegiado para o tratamento dos alienados (Foucault, 1999).

O autor assinala que a concepção de louco como alienado mental, cuja origem era proveniente de vícios, de vida desregrada e ociosa, poderia ser corrigida demonstrando a existência de alguma subjetividade que mereceria intervenção para se obter o acesso à razão. A relação entre o médico alienista e o doente se estabelecia por meio da ordem moral.

É neste sentido que Castel (1991), ao se referir a Pinel, relata que este teve como principal mérito a classificação do espaço institucional, o arranjo nosográfico da doença mental e a relação de poder entre médico e doente.

Segundo Foucault (1999), o tratamento moral preconizava as seguintes medidas: o isolamento do mundo externo, a organização do espaço asilar, a manutenção de sua disciplina, e a submissão à autoridade. O paradigma da internação iniciava, então, seu reinado com o respaldo da ciência. Os furiosos, as loucas incuráveis e os tranquilos demais eram todos categoricamente classificados, tratados e submetidos à vigilância ininterrupta, visando à autodisciplina e à cura.

As medidas de ordenamento adotadas no modelo asilar, que permaneceu por mais de um século como a principal forma de tratamento em psiquiatria, tinham como estratégia de controle permanente o efeito panóptico. Os espaços arquitetônicos eram feitos para se obter uma observação contínua de todos os asilados, fomentando nesses indivíduos a sensação de que estavam sendo observados o tempo todo e obrigando-os a uma autovigilância de sua próprias condutas.

Como vertente do modelo vigente é preciso considerar as colônias agrícolas que foram implantadas na época por representarem um diferencial na assistência até então empregada, pois elas adotavam o trabalho, desenvolvido em um local bucólico, como um método eficaz destinado à cura da enfermidade.

Como foi possível observar até o momento, de acordo com os autores citados, as reformas na assistência em saúde mental vêm transcorrendo em momentos políticos distintos, em que o "louco" vem sendo colocado sempre em um novo lugar social.

A revisão da literatura sobre o tema mostra que, com a Segunda Guerra Mundial, observou-se um momento de nova ebulição de conceitos, noções e modelos de assistência, bem como o próprio questionamento do espaço social ocupado pelo que denominavam de loucura. A psicoterapia institucional e o movimento da comunidade terapêutica, além de criticarem duramente a assistência psiquiátrica convencional, apontavam na direção de novas possibilidades de intervenção como, por exemplo, a aplicação da psicoterapia na assistência; a reformulação do espaço asilar; a relação de troca horizontalizada entre todos aqueles assistidos pela instituição; o funcionamento cotidiano baseado na construção coletiva; a possibilidade de alguns doentes mentais serem tratados fora do manicômio; a democratização das relações; a necessidade de se utilizar a produção e a reprodução da vida com base num lugar de convívio real, a comunidade; o atendimento aos doentes mentais, do mesmo modo que os outros pacientes, dentre outros fatores (Amarante, 1995; Desviat, 1999).

Além disso, o Serviço Nacional de Saúde inglês, com base na implantação de uma política de bem-estar social, preconizava o tratamento de doentes mentais do mesmo modo que os outros pacientes. Embora não tivesse como objetivo o fechamento do hospital psiquiátrico, defendia a criação de uma estrutura de suporte extra-hospitalar, na qual estariam presentes os serviços residenciais locais (Desviat, 1999).

Embora a doença mental permanecesse como objeto, verifica-se que a psiquiatria, efetivamente, se propôs a uma transformação do modelo assistencial, investindo no enfoque prioritário do hospital para o da comunidade e sinalizando uma transformação na vida das pessoas tidas como mentalmente enfermas. Tratava-se de uma intervenção centrada na prevenção e promoção da saúde mental.

O preventivismo surgia incorporando noções para além dos conceitos médicos, incluindo a sociologia e a psicologia behaviorista, pois pregavam a existência de indivíduos suspeitos, ou seja, possíveis portadores de uma doença mental, que poderiam ser tratados precocemente. Os conceitos de prevenção, risco e população de risco traduzem os pilares do novo entendimento sobre a loucura desse período.

Nessa perspectiva, Birman e Costa (1994) descrevem a hierarquia preconizada nos diferentes tipos de prevenção que delimitam os espaços de atuação no campo da saúde: a prevenção primária, que visa ações de detecção de condições facilitadoras do desencadeamento da doença mental, buscando uma intervenção sobre estas; a prevenção secundária, que busca realizar uma detecção diagnóstica e tratamento precoce, com o objetivo de reduzir a duração do transtorno mental; e a prevenção terciária, cujo foco é a readaptação do sujeito à vida social. É com base na prevenção terciária que foram criados os serviços comunitários, dentre eles os residenciais, objeto deste livro.

Sob este entendimento da loucura na perspectiva preventivista, busca-se na noção de risco, como dispositivo de controle do poder, subsídios para refletir sobre a situação social de mulheres residentes em um SRT.

1.2 Noção de risco como dispositivo de controle do poder

No entendimento da história da loucura, o risco parece ser um dos fundamentos adotados nos movimentos que contribuíram para a reformulação da assistência em saúde mental.

Se por um lado as transformações contribuíram para a construção de um outro lugar social para a pessoa considerada louca, com a absorção desses indivíduos no âmbito comunitário, por outro lado, ainda é possível observar que a convivência, com a diferença ou com o estigma imputado a ela, induz a comportamentos estereotipados e segregadores, diante do sentimento de insegurança que afeta a atualidade.

A cultura de exclusão vem banindo a loucura pelo tempo, pois o louco está associado com certa desordem, que escapa ao sentido daqueles que pretendem sustentar a utopia de que é possível manter a ordem social, mediante a separação espacial dos diferentes. Desqualificando os discursos das pessoas com sofrimento psíquico, constrói-se, ao mesmo tempo, argumentos persuasivos que estimulam a segregação dessas pessoas em longas internações psiquiátricas. Esse comportamento se baseia na utopia de que é possível conter, controlar e mensurar aquilo que parece ser diferente. Cria-se, então, segundo Velho (2003), a ideia de que existiria um mundo paralelo. É por isso que são ouvidos com tanta frequência os termos "mundo das drogas", "mundo das violências", "mundo dos loucos", como uma maneira de referir-se às problemáticas sociais específicas.

Aquilo que não é conhecido acaba por aguçar nosso sentimento de vulnerabilidade. Para Castel (2003), parece que estamos instalando uma nova problemática da insegurança. Esta se caracteriza por sua extraordinária complexidade e se situa na conjunção de uma série de transformações. Existe uma dificuldade crescente de estarmos seguros dos principais riscos sociais, como os acidentes, as enfermidades, o desemprego, a incapacidade de não poder trabalhar por causa da idade ou da presença de um elemento incapacitante, por exemplo.

O aumento da sensibilidade aos riscos, que leva a uma busca desenfreada pela segurança, é sempre uma procura infinita e frustrada. O risco, no sentido próprio da palavra, é um acontecimento previsível, cujas probabilidades de produzir-se podem ser estimadas, assim como os custos dos danos que este provocará.

Em termos reflexivos, particularmente na saúde mental, o que se observa na contemporaneidade são justaposições entre formas mais ou menos renovadas de funcionamento dos dispositivos biopolíticos tradicionais, com mecanismos inéditos de produção de saber e de exercício do poder no controle dos indivíduos e populações, em função de comportamentos pregressos (Roeder, 2006).

Foucault (2005), em sua gênese da loucura, explora a interessante questão de como a loucura, epistemologicamente, passa a ser reconhecida como "doença mental", isto é, a questão do surgimento do discurso/prática psiquiátrica e de seu "objeto" de investigação e atuação terapêutica: a loucura como doença mental.

A própria ideia de Foucault (1983) sobre a criação do "modo-indivíduo" como uma nova forma de exercício de poder não mais centrado no Estado, mas articulado a ele de várias maneiras, materializando-se em práticas, instituições e saberes, exemplifica a questão. Esse tipo de exercício do poder, denominado de disciplina ou poder disciplinar, é uma forma de controle que funciona por um processo contínuo de normatização, imposição de normas aos corpos dos indivíduos, que são modelados para se tornarem produtivos.

Nos SRTs parece existir a expectativa de que seja imprescindível que as residentes se submetam à ajuda, que obedeçam às regras vigentes e que sigam, religiosamente, as prescrições estabelecidas, colaborando com o tratamento. Isso se deve ao fato de que se houver alguma alteração do comportamento previsto, esta pode ser considerada condição de retorno ao tratamento em hospital psiquiátrico, pois tal situação deve ser tratada num nível de complexidade assistencial mais "adequado", com base numa medida que é, sobretudo, corretiva. O risco parece funcionar, então, como um dispositivo biopolítico de poder. No campo médico sanitário, este parece que tem se convertido num dispositivo medicalizador central da vida contemporânea.

Nesse sentido, Roudinesco (2000) cita medidas que funcionariam como dispositivos biopolíticos de poder:

> O poder dos remédios do espírito, portanto, é o sintoma de uma modernidade que tende a abolir no homem não apenas o desejo de liberdade, mas também a própria ideia de enfrentar a prova dele. O silêncio passa então a ser preferível à linguagem, fonte de angústia e vergonha. (Roudinesco, 2000, p. 30)

De acordo com Lupton (1990), a percepção do risco não é dependente das propriedades intrínsecas do objeto, mas sim da avaliação social, que vê o fato como ameaça, e do medo de experiências pessoais.

Para a psiquiatria clássica, o risco representava, essencialmente, uma forma de perigo peculiar do enfermo mental, pois ele seria susceptível, na visão comum, de realizar um ato imprevisível e violento (Castel, 2003).

A periculosidade passa a ser considerada uma noção misteriosa e paradoxal, uma vez que implica, ao mesmo tempo, a afirmação da presença de uma qualidade imanente do sujeito que é perigoso e a simples probabilidade de um fato aleatório.

Se para Castel (2003) existem imputáveis de periculosidade, é necessário reforçar a hipótese de que existe uma relação mais ou menos provável entre os sintomas atuais e os sintomas futuros. A crença da imprevisibilidade da manifestação dos sinais e sintomas da doença mental conduz à ideia de que mesmo aqueles que hoje parecem tranquilos podem transformar-se em uma ameaça, tornando-se perigosos amanhã.

A ideia de contágio e transmissão da doença mental também é outra preocupação que pode imprimir à noção de risco um dispositivo de controle sobre a loucura. O isolamento da população considerada louca, a esterilização de mulheres em tratamento, o controle sobre a sexualidade e a impossibilidade de exercerem a maternidade exemplificam medidas preventivas adotadas no campo da saúde mental (Rohden, 2001).

Com base nos autores citados, é possível presumir que pode haver uma preocupação excessiva com o comportamento feminino, pois a conduta desviante, além de colocar em xeque os padrões de feminilidade socialmente permitidos, tem de ser controlada para, na pior das hipóteses, não ser disseminada. Além disso, o comportamento que serve à sintomatologia é o mesmo observado para se avaliar a conduta feminina (ou a masculina) moralmente correta.

O confinamento nos hospitais psiquiátricos era considerado um fator de segurança social, assim como a esterilização em massa de mulheres que se encontravam internadas e sob a tutela do Estado.

Ao se abrirem as portas rumo ao atendimento de base comunitária, como os Residenciais em Saúde Mental, a percepção sobre os riscos também tende a despertar condutas excludentes e medidas preventivas enérgicas, no sentido de serem controladoras da conduta ideal (que varia no tempo, numa dada cultura e num dado cenário sociopolítico), ou tantas outras variantes que constituem a especificidade da existência construída de cada um.

Desse modo, não bastaria a presença observável dos sinais e sintomas de periculosidade ou de anomalia, mas apresentar algumas particularidades consideradas fatores de risco. Essa generalização abstrata e arbitrária, que marca a periculosidade do risco, implica uma multiplicação potencialmente infinita de possibilidades de intervenção. Em nome do mito da erradicação total do risco, tal ideologia constrói novos riscos que se convertem em intervenções preventivas. O conjunto de riscos vai desde os perigos advindos do interior do sujeito, como os riscos provenientes da consequência das debilidades de vontade, da irracionalidade e da imprevisibilidade da liberdade do sujeito.

O risco pode contribuir, também, para os processos de responsabilização dos indivíduos, na atuação sobre sua saúde. Esse tipo de vigilância individualizada está presente nos discursos e nas práticas que adotam a promoção da saúde e a educação sanitária. A tendência à explicação da vulnerabilidade do adoecer, como consequência dos próprios atos e opções na construção do estilo de vida, também passa a ser observada. Nesse sentido, o comportamento individual das residentes de um SRT pode estar sendo constantemente controlado pelos demais residentes do serviço (pois o desvio de um dos membros de um determinado grupo poderia colocar em xeque toda uma identidade coletiva), pela equipe técnica (que tanto investiu na ideia de se criar este dispositivo quanto se comprometeu com o êxito do projeto em questão) ou pelo êxito da própria comunidade (que reconhece não só a importância da quebra de estigmas e preconceitos, mas aceita, partilha e tira proveito da convivência com este tipo de clientela).

Além disso, a análise dos perigos que invadem o indivíduo contemporâneo não pode acontecer sem antes haver uma análise cultural da distribuição da culpa em diferentes níveis sociais, pois como mostra

Douglas (1996), a culpabilização da vítima está relacionada à aceitabilidade pública do perigo.

As percepções do risco estão, portanto, relacionadas aos juízos de valor, e os grupos sociais utilizam esse dispositivo para controlar as normas sociais. Dessa forma, o gênero como dispositivo de poder poderia estar influenciando as percepções do risco, tendo como agravante o estigma imputado ao sofrimento psíquico. Nesse sentido, presume-se que o controle sobre a sexualidade, a condição de interdição para os atos da vida civil, o impedimento de poder ir aonde e quando quiser, o medo da perda da condição de moradoras, dentre outras medidas, exemplificam os mais diversos tipos de estratégias que podem ser empregadas em um SRT cujos residentes são mulheres.

A respeito do controle sobre a sexualidade, Fabíola Rohden (2001) relata que no século XIX os médicos julgavam necessário tratar da questão da diferença entre homens e mulheres com base numa distinção natural, de caráter biológico e predeterminado entre os sexos. Homens e mulheres seriam naturalmente distintos nas suas características físicas, morais e psicológicas. O gênero parecia irremediavelmente colado ao sexo.

Segundo a autora, essa diferença mostrava-se instável, pois intervenções no mundo da cultura, da educação e do trabalho poderiam alterar ou perverter a diferença tida como natural. Isso remetia à imagem da mulher bem preparada para assumir o papel de esposa e mãe e de um homem provedor competente.

As características femininas refletiam a missão passiva que a natureza reservava para a mulher, além de uma predestinação à maternidade. O corpo feminino era moldado para a gestação e para o nascimento. Os tratados consagrados às doenças femininas, como os vapores, as paixões e a histeria, eram sempre associados ao útero e, portanto, à sua natureza.

A imagem médica da beleza feminina se confundia com a representação da boa esposa e mãe produtora de muitas crianças (Rohden, 2001, p.16).

Já no século XX, a cesariana, a histerectomia e a extração do apêndice se tornaram procedimentos recorrentes com o desenvolvimento da ciência. Em relação aos médicos, esses instauraram uma política pública e campanhas de medicalização dos indigentes e assalariados com vistas a lutar contra os flagelos sociais representados pelo alcoolismo, pela tuberculose, pelas doenças venéreas, pela prostituição e pela criminalidade.

A política se baseava na ideia de formação de uma população saudável que garantisse o futuro da nação. Por um lado, lutavam contra a degeneração, ou seja, contra tudo o que representasse a degradação progressiva e hereditária; por outro, incentivavam o controle do nascimento de indivíduos saudáveis. Neste caso, o gerenciamento da reprodução era fundamental e expresso em um interesse maior na gravidez, no parto, no aleitamento, na puericultura e, até mesmo, no casamento; mas a reprodução dos indesejáveis era desencorajada (Rohden, 2001).

No final do século XIX, a medicalização do comportamento feminino era uma das estratégias empregadas para resolver o problema das transgressões dos padrões femininos, muitas vezes classificado como histeria ou ninfomania, associado à imagem de uma vida feminina mal-regrada ou de uma crise na identidade feminina tradicional (Rohden, 2001). A imagem da mulher ideal se baseava na passividade, na modéstia e na domesticalidade. Para a mulher da classe média se preconizava a restrição das atividades femininas à esfera doméstica. Havia o temor de comportamentos considerados anormais por serem tidos como hereditários e incuráveis.

De acordo com a autora, os ginecologistas da época acreditavam que as doenças relacionadas com os ovários ou as desordens menstruais poderiam causar irritação no sistema nervoso e afetar o cérebro, o que ocasionaria as doenças mentais. Acreditava-se que as mulheres eram dominadas por seus órgãos reprodutivos e que todas as suas doenças tinham origem nessas partes do corpo. Segundo a autora, a cirurgia ginecológica, como a ovariectomia, a excisão do clitóris ou dos lábios, era recomendada em caso de desejo sexual excessivo.

Vigorava um duplo padrão moral sexual feminino, considerado potencialmente mais perigoso. Como não conseguiam controlar a si mesmas, as mulheres cediam mais facilmente aos atrativos do sexo. Aquelas com excesso de desejo não eram consideradas somente doentes, mas potencialmente perigosas para a família, para a ordem moral e para a civilização, uma ameaça diante das suas reivindicações por oportunidades de experiência sexual e maior autonomia (Rohden, 2001).

Dessa forma, o campo de disputas dividia-se entre os ginecologistas, que atribuíam as doenças mentais das mulheres, inclusive as perturbações da mente, aos órgãos reprodutivos, e os alienistas e neurologistas, que acreditavam que o foco das desordens mentais eram as predisposições hereditárias e o sistema nervoso.

Segundo Laqueur (2001, p. 214), a retirada dos ovários saudáveis buscava curar as chamadas falhas na feminilidade, pois a "extirpação dos órgãos femininos exorcizava os demônios orgânicos que ocasionavam um comportamento vulgar".

Por meio das informações desses autores torna-se possível compreender, então, como a medicina, a família e a sociedade produzem e reproduzem argumentos determinados por um modelo de ordem social. Essa visão não era apenas da ordem física observada pela diferença entre os corpos de homens e mulheres, mas baseada em uma determinada visão de mundo e hierarquia entre os gêneros.

Caso a visão dos especialistas sobre as residentes esteja pautada na concepção de que seja impossível, nestes casos, delegar autonomia, e que as residentes necessitam ser tratadas, medicadas, e acompanhadas, como dispositivo de controle do gênero – suponho que elas se tornarão cada vez mais submissas e que perderão, paulatinamente, os traços fundamentais de cidadania plena, pelo fato de não poderem exercer responsabilidades normais, que teriam como cidadãs, perdendo seu direito de ir e vir por ato de vontade pessoal, sua autonomia, bem como o controle dos seus projetos de vida.

O processo de estigmatização, como mecanismo que estabelece a ordem e o controle social, entretanto, também pode ter efeito contrário. Ao considerar as contribuições de Fry (1982), torna-se possível observar mudanças nas construções de identidade, relacionadas às experiências de opressão e estigmatização, bem como a resistência a elas, verificadas quando as residentes do SRT, com base nos materiais culturais a que têm acesso, constroem uma nova identidade que redefine a sua posição na sociedade.

Ressurgir no cenário social significa existir "para si" e conhecer um pouco mais sobre a própria vida privada. Neste sentido, as pessoas em sofrimento psíquico, membros de uma categoria social desprezada, poderiam ganhar um *status* elevado, transcendendo a simples condição de pacientes, rumo a um papel mais ativo no seu próprio grupo e na sociedade, tornando-se mais respeitadas e reconhecidas entre seus pares, por assumirem a condição de moradoras de um SRT.

1.3 LUGAR SOCIAL DA "MULHER LOUCA": INTERSECÇÕES ENTRE GÊNERO, SUBJETIVIDADE, CIDADANIA E AUTONOMIA NO CAMPO DA SAÚDE MENTAL

Os estudos de gênero, por constituírem um campo político e teórico-epistemológico de tendências variadas, têm permitido um diálogo entre a teoria e a prática política, incorporando as dimensões do masculino e do feminino nas análises de forma relacional (Brito, 2001).

Segundo Pedro (2005), o uso da palavra gênero tem uma história tributada aos movimentos sociais de mulheres, feministas, gays e lésbicas, com uma trajetória que acompanha a luta por direitos civis, direitos humanos, igualdade e respeito.

Se as pautas de gênero são constituintes do social, é possível presumir que as expectativas e prescrições sobre o que seja feminino e masculino atravessem todas as dimensões da vida humana, inclusive no campo do sofrimento psíquico, operando ativamente nas significações atribuídas a essas vivências.

O campo conceitual do feminismo a partir dos anos 1980 foi reformulado com os chamados *estudos de gênero*. Os conceitos de *feminismo* e de *feminilidade* foram revistos com o intuito de superar os referenciais *biologicistas* que envolviam a temática feminista.

Nesse sentido, Narvaz e Koller (2006, p. 648) assinalam:

> O movimento feminista contemporâneo, reflexo das transformações do feminismo original – predominantemente intelectual, branco e de classe média – configura-se como um discurso múltiplo e de variadas tendências, embora com bases comuns. As feministas destacam que a opressão de gênero, de etnia e de classe social perpassa as mais variadas

sociedades ao longo dos tempos. Esta forma de opressão sustenta práticas discriminatórias, tais como o racismo, o classismo, a exclusão de grupos de homossexuais e de outros grupos minoritários [...].

O feminismo reconhece que homens e mulheres têm experiências diferentes e diferenças entre si e reivindica que pessoas diferentes sejam tratadas não como iguais, mas como equivalentes (Scott, 1986; Louro, 1999).

Ao levar em conta a contribuição dos diversos feminismos que coexistem na atualidade, é possível recorrer aos estudos de gênero para refletir sobre a situação social de moradoras de um SRT.

Nas últimas décadas os estudos de gênero transformaram-se em uma das áreas centrais das ciências sociais e humanas, passando a ser considerados centrais na análise das estruturas de poder, organização das instituições sociais e formas de controle ideológico nas sociedades modernas. Tais estudos questionam, ainda, a objetividade do conhecimento e a impessoalidade do pesquisador, considerando importante a dimensão interpretativa da realidade social (Flax, 1992).

É na crítica pós-modernista da ciência ocidental que foi introduzido o paradigma da incerteza no campo de conhecimento. Nas palavras de Narvaz e Koller (2006, p. 650), "o 'gênero' era definido a partir do sexo enquanto categoria natural, binária e hierárquica, como se existisse uma essência naturalmente masculina ou feminina inscrita na subjetividade".

Partindo das ideias de Scott (1986), o gênero pode ser compreendido como relação primordialmente política, que ocorre num campo discursivo e histórico de relações de poder. Na visão dessa autora, é preciso dar atenção aos sistemas simbólicos, ou seja, aos modos como as sociedades representam o gênero e servem-se dele para articular as regras de relações sociais, ou para construir o sentido da experiência, pois sem processo de significação não há experiência.

O núcleo essencial da definição de Scott (1990, p. 14) repousa sobre a relação entre duas proposições: "o gênero é um elemento constitutivo de relações sociais fundadas sobre as diferenças percebidas entre os sexos e o gênero é um primeiro modo de dar significado às relações de poder". Assim, sua definição de gênero se fundamenta nos símbolos culturalmente disponíveis, que evocam representações simbólicas; nos conceitos normativos, que põem em evidência as interpretações do sentido dos símbolos; na noção de política; numa referência às instituições e à organização social; bem como na identidade subjetiva.

Incorporando as tendências pós-estruturalistas e desconstrutivistas, é igualmente importante considerar as ideias de Judith Butler (2003), para a qual as figuras *homem* e *mulher* não se restringem à condição de ser macho ou de ser fêmea, mas ultrapassam esses limiares. São construções sociais e culturais de grande complexidade, modeladas por regras e códigos simbólicos meticulosos. O próprio sujeito *mulher* não é mais compreendido em termos estáveis ou permanentes.

A construção política do sujeito está vinculada a certos objetivos de legitimação e de exclusão. Essas operações políticas são ocultas e naturalizadas por uma análise política, que empregam a palavra "mulheres" como uma estrutura de poder. E é justamente por intermédio desta mesma estrutura de poder que se busca a emancipação, e que ao mesmo tempo funciona como mecanismo de repressão.

De acordo com Butler (2003, p. 20):

> [...] o gênero nem sempre se constituiu de maneira coerente, ou consistente, nos diferentes contextos históricos, porque o gênero estabelece intersecções com modalidades raciais, classistas,

étnicas, sexuais e regionais de identidades discursivamente constituídas.

O gênero é identidade constituída no tempo, instituído num espaço externo, por meio de uma repetição estilizada de atos. Como fenômeno inconstante e contextual o gênero não denota um ser substantivo, mas um ponto relativo de convergência entre conjuntos específicos de relações, cultural e historicamente convergentes.

Butler vê o gênero como um ato performático, como um efeito, produzido ou gerado. Essa definição, na qual o gênero pode ser entendido como uma construção social, ou seja, uma invenção social, contribui para a noção de processo e de construção singular de cada sujeito. O gênero, nesse sentido, é reafirmado ou negociado dentro de um campo de possibilidades onde existem práticas concretas pelas quais os sujeitos se constituem por sucessíveis *performances*. Assim sendo, para Butler (2003, p. 205), não há necessidade de existir um "agente por trás do ato", mas o "agente" é diversamente construído no e por meio do ato.

O sujeito é culturalmente construído, mas, ainda assim, Butler (2003) o concebe como dotado de ação, usualmente representado como a capacidade de mediação reflexiva, que se preserva intacta, independente de sua inserção cultural. Nesse modelo, cultura e discurso enredam o sujeito, mas não o constituem. A identidade do sujeito é uma prática significante, sendo que os sujeitos são efeitos resultantes de um discurso amarrado por regras, que se insere nos atos disseminados e corriqueiros da vida linguística. A insignificação não é, para Butler, um ato fundador, mas sim, um processo regulado de repetição que tanto se oculta quanto impõe as regras. Nas palavras de Butler (2003, p. 213): "A ontologia não é uma fundamentação, mas uma injunção normativa, que funciona insidiosamente, instalando-se no discurso político com sua base necessária".

Segundo Flax (1992), ao fazer referência ao feminismo como uma forma filosófica pós-moderna, é preciso denunciar as desigualdades de gênero e criticar as categorias universais de sujeito masculino, da estrutura patriarcal e as relações de poder nesse âmbito, promovendo a desconstrução dos tradicionais sujeitos históricos, políticos e sociais. Por meio da denúncia das desigualdades de gênero, busca-se estabelecer um diálogo entre as distintas formas de pensamento, considerando as relações de poder.

Não existe uma única abordagem para essa questão, uma vez que a teoria feminista não é unificada e homogênea; por isso, deve-se considerar a variedade de tensões e campos de interesse envolvidos. Na visão de Flax (1992), é preciso desconstruir desde os mitos modernistas até o papel do iluminismo para a identidade cultural do Ocidente, assim como a questão da totalidade e o totalitarismo na epistemologia e na teoria política modernas. Devem ser privilegiados na estética moderna os caminhos críticos que revalorizem a história, as ideologias que estruturam as formações discursivas e os processos de construção das subjetividades.

Dessa forma, a teoria feminista da pós-modernidade não se vincula a "certezas" sobre o conhecimento ao questionar que existe um eu estável e coerente; que a razão fornece um fundamento objetivo, seguro e universal; que o conhecimento é utilizado a serviço do poder; que a liberdade e o progresso estão assegurados e que o conhecimento é neutro e socialmente benéfico, pois, para a autora, os objetos são linguística ou socialmente construídos.

Consideradas como uma importante categoria que comporta um conjunto complexo de relações sociais, as relações de gênero dizem respeito também a um conjunto historicamente mutante de processos sociais variáveis, sendo instáveis e inter-relacionadas, pois só têm significado ou existência junto às outras.

Por causa das relações de gênero, dois tipos de pessoas são criados: homem e mulher, que são apresentados como categorias excludentes, pois só se pode pertencer a um gênero, nunca a outro ou a ambos. Uma vez que as próprias categorias são variáveis de acordo com épocas e culturas, nós as compreendemos como relações de dominação, definidas e controladas por um de seus aspectos inter-relacionados – o homem. Como relação social prática, o gênero pode ser entendido somente por um exame detalhado dos significados de "masculino" e "feminino" e pelas consequências de ser atribuído a um ou ao outro gênero, dentro de práticas sociais concretas. Significados e práticas que variam conforme a cultura, idade, classe, raça e época (Flax, 1992).

A visão de Louro (2003), por sua vez, se fundamenta na necessidade de avançar de uma perspectiva de reconhecimento ou aceitação das diferenças, para outra, que permite examinar as formas pelas quais as diferenças são produzidas e nomeadas. É preciso, então, refletir sobre relações entre sujeitos e grupos, analisando conflitos, disputas e jogos de poder, historicamente implicados nesses processos, pois não existe uma posição central, haja vista que todas as posições podem se mover e que a não nitidez pode até mesmo se constituir numa posição desejada e assumida. É necessário, portanto, compreender os discursos, os códigos e as representações que atribuem o significado diferente aos corpos e às identidades.

Linda Nicholson (2000, p. 9), que defende a ideia de moldar o feminismo como uma filosofia política, revela que "o gênero foi desenvolvido e é utilizado em oposição ao 'sexo'". A autora descreve o que é socialmente construído, contrariando o que é biologicamente dado, visto que é muito poderosa a tendência a pensar em identidade sexual como algo dado, básico e comum entre as culturas.

A história da filosofia política chama atenção pelo fato de que foi justamente por meio do gênero que se reconheceu a relação existente entre a vida pública e privada. Nicholson (2000) desconstrói dois conceitos centrais do feminismo: gênero e mulher, argumentando contra o pensamento binário homem/mulher, pois este não permite uma perfeita articulação entre experiências masculinas e femininas e não consegue captar os níveis de desvio das normas do gênero, reforçando com isso, estereótipos culturais em relação ao significado das experiências masculinas e femininas, bem como atuando politicamente na supressão de maneiras de ser que desafiam o dualismo do gênero.

Após essa fundamentação a respeito do gênero, tornarei a tratar da questão da cidadania de residentes de um SRT, com base nas ideias de Pinsky e Pinsky (2005), que afirmam que a inserção social das mulheres é um processo lento, iniciado há pouco mais de 30 anos com uma história marcada pela imposição de condições de submissão, reclusão e até violência. Esses autores acreditam que a conquista da cidadania plena para as mulheres é uma longa história ainda a ser completada.

O controle sobre o comportamento da mulher residente de um SRT e as questões sobre seus direitos de cidadania têm provocado muitas tensões e conflitos de gênero, pois visam ao cumprimento de um código hegemônico bastante rígido e autoritário.

No que diz respeito às condições das "mulheres loucas" em nossa sociedade, utiliza-se o pensamento de Franca Basaglia (1985)[2] para compreender o que se convencionou denominar "identidade das mulheres". De acordo com a autora, essa identidade tem sido pautada

---

2 Franca Ongaro Basaglia foi uma importante referência nas lutas civis e culturais que têm questionado a instituição psiquiátrica, contribuindo para a reforma psiquiátrica italiana durante os anos de 1960 a 1980. Fazia parte de um grupo no Norte da Itália, onde começou o movimento da reforma psiquiátrica institucional. Pensadora e socióloga, lutava ao lado de seu marido Franco Basaglia em prol da luta antimanicomial.

nas relações sociais, sendo fundamental refletir sobre o significado desse espaço, restrito à norma, para a vivência e percepção das mulheres sobre seu cotidiano. Isso pode demonstrar quais são as potencialidades para a construção e o reconhecimento da própria diversidade. Sabe-se que as regras do comportamento feminino permaneceram, por séculos, relativas às esferas corpórea e familiar, com uma explícita conotação moral, naquilo que concernia à capacidade da mulher de corresponder à imagem ideal, construída. Nesse sentido, buscar qualquer forma de reação ao que era imposto social e normativamente poderia ser interpretado como transgredir ao "código comportamental" possível para as mulheres.

De acordo com o ponto de vista de Basaglia (1985), todas as ações e os saberes estabelecidos e atribuídos às mulheres estão vinculados e deduzidos a partir de sua imersão na natureza e em suas leis. De forma concomitante, histórica e social, as ações das mulheres buscam responder e corresponder às expectativas das relações sociais, sendo oriundas dos desejos, vontades e necessidades dos homens.

Para Basaglia (1985, p. 37), a relação homem/mulher se configura como uma relação de troca. Em troca deste corpo e desta propriedade, o homem ofereceu à mulher proteção e, por meio dessa proteção, construiu a ideologia-realidade de sua fraqueza "natural", traduzindo a diferença original numa inferioridade que se tornou cada vez mais natural, ideologicamente construída e definida. Uma vez tendo o adjetivo de frágil vinculado às suas características pessoais, presume-se a inexistência de uma subjetividade (com as suas necessidades e desejos) no corpo feminino, que podia existir somente em função do homem e da procriação.

Segundo a autora, as assimetrias de gênero, dentre outras formas de diferenciação social, parecem ser um fenômeno estrutural com raízes complexas. A ideologia das assimetrias atua como tecnologia do poder, agindo de forma inconsciente no processo da experiência, sendo instituída social e culturalmente, processada cotidianamente, e de maneira quase imperceptível, assim como a sua disseminação, que é realizada de forma deliberada por instituições sociais como a escola, a família, o sistema de saúde e a igreja.

Basaglia (1985) acredita que os sistemas de diferenciação social, tais como classe, raça, etnia, geração e gênero, visam à manutenção do poder e têm importante impacto para a autonomia individual e coletiva do ser humano, assim como para o exercício pleno da sua cidadania, quando considerado o ser humano um importante agente protagonista de sua própria transformação.

Se para as mulheres consideradas "normais" a morosidade e a dificuldade na conquista dos direitos de cidadania são uma constatação,[3] para as mulheres com sofrimento psíquico a situação parece tornar-se ainda mais complicada, pois, sendo consideradas "anormais", parecem ficar duplamente à margem do que lhes é permitido, tanto por serem mulheres quanto por serem "loucas".

Em uma sociedade patriarcal, os espaços de expressão pessoal reservados às mulheres são escassos e restritos. Não surpreende que as "mulheres loucas" sejam na literatura, assim como na vida, extremamente perturbadoras, como revela Schwantes (2005). De acordo com a autora, essas mulheres não são dessa forma por causa da loucura em si, mas porque lançam dúvidas sobre nossos conceitos de feminilidade. Loucas por não se comportarem dentro do padrão de decência, pudor, inocência e doçura que é socialmente esperado de pessoas do sexo feminino, sendo seu comportamento explicado nos termos de sua doença, medida necessária para que nossas certezas sobre a natureza das mulheres permaneçam intactas.

---

3 Somente em 1988 a Constituição Brasileira igualou os direitos civis das mulheres aos dos homens, tanto na vida pública como na privada (Moraes, 2005, p. 504).

As considerações anteriores reforçam a ideia de que as transgressões femininas, vinculadas à esfera do natural, parecem tornar a mulher muito mais transgressora, inaceitável e anômala para os padrões sociais da norma do que os homens que a transgridem. Sendo assim, presume-se que as mulheres com sofrimento psíquico vivenciam, cotidianamente, uma ausência de alternativas de expressão das suas experiências de vida, e que, para elas, a gama de comportamentos reconhecidos como legítimos ainda parece ser muito reduzida e limitante.

Como demonstra Silveira (2000), algumas das manifestações dos nervos nas mulheres, por constituírem-se como expressões da perda de controle sobre si mesmas, podem ser consideradas, na maioria das vezes, respostas desviantes. Por advir de um conflito de identidade originado na esfera psicológica, esse sofrimento é, então, associado à doença.

Passividade, desdobramento, disponibilidade são considerados "da natureza das mulheres", e correspondem ao ideal de saúde mental para elas. Isso significa que a objetivação, ou "coisificação" de seu corpo, se transforma, simultaneamente, em uma subjetividade ou personalidade dedicada a compreender, proteger e sustentar os outros (Basaglia, 1985).

Como bem destaca Canguilhem (1990), o comportamento considerado normal pode variar, significativamente, no tempo e no espaço, sendo um processo histórico que se modifica de cultura para cultura. Portanto, os motivos que supostamente explicam o sofrimento psíquico de uma mulher também variam segundo a sociedade em diferentes épocas.

Chesler (1975) chama a atenção para as mulheres diagnosticadas com doença mental, de todas as idades e classes sociais, que têm sido institucionalizadas ou tratadas em cárcere privado. A autora ressalta os problemas advindos da opressão, da submissão, do condicionamento das mulheres com sofrimento psíquico à sua condição de irrelevância social e do alto preço que têm de pagar ao assumirem determinados caminhos em suas vidas. Essas mulheres são psiquiatricamente rotuladas e tratadas, sendo induzidas a sentimentos de infelicidade, de autodestruição, de dependência econômica e de impotência sexual.

Nesse sentido, a discussão feminista sobre o sofrimento psíquico das mulheres vem se desenvolvendo a partir da ideia de que o gênero feminino se constrói num processo de socialização, de forma que desejos e potencialidades são negados e reprimidos por estarem associados aos estereótipos do feminino. Esse processo, na visão de Basaglia (1985) e Santos (2003), dificulta o desenvolvimento de uma identidade própria, assim como a realização social e pessoal das mulheres.

Ao falar sobre a noção de identidade própria, reporto-me ao campo da subjetividade tomando como base a perspectiva foucaultiana, que estabelece uma genealogia do sujeito moderno a partir de diferentes regimes de subjetivação, e que tem sido, na visão de Maluf (2006), uma importante referência na articulação entre os conceitos de gênero e subjetividade.

Maluf (2006) entende que a produção de subjetividades forjaria modos de existência, interferindo nas maneiras de sentir e pensar das mulheres. Segundo Torre e Amarante (2001, p. 5), a subjetividade contém uma dimensão estética e política, que busca a modelagem, serialização e homogeneização.

O controle social sobre a sexualidade, a reprodução e o corpo das residentes serão interpretados nos próximos capítulos como estratégia de gênero, levando em conta as contribuições teóricas deste debate, que idealiza e opera num dado campo de possibilidades bem restrito à mulher, em termos de sua cidadania.

Tal debate fortalece a luta das residentes pela legitimação dos seus direitos, assim como para o reconhecimento de sua posição social como um direito.

Essa luta política não se restringe somente ao domínio do privado, mas se estabelece em múltiplos espaços, como a comunidade, a vizinhança, a rua e tantos outros ambientes que envolvem intermediações por meio de múltiplas relações. Como nos demonstra Brito (2001), é preciso repensar os conceitos ideológicos enraizados e tidos como explicativos e "reavaliar o político no campo de história social do dia a dia", levando em consideração as práticas de poder, as imbricações, as redistribuições do agir em sociedade, quando se trata de gênero e, sobretudo, de cidadania.

De acordo com Brito (2001), o exercício dos direitos concernentes à cidadania em sua relação com o plano das atividades no SRT se estabelece no dia a dia, sendo preciso considerar as relações micropolíticas e conhecer quais são os canais pelos quais as residentes do SRT se manifestam, investigando quais as formas singulares de sua participação na vida política. E é justamente essa participação das residentes nas atividades convencionais ou não que poderia estar influenciando os processos sociais e políticos mais gerais, pois é ao lado das transformações individuais, pessoais e privadas que, na visão deste autor, se chega, gradativamente, às transformações em nível público.

Para Cohn (1997), as diferentes experiências de descentralização da saúde revelam no nível local os espaços de novos sujeitos sociais, portadores de direitos. E isso remete não só à necessidade de se contemplar as diferenças na busca da equidade, mas significa, sobretudo, diversificar a possibilidade de campos de exercício da cidadania e de poder.

Considerar as intersecções entre gênero e cidadania, no contexto do SRT, permite observar até que ponto estes serviços estão possibilitando que suas residentes se sintam como membros de uma comunidade e, ao mesmo tempo, sejam reconhecidas como tais; se dão a oportunidade de elas falarem sobre suas experiências de vida e ouvirem as experiências de terceiros, exercitando sua autonomia e emancipação; ou ainda se estes serviços oferecem, de fato, oportunidades para que essas mulheres assumam o compromisso marcadamente político com a mudança, tanto no nível individual quanto no coletivo.

Neste contexto, é preciso dar atenção aos fatores contextuais – em especial às desigualdades e à opressão – como causas das dificuldades individuais e coletivas no processo de reabilitação psicossocial, verificando se os serviços validam as experiências singulares das mulheres na relação cotidiana, levando em conta as diversidades e reduzindo, dentro do possível, as diferenças de poder envolvidas nas relações. Além disso, é preciso observar ainda se tais serviços estão auxiliando as mulheres na identificação de suas capacidades e de suas competências.

No entendimento de Rago (2004, p. 31): "as palavras indicam muito das mudanças sociais e culturais de uma época, pois são carregadas de historicidade". Dessa forma, a expressão "mulher louca" é reveladora de uma história de constantes exclusões e humilhações, como também de profundos deslocamentos, conquistas e inovações realizadas por elas.

A redefinição do lugar das "mulheres loucas" na sociedade ocidental parece ter acontecido paralelamente à revolução feminista do século XX, que provocou não apenas o acesso das mulheres à cidadania, mas acentuou um fenômeno igualmente profundo: a feminização da cultura, na qual em meio a conflitos, dificuldades e tensões elas lutaram e ainda lutam por conquistar o direito à vida (Rago, 2004, p. 35).

Diante da observação no campo da assistência percebe-se que, ao defender a ideia de cidadania das pessoas institucionalizadas, a Reforma Psiquiátrica tem se comprometido com parte das mulheres necessitadas de cuidados contínuos, que passaram grande parte de suas vidas confinadas em instituições psiquiátricas.

Até recentemente, de um modo geral, as "mulheres loucas" não tinham direito de decidirem sobre a sua vida, o que significava a impossibilidade de tomarem conta de si mesmas, de trabalharem fora do contexto doméstico, de terem acesso à cultura, à educação e ao lazer. A participação delas em ambientes públicos, por exemplo, bares, restaurantes, cafés e outros espaços de prazer e de sociabilidade, era algo condenado socialmente.

A violação do código comportamental expresso, cujo campo de possibilidades limitava ao máximo a visibilidade social dessas mulheres, já poderia ser considerada suficiente para deflagrar uma intensa negociação, em torno da necessidade de afastarem-nas do convívio familiar, sendo recomendada a internação como a única medida.

A internação para as mulheres consideradas loucas tinha, portanto, um duplo sentido: a remissão dos sintomas da suposta doença e a sua reeducação moral, com vistas a reforçar comportamentos mais condizentes com os padrões femininos previstos.

A vigília sobre elas contribuía para a prevenção de fatores relacionados ao risco como, por exemplo, a procriação, pois acreditava-se que pudessem transmitir hereditariamente algo indesejável, ou mesmo contaminar a sociedade pela repetição de comportamentos considerados bizarros.

Nesse sentido, a equipe biomédica tinha como aliada a Igreja Católica, com ampla penetração no ambiente hospitalar, sobretudo no que dizia respeito aos cuidados dispensados aos pacientes, haja vista a vocação das irmãs de caridade de se responsabilizarem pela assistência asilar, antes de serem substituídas pelo domínio médico.

Ao trabalhar muitos anos numa instituição psiquiátrica, pude constatar que a maioria das mulheres institucionalizadas em hospitais psiquiátricos era constituída por pessoas pobres, de baixo nível educacional e que foram abandonadas por seus familiares ou encaminhadas para internação logo que começaram a apresentar sintomas de doença mental. Durante a internação foram destituídas do seu poder de decisão e proibidas de se lançarem aos prazeres da vida.

Não faz mais do que 10 anos que a hospitalização de longa permanência, por vezes, estava longe de oferecer um ambiente mais humanizado, sendo um empecilho para a garantia da privacidade, além de impossibilitar qualquer tipo de vínculo com objetos pessoais pertencentes ao universo simbólico dos pacientes que se encontravam em tratamento. Por algum tempo, até as roupas pessoais se perdiam nas prateleiras da rouparia hospitalar, pois o uso de uniformes facilitava o resgate daqueles que ousavam contestar o processo de asilamento. O corte do cabelo à revelia, sem o consentimento do paciente, evidenciava o descaso para com a sua subjetividade.

Essa forma de violência velada ilustra o relato das residentes deste estudo e serve para mostrar que é justamente "a duras penas" que, neste mesmo universo de tantas agruras, emerge a centelha de uma nova visão, que vai redefinir o lugar da "mulher louca" institucionalizada em nossa sociedade. Ela prova que ainda conhece a si mesma, que é capaz de lutar pela liberdade e pela vida, reivindicando seus direitos e demonstrando à equipe terapêutica o quanto poderia assumir sua vida, num ambiente de maior dignidade e respeito. Acredita-se neste livro que se trate de um diálogo construído arduamente, que perpassa por um deslocamento da condição de assujeitada a um lugar de maior autonomia.

Considerando que moradoras de um Residencial em Saúde Mental podem sofrer distintas formas de dominação e de opressão, torna-se necessário compreender como algumas criaram e elaboraram formas de resistência, realizaram rupturas, inovações e atos de ousadia, remodelando seu cotidiano na busca por maior autonomia, e como os interesses comuns partilhados criaram uma identidade grupal capaz de ser representada e legitimada nas atividades cotidianas. E é justamente esta situação de multiplicidade tensa, conflitiva e dinâmica que nos permitiu observar as transformações sociais que conduziram essas mulheres à relativa autonomia.

Nesse contexto, a rede solidária de apoio social, assim como os conflitos, as necessidades, as dúvidas e as ilusões partilhadas no interior dessas moradias e na comunidade, contribuiu para o entendimento da jornada de estruturação das vidas das residentes na construção deste novo percurso.

Sob esse ponto de vista, considera-se que os processos de construção e desconstrução dessas identidades envolveram uma relação complexa, na qual a alteridade se traduziu a partir de jogos de identificação, interpelações e reconhecimentos, por meio dos quais essas mulheres vêm se inscrevendo na ordem das formações sociais de forma voluntária, negociada, consensual ou imposta. Nesse processo, o apoio comunitário, segundo Andrade e Vaitsman (2002), é um significativo fator psicossocial, que promove o aumento da confiança pessoal, da satisfação com a vida e da capacidade de enfrentar problemas, contribuindo para a criação de uma sensação de coerência e autocontrole da vida das residentes, e podendo ser considerado um elemento que vem favorecendo sua autonomia.

1.4 Projeto, metamorfose e campo de possibilidades no SRT: de pacientes à condição de moradoras

Os conceitos de unidade e fragmentação e de projeto e metamorfose são igualmente importantes para o entendimento das questões tratadas neste livro. A noção de projeto adotada pelo antropólogo Gilberto Velho contribuiu para a compreensão da dimensão mais racional e consciente das residentes, cujas circunstâncias parecem expressas num campo de possibilidades constitutivas de modelos, paradigmas e mapas

(Velho, 2003). Nesta dialética, essas mulheres se fazem, são constituídas, feitas e refeitas, por meio de suas trajetórias existenciais.

Inspirado na abordagem fenomenológica de Alfred Schutz, Velho (2003, p. 26) assinala que os indivíduos vivem em diversos planos, simultaneamente, variando o grau de adesão e comprometimento. De acordo com o autor, a sociedade complexa seria, assim, formada por diferentes mundos que constituem a sua própria dinâmica. A continuidade e as transformações da vida social dependeriam do relacionamento, mais ou menos contraditório e conflituoso, entre esses mundos e dos códigos a eles associados. O individualismo moderno, metropolitano, não excluiria a vivência e o englobamento por unidades abrangentes e experiências comunitárias e, no entanto, permitiria e sustentaria maiores possibilidades de trânsito e de circulação, não só em termos sociológicos, mas entre dimensões e esferas simbólicas.

> O autor compreende o termo campos de possibilidades enquanto algo que trata do que é dado como as alternativas construídas do processo sócio-histórico e com o potencial interpretativo do mundo simbólico da cultura. O projeto no nível individual lida com a performance, as explorações, o desempenho e as opções, ancoradas a avaliações e definições da realidade. (Velho, 2003, p. 28)

Como agentes sociais, as residentes movem-se entre as províncias de significados e são capazes de passar de um mundo vivido num hospital psiquiátrico para o do SRT, o que seria possível denominar, sob a óptica de Velho (2003), de potencial de metamorfose.

A mobilidade do contato dessas mulheres exprime o grau de autonomia e a aceitação da sua atual condição social, o que contribui com a quebra de estigmas e preconceitos vinculados à imagem do social.

Tomando ainda o pensamento de Velho (2003) para refletir sobre o tema, há que se ressaltar que as transformações ocorridas na vida social destas mulheres dependeram do relacionamento mais ou menos contraditório e conflituoso entre esses mundos e os códigos a eles associados.

Nas sociedades moderno-contemporâneas, para o autor, existem diversas realidades e fenômenos relacionados com códigos e lógicas específicos, em que a tensão e o conflito reforçam a complexidade. A construção de identidades básicas subordina-se a constelações culturais singulares e a conjuntos de símbolos delimitáveis. Segundo Velho (2003, p. 39), "o que está em jogo é um processo histórico abrangente e a dinâmica das relações entre os sistemas culturais, com repercussões na existência de indivíduos particulares". Nesse contexto, parece haver diferentes combinações entre ideologias coletivas e individualistas, nas quais o projeto coletivo pode não ser vivido de modo totalmente homogêneo por todas as pessoas que o compartilham.

A multiplicidade e a fragmentação de domínios, associadas às variáveis econômicas, políticas, sociológicas e simbólicas, constituem o mundo das residentes do SRT. Nesse mundo, suas identidades parecem sempre postas em xeque e sujeitas a alterações, sendo a contribuição dessas mulheres a garantia pela permanência da melhor imagem social possível.

Os projetos individuais parecem sempre interagir num vácuo com outros, dentro de um campo de possibilidades, e essa trama de papéis sociais se realiza acompanhada da emergência de um projeto pessoal, com alguma singularidade. As trajetórias de vida dessas mulheres ganham consistência após o delineamento mais ou menos elaborado de projetos com objetivos específicos. A viabilidade de suas realizações vai depender, no entanto, da interação com outros projetos individuais ou coletivos, bem como da natureza e da dinâmica do campo de possibilidades, pois, como argumenta o autor:

> Os projetos, como as pessoas, mudam. Ou as pessoas mudam através de seus projetos. A transformação individual se dá ao longo do tempo e contextualmente. A heterogeneidade, a globalização e a fragmentação da sociedade moderna introduzem novas dimensões que põem em xeque todas as concepções de identidade social e consistência existencial, em termos amplos. (Velho, 2003, p. 48)

Com o processo da desinstitucionalização se iniciam uma série de diálogos entre usuárias do SRT, profissionais, comunidade e opinião pública que se constrói na vida cotidiana, de forma que se aprende a conviver com as diferenças, cada qual com seu projeto de vida, que pode estar, muitas vezes, articulado com outros, ou algumas vezes, indo de encontro ao projeto de terceiros.

Para Laclau e Mouffe (1985), a experiência da modernidade se caracteriza não só pela pluralização de valores, como, também, pela legitimação de múltiplos projetos sociais. A existência conflitiva de diversas lógicas sociais, em seus desencontros, lutas e articulações, são constantes.

A própria visão sobre a loucura impregnada de tabus e mitos, tão bem descrita por Foucault (2005), nos leva a presumir que a articulação de projetos de vida desse diálogo, mediado pela desinstitucionalização, não seja uma tarefa tão simples. Articulados à consecução desses projetos coexistem inúmeros tipos de tensões, provenientes do dispositivo do risco, que funcionariam como uma forma de articular diferentes níveis e esferas envolvidas na gestão dos problemas sociais.

Resta refletir, então, se a proposta da criação dos SRTs vai ao encontro daquilo que as residentes consideram como seus projetos de vida, sendo necessário discorrer sobre um conhecimento mais aprofundado desses dispositivos de atenção à saúde mental, propostos às mulheres como um projeto coletivo que busca investir na melhoria da qualidade de vida.

1.5 Cidadania e saúde mental no Brasil

As possibilidades de construção de cidadania da pessoa com sofrimento psíquico parecem estar fortemente vinculadas à relação da sociedade com a loucura e o significado dessa relação sinaliza uma variação ao longo do tempo e da história.

Compreender a cidadania como o relacionamento entre uma sociedade e seus membros (Vieira, 2001) pode contribuir para a compreensão da relação social existente entre as residentes do SRT e a sociedade como um todo.

Apesar de todos os avanços ocorridos no campo da saúde mental, Medeiros e Guimarães (2002) afirmam que a cidadania de pessoas com sofrimento psíquico no Brasil conformava-se (e ainda conforma-se) como sendo, predominantemente, regulada e outorgada.

Já na visão de Fleury (1989), a cidadania constitui o fundamento de legitimidade do poder político, que pode ser traduzido em um efeito de mascaramento, responsável pela reprodução social de forma normativa e acrítica. Contudo, é justamente nessa contradição que as classes dominadas se constituem e se organizam em torno de suas lutas.

De acordo com Pinsky e Pinsky (2005, p. 9), ser cidadão implica ter direito à vida, à liberdade, à propriedade, à igualdade perante a lei, ou seja, ter direitos civis. A participação nas decisões políticas e no destino da sociedade pressupõe exercer os direitos políticos pelo voto. Para assegurar a democracia é preciso ter direito à educação, ao trabalho, ao salário justo, à saúde, à velhice tranquila, pois para os autores "exercer a cidadania plena é ter direitos civis, políticos e sociais".

As condições legais, relacionadas à cidadania de pessoas com transtornos mentais, foram normatizadas pela primeira lei de assistência criada em 1952, com o objetivo de afastar essas pessoas do convívio social. Nesse período, foi criado o primeiro hospital público no Brasil, o Hospital D. Pedro II, na cidade do Rio de Janeiro e, para Marsiglia et al. (1990), iniciava-se aí a política oficial de tutela e de segregação das pessoas com sofrimento psíquico.

Já na Primeira República, algumas transformações sociais foram evidenciadas pela Constituição de 1891, que ampliava o direito político dos cidadãos e concedia o direito de voto a "todos", exceto aos analfabetos, às mulheres e aos soldados, mantendo, assim, vários segmentos excluídos.

Em relação ao doente mental, ainda para Marsiglia et al. (1990), a partir de 1890 foi previsto o desenvolvimento da tutela com a criação do Serviço de Assistência Médica aos Alienados. A legislação que se desenvolveu a partir do Código Civil de 1916 pregava a incapacidade total dos "loucos de todo o gênero", para exercer os atos da vida civil (interdição, tutela, impossibilidade de serem testemunhas, desconsideração de qualquer ato jurídico e recolhimento a estabelecimentos especiais), uma vez que a pessoa "louca" era considerada prejudicial ao conjunto da população. Já a Constituição de 1934 passava a incorporar o conceito de periculosidade, definindo as condições de irresponsabilidade do autor de delito e as questões de redução da pena.

Demo (1995) e Dagnino (1994) afirmam que diversos artigos do decreto-lei de 1934 que dispunham sobre a assistência e proteção à pessoa e aos bens dos psicopatas atribuíam ao doente mental uma cidadania tutelada e assistida.

Nas palavras de Maia e Fernandes (2002, p. 160):

[...] tutelada porque nega a competência e a autonomia dos doentes mentais na determinação das condições de suas próprias vidas. O "louco" é impedido de usufruir de prerrogativas da vida civil (liberdade individual, direito à palavra, direito de ir e vir, de assinar cheques, comprar, vender, casar-se, separar-se etc.), da vida política (votar e ser votado) e da vida social (sujeito à reclusão em instituições especiais).

O jurista Dallari, por sua vez, ressalta duas questões emblemáticas da Constituição de 1934 (Dallari 1987, p. 34):

A primeira diz respeito à própria definição de louco, pois há controvérsias sobre a definição de doença mental e suas manifestações e a segunda questão se refere ao atrelamento da loucura, implícita na lei, ao modo pelo qual uma pessoa gerencia seu dinheiro.

O termo *loucos de todo o gênero* foi substituído pela nomenclatura *alienação mental*, que passou a constar no novo Código Civil, por meio da Lei nº 10.406. O maior benefício desta nova lei parece estar na introdução daquilo que se passou a chamar de interdição parcial, adequada aos casos em que a incapacidade se limitasse apenas a alguns aspectos da vida civil. A legislação atual estabelece que sejam absolutamente incapazes de exercer, pessoalmente, os atos da vida civil aqueles que, por enfermidade ou deficiência mental, não tiverem o discernimento necessário para a prática desses atos.

Considerando a questão do termo "potencial", juntamente com a possibilidade da incapacidade de ser absoluta ou relativa, a identificação de algum grau de discernimento para com a vida civil passa a ser tarefa, para esse tipo de serviço, do psiquiatra forense nomeado. Esse perito terá a atribuição de sugerir ao juiz sua opinião técnica sobre a capacidade de discernimento das pessoas (Marsiglia et al., 1990; Ballone, 2004).[4]

Além das alterações do Código Civil, o período de 1990 a 2002 tornou-se um marco nos avanços da legislação brasileira sobre saúde mental. A criação da Lei Federal nº 10.216/01 (que dispõe sobre a proteção e os direitos e deveres das pessoas com sofrimento psíquico e redireciona a forma de assistência – agora de base comunitária) e da Lei nº 9.867/99 (que trata da criação e do funcionamento de Cooperativas Sociais visando à integração social das pessoas com sofrimento psíquico), dentre outras, busca amenizar os obstáculos que dificultam o exercício da cidadania plena de pessoas consideradas "doentes mentais".

Como bem demonstra o Relatório Final da III Conferência de Saúde Mental (Brasil, 2002), mesmo com todos os avanços da legislação vigente é preciso se dar conta do abuso de poder – seja por parte das instituições ou dos familiares – implicado na noção de incapacidade civil da pessoa acometida por sofrimento psíquico, que é considerada, por preconceito ou por desinformação, como não cidadã. Isso significa desprovê-la de qualquer ato civil cabível ao cidadão comum, como o direito de gerir seus recursos, adquirir seus bens, enfim, decidir sobre sua própria vida.

Além do mais, a integração do doente mental em ambientes sociais e a autonomia para decidir sobre a própria vida são temas polêmicos, significando, muitas vezes, seguir caminhos divergentes e mesmo conflituosos com o senso comum (Maia e Fernandes, 2002).

Tendo por base o relatório citado (Brasil, 2002), é possível acreditar que os serviços extra-hospitalares de base comunitária possam

---

4 Cabe ressaltar que, na atualidade, a internação compulsória, determinada pelo juiz de direito e, na maioria das vezes, com o tempo da internação já previamente determinado, também nos revela o campo de forças ao qual a pessoa com sofrimento psíquico está sujeita.

estar reproduzindo a mesma lógica manicomial que se sustentava sob os alicerces da opressão, da violência, da exclusão e da segregação social, pois a eliminação da interdição é o resultado indireto de um processo social mais amplo de mudança.

A cidadania tem sido incorporada à linguagem de movimentos sociais de vanguarda no campo da saúde e das Ciências Sociais, estando presente nos textos das três Conferências Nacionais de Saúde Mental realizadas no Brasil a partir do final do século XX (1987, 1992 e 2001), assim como em diversas pesquisas e em inúmeros textos técnico-políticos envolvidos com o processo da Reforma Psiquiátrica no Brasil. A cidadania possui enfoques diversificados e referenciados nos diferentes momentos/fases da trajetória da Reforma Psiquiátrica.

Antes de mencionar os tipos de cidadania e os diversos enfoques adotados na Reforma Psiquiátrica, serão relembrados os diversos períodos da Reforma Psiquiátrica no Brasil, com base em Amarante (1995).

O primeiro período foi denominado de crítica ao modelo privatizante. No segundo período, deu-se o modelo institucionalizante, caracterizado pela incorporação do movimento da Reforma Sanitária e da Reforma Psiquiátrica no aparelho de Estado, na fase de reordenamento político denominada Nova República. Por sua vez, o terceiro momento, o da desinstitucionalização, se caracteriza pela valorização das micropolíticas e pela reinvenção do cotidiano em experiências localizadas, redefinindo o objeto de intervenção, as práticas terapêuticas e o objeto da assistência em saúde mental.

Dando continuidade ao tema, faz-se pertinente descrever os tipos de cidadania propostos por Demo (1995) para retratar o processo histórico brasileiro de aquisição de direitos. Na cidadania tutelada, o mercado é o regulador absoluto das relações sociais e as políticas sociais são setoriais, residuais e têm a função de controle e desmobilização. Na cidadania assistida, o mercado é o regulador final das relações sociais e as políticas sociais são setoriais e assistencialistas, visando ampliar os direitos sociais. Na cidadania emancipada, por sua vez, o mercado é o meio ou instrumento para a cidadania, o Estado tem o tamanho necessário e legítimo, a ideologia é democrática e as políticas sociais são matriciais e visam ao desenvolvimento humano sustentado.

Ao contextualizar o processo saúde/doença e ao vincular o conceito de saúde ao exercício da cidadania, Oliveira e Alessi (2005) descrevem que a primeira mudança ocorrida no campo da saúde mental foi o modo de pensar a pessoa com transtornos mentais em sua existência de sofrimento, substituindo o termo doença mental, que é focado no diagnóstico e nos sintomas, para o de sofrimento psíquico.

Adotando a trajetória descrita por Amarante (1995), Oliveira e Alessi (2005) destacam que a fase institucionalizante da década de 1980 enfatizava a cidadania como um debate em torno das questões jurídicas, legislativas e as referenciadas à mudança macro-organizacional, que garantia os direitos de cidadão ao louco, buscando as garantias dos direitos civis e sociais. Admitia-se a cidadania como relacionada ao resgate da dívida social para com os loucos. Nesse período, bastaria acabar com as formas tradicionais de exclusão – leis restritivas, manicômios, grades – e identificar os loucos como cidadãos iguais perante a lei, para que os seus direitos de cidadania fossem garantidos.

Essa concepção de cidadania não dá conta do "louco", na visão de Oliveira e Alessi (2005), pois não basta a garantia legal ou o documento oficial, uma vez que a cidadania se conquista no cotidiano, nas relações diárias micro e macropolíticas. A exclusão pode ser muito mais refinada e sutil (e mais eficaz) do que os muros e grades identificados concretamente no tecido social, e o princípio da igualdade pode se configurar como injusto. Não é o caso de tratar todos da mesma maneira, mas de identificar e respeitar as diferenças, pois sempre haverá aqueles para quem a vida é mais difícil, o sofrimento mais penoso e a necessidade de ajuda mais constante.

Essa situação, para os autores mencionados, cria um paradoxo que se explicita na concepção de que a cidadania, fundada nos princípios liberalizantes, pressupõe a liberdade e a igualdade com seus atributos básicos, ao passo que a assistência (médica e jurídica) ao doente mental pressupõe o amparo do Estado, muitas vezes incluindo a interdição e a imposição de um tratamento baseado na negação de direitos civis (liberdade).

Trata-se de uma *nova construção social/cultural* para um *novo objeto*, como um desafio que remete à alteridade, um paradoxo que ainda apreende a doença mental a partir de uma ordem ou norma desqualificadora. O ser humano desprovido de razão e, portanto, de direitos, não pode aspirar à condição de exercício de direitos. Uma contradição que parece intransponível, nessa perspectiva.

A ampliação da compreensão da cidadania, não mais restrita ao reconhecimento de direitos, mas ao processo ativo de ampliação da capacidade de cada indivíduo e de todos agirem de modo livre e participativo, permite e compõe a ideia de loucura/doença mental não mais como defeito, falha ou desqualificação. Isso exige aprofundamento conceitual e autocrítica, além de condições que permitam o seu desenvolvimento, com base na necessidade de se manter uma utopia de maior solidariedade humana, quando se aborda a cidadania de doentes mentais (Oliveira e Alessi, 2005, p. 6).

Nesse processo de transformações sociais, que se caracteriza por uma tensão entre a subjetividade individual dos agentes na sociedade civil e o Estado, tem-se como mecanismo regulador dessa tensão o princípio da cidadania. A cidadania, por um lado, limita os poderes do

Estado e, por outro, universaliza e iguala as particularidades dos sujeitos, de modo a facilitar o controle social das suas atividades e, consequentemente, a regulação social (Santos, 1995).

Com base nas considerações de Maia e Fernandes (2002, p. 5), para modificarem sua condição os doentes mentais devem buscar uma "afirmação de si", tanto no plano político-institucional quanto na sociedade plural, diante de focos de solidariedade, de resistência e de conflito. Ao reivindicarem sua integração na sociedade serão vistos como partícipes da comunidade política universal, portadores de direitos e deveres, com certas características e representações socialmente sustentadas.

Ainda na visão destas autoras, cabe ao Estado construir uma aparelhagem político-institucional flexível e adequada para sustentar e garantir a diversidade dos interesses individuais.

Nesse caso, não é a proteção dos excluídos que Maia e Fernandes (2002) propõem, mas relações de troca que respeitem as diferenças, possibilitando a transformação legítima das relações. É preciso resgatar o usuário para o convívio social, necessitando endereçar à comunidade em geral a pluralidade dos aspectos presentes no convívio do doente mental, na vida social. Para essas autoras é preciso "revisar os padrões culturais de representação simbólica e desafiar os obstáculos que impedem os membros do grupo de viverem uma vida digna socialmente ou de serem tratados com respeito pelas outras pessoas da sociedade" (Maia e Fernandes, 2002, p.163).

Ao adotar a compreensão da cidadania como um processo a ser conquistado, passo necessariamente a uma reflexão acerca da subjetividade que, por sua vez, na ótica de Woodward (2000, p. 55), diz respeito à compreensão que se tem sobre o eu. O termo envolve os pensamentos e as emoções conscientes e inconscientes, que constituem as concepções da pessoa sobre si mesma. A subjetividade é vivida num contexto social no qual a linguagem e a cultura dão significado à experiência e no qual se adota uma identidade. Os sujeitos são, assim, sujeitados ao discurso e devem se assumir como indivíduos e se posicionar a si próprios. Assim, as posições que assumem e com as quais se identificam constituem suas identidades.

Para Guattari (1986), a subjetividade é fabricada e modelada no registro do social. Nesses registros, os processos de subjetivação dos equipamentos sociais e dos dispositivos políticos de poder têm a função de definir as coordenadas estabelecidas para a sua vida segundo padrões sociais impostos, coordenadas essas que se infiltram no comportamento dos indivíduos e fazem que suas funções e capacidades sejam usadas e docilizadas.

Mas se por um lado há equipamentos sociais, práticas, discursos, tecnologias institucionais para modelagem e serialização da subjetividade, por outro há movimentos de resistência e rupturas que produzem singularizações.

Segundo Santos (1995), a ideologia cultural hegemônica parece apontar para a reafirmação da subjetividade em detrimento da cidadania, e para a reafirmação desigual, ambas em detrimento da emancipação. Para o autor, o princípio da subjetividade é muito mais amplo que o princípio da cidadania. A sua crítica à teoria liberal se dá no momento em que muitos dos indivíduos livres e autônomos, que fazem parte da sociedade civil, ainda não podem ser considerados cidadãos pela simples razão de não poderem participar politicamente na atividade do Estado, pois para ele as sociedades liberais não podem ser consideradas democráticas enquanto não for adotado o sufrágio universal.

Para além das noções de autonomia e de liberdade, Santos (1995) afirma que a subjetividade envolve questões a exemplo da autorreflexividade e de autorresponsabilidade, da materialidade de um corpo e das particularidades relativas à personalidade. Assim, ao consistir em direitos e deveres, a cidadania enriquece a subjetividade, abrindo novos horizontes de autorrealização. Contudo, ao fazê-lo por via de direitos e deveres gerais e abstratos que reduzem a individualidade ao que nela há de universal, a cidadania transforma os sujeitos em unidades iguais e intercambiáveis. Do ponto de vista desse autor, trata-se de uma tensão radical que só é susceptível de superação no caso da subjetividade e da cidadania ocorrerem no marco da emancipação, e não no da regulação.

Ao abordar o tema subjetividade, também estou interessada na construção de uma identidade coletiva, que requer certo nível de percepção consciente pelos membros do grupo social, com uma história própria e um destino coletivo. Dessa maneira, "a construção da identidade coletiva envolve certos sentimentos positivos ou negativos em relação às características que os membros do grupo percebem compartilhar e, assim, diferenciarem-se de outros grupos"(Melucci, 1996 apud Maia e Fernandes, 2002, p. 163).

Distinguir formas de exclusão significa tomar consciência das diferenças de maneira a reconhecer o jogo de forças que organizam o campo de suas constituições simbólicas. É preciso promover uma *politização das diferenças*, ou seja, uma contestação das visões padronizadas na cultura majoritária ou dos *deficits* das regras formais que regulam as pessoas, grupos ou organizações. Isso vai engendrando novos conflitos e disputas (Maia e Fernandes, 2002).

Para falar sobre o processo de ampliação da cidadania é preciso considerar também o peso dos fatores econômicos. Há conflitos de tensões que permeiam o processo de desospitalização que, muitas vezes, vão de encontro aos interesses de terceiros. Conforme recomendam as diretrizes da Reforma Psiquiátrica, a cada transferência de um paciente para um SRT o leito hospitalar deixa de existir e, com isso, tem-se uma redução do número de leitos nos hospitais especializados, em função desse remanejamento.

Além do mais, como foi abordado anteriormente, nem sempre existem condições de trabalho favoráveis que permitam a pessoa com sofrimento psíquico uma subsistência necessária à sua autonomia. Como será tratado posteriormente, a própria dificuldade encontrada com relação à conquista dos direitos sociais (como o acesso à moradia, ao trabalho e à saúde sob os moldes da Reforma Psiquiátrica) serve ainda de impeditivo para a ampliação de outros direitos, como os civis, por exemplo, pois numa situação de pobreza, a ausência de recursos necessários a uma vida digna acaba por desvelar toda uma problemática social, advinda do processo de hospitalização, em que a institucionalização pode se configurar como uma única possibilidade de vida, que garanta as mínimas condições necessárias à vida mais digna, suprindo somente parte das necessidades daqueles que necessitam de algum cuidado relacionado ao campo da saúde mental.

O fato de os direitos de cidadania estarem assegurados por lei não garante que seu cumprimento esteja sendo efetivado. Nesse contexto, existem diversos elementos que podem ser vistos como constitutivos de um campo de possibilidades extremamente adverso à condição de participação e emancipação do sujeito, apoiado em condições assimétricas determinadas pelo gênero. Portanto, assim como os doentes mentais, as mulheres também levaram algum tempo para conquistarem seus direitos de cidadãs.

1.6 MULHERES E CIDADANIA NO BRASIL

A compreensão do que é ser cidadã no Brasil, sendo moradora de um SRT, só adquire sentido pleno quando se levam em consideração as transformações sofridas nas últimas décadas com relação às condições sociais que as mulheres ocupam na ordem mundial.

O Brasil é um dos países do mundo com maior concentração de riqueza e desigualdade social. Essa desigualdade na visão de Moraes (2005) atinge, especialmente, as mulheres de baixa renda que ganham menores salários e assumem mais responsabilidades familiares e domésticas. Talvez por isso a afirmação da autora de que este segmento da população é um dos que mais se destaca na luta pela universalização dos direitos sociais, civis e políticos.[5]

Com a progressiva urbanização e industrialização do Brasil, a antiga unidade entre casa e local de trabalho, presente na agricultura familiar, foi rompida. O espaço de moradia familiar deixou de ser o local de moradia, produção e geração de renda e consumo de bens, tornando-se apenas uma espécie de domicílio. Por volta dos anos 1950 a família urbana era considerada o lugar de relacionamento doméstico e da tríade pai-mãe-progenitura. O trabalho doméstico passava a ser visto como uma atividade privada, não sendo considerado uma ocupação econômica. Este trabalho tornou-se, então, sinônimo de cuidar da casa e das pessoas, sendo percebido como uma espécie de vocação natural da mulher.

Na opinião de Moraes (2005, p. 497), "a corrente de sucessivas desvantagens que a mulher encontrará na vida profissional, quando impelida a apresentar-se no mercado de trabalho, tem relação direta com a questão das atribuições domésticas". A mulher era educada para "maternar", ou seja, cuidar dos outros. Nesse período, próximo aos anos 1950, a concepção de estudo para a mulher dizia respeito somente ao aprimoramento dos papéis de esposa e mãe, voltados aos trabalhos manuais e à economia doméstica.

---

5 No Brasil, somente a Constituição de 1988 é que igualou os direitos civis das mulheres aos dos homens, tanto na vida pública como na privada.

Com relação à sexualidade, esta somente tinha como objetivo a procriação, e o sexo – em se tratando de mulheres – só se justificava plenamente quando voltado para fins exclusivamente reprodutivos. A maternidade era, e ainda parece ser, extremamente valorizada em toda a doutrina cristã, influenciando comportamentos e políticas públicas.

As regras morais nas primeiras décadas do século XX eram ditadas, entre outras instituições conservadoras, pela Igreja Católica, que impunha seus preceitos pregando o casamento indissolúvel e a prole numerosa. A moral sexual cristã estigmatizava as mulheres que se separavam do marido e condenava a sexualidade feminina desligada de fins reprodutivos.

As mulheres das camadas mais pobres sempre trabalharam, especialmente na agricultura e em serviços como vendedoras ambulantes, serviçais domésticas, professoras do ensino primário, além de arcarem com as tarefas relacionadas a cuidar das crianças, dos parentes doentes e dos mais velhos.

Para aquelas que de algum modo não correspondiam às expectativas do código comportamental delegado às mulheres, por apresentarem algum desvio em seu comportamento, sobretudo as mais pobres, restava-lhes, então, a reclusão em instituições asilares.

A exclusão social da pessoa "alienada", por meio do asilamento, era vista há pouco mais de vinte anos em sua positividade, como uma medida necessária para reconstituir o direcionamento de sua vontade, com o intuito de devolvê-la à razão. Longe do meio e da família entendia-se que esta poderia recompor-se moralmente, retomando o próprio controle. Ao curar-se, "o louco" poderia resgatar seu *status* de cidadão, pois mesmo alienado não perderia sua condição humana (Vasconcelos, 2000).

Ainda para Vasconcelos (2000), resultados históricos produziram a cronicidade (uma incurabilidade de fato). Por se tratar historicamente de um espaço de segregação, violência e iatrogenia, o hospital psiquiátrico começou a sofrer duras críticas após a Segunda Grande Guerra, passando a ser julgado no plano ético e jurídico como uma instituição que viola os direitos inerentes à condição de cidadania, da população de doentes mentais. Restava aos que foram institucionalizados a (re)conquista de seus espaços de cidadania, sendo necessária a criação de dispositivos assistenciais mais humanitários, que pudessem se comprometer com as necessidades prementes dessa população institucionalizada, a fim de dar o primeiro impulso para reverter os comprometimentos gerados naqueles que passaram por anos de reclusão.

Atualmente, a orientação dada à família é que procure um tratamento ambulatorial e que o enfermo seja reintegrado ao convívio familiar e social, em nome dos princípios humanitários, sendo a orientação terapêutica voltada à internação somente para os casos de emergência (Brasil, 2004a).

De acordo com Moraes (2005, p. 500), "nos últimos anos um conjunto de circunstâncias relacionadas à crescente urbanização do país e às profundas transformações da economia brasileira alteraram usos e costumes, projetos de vida e valores, relações sociais e familiares".

Para as mulheres consideradas "normais", a rapidez das transformações modificou o antigo modelo familiar, resultando em um número de mulheres cada vez maior ingressando como indivíduos no mercado de trabalho. Por um lado, isso proporcionou maior autonomia às mulheres, mas, por outro, as sobrecarregou, pois ainda são as maiores responsáveis pelas atribuições domésticas. Já para aquelas que se encontravam institucionalizadas por longos períodos de internação em hospitais psiquiátricos, restava-lhes a desinstitucionalização, que será mais bem explorada no próximo capítulo.

Capítulo 2

Gênero e saúde mental em Santa Catarina e a contribuição do SRT para a desinstitucionalização

2.1 A saúde mental em Santa Catarina na virada do século XX

A história da saúde mental em Santa Catarina não difere daquela contada no capítulo anterior. Os excertos a seguir comprovam essa realidade:

> Na Florianópolis do século XIX, a cadeia ficava no tér-
> reo do prédio onde hoje está instalada a Câmara de verea-
> dores. Ali, conta o historiador Oswaldo Cabral, recolhiam-
> -se os loucos, os escravos mal comportados e os paus d'água
> do Desterro. As grades das janelas davam para a praça e a rua
> lateral. Nelas se penduravam os pensionistas para pedirem
> esmolas aos transeuntes. O padre Luigi Marzano, missionário
> italiano que veio a Santa Catarina ao redor do ano de 1900,
> descreve as agruras de um povo que não conhecia a psiquiatria:

se um infeliz enlouquece e não tem quem pense por ele, é fechado no cárcere, à mercê dos guardas da polícia. Depois, entre um ataque e outro, é deixado em liberdade e novamente preso. Finalmente, exaurida a paciência, é embarcado para o Rio de Janeiro e de lá nunca mais chegam notícias dele. Entre nós, o asilamento vitalício, no Rio de Janeiro, era a referência e o destino para os que esgotavam a paciência dos conterrâneos. O Padre Lux e o bispo Dom João Becker em 1909 contaram com a ajuda de verbas do governo estadual e criaram o hospício de Azambuja, pensando em abrigar a todos os doentes mentais do Estado. Os vinte doentes de 1910 já eram quarenta e sete em 1917. A lotação esgotou-se logo, chegando a trezentos, num mundo pré-pineliano, sem visão médica da doença mental. (Santa Catarina, 1998)

A assistência psiquiátrica em Santa Catarina teve início no município de Brusque. Por meio do apoio financeiro concedido pelo Estado a Dom João Becker, Bispo de Santa Catarina, em janeiro de 1909 foi concedida ao Santuário de Brusque a permissão para a construção de um hospital de alienados em Azambuja, pertencente à Santa Casa de Misericórdia desse mesmo município.

A realização do trabalho assistencialista pelas irmãs, aliado ao caráter científico da época, fundamentava o atendimento centrado no assistencialismo e na caridade, consistindo em proporcionar alimentação, abrigo e agasalho aos velhos, crianças abandonadas e pessoas com sofrimento psíquico acorrentadas em porões, confinadas nas casas ou jogadas nas ruas (Roeder, 1986; Fontoura, 1997).

Assim como ocorreu em âmbito nacional, o hospício em Santa Catarina surgiu para proteger o louco num espaço apropriado, vestindo-se de toda a tecnologia manicomial disponível, além de proteger a sociedade daqueles errantes tão supostamente ameaçadores à segurança pública. A psiquiatria, designada pelo Estado, centrada e encastelada em seus redutos específicos, passou a cumprir sua missão de "curar a loucura", com base no emprego de métodos próprios (Teixeira, 1993).

Se em Florianópolis no século XIX os loucos, escravos, malcomportados e bêbados eram recolhidos à cadeia pública, que se situava no andar térreo do prédio da atual Câmara de Vereadores (Cabral, 1979), é possível presumir que a criação da instituição psiquiátrica imprimiu uma nova maneira de se tratar a loucura.

Após a criação do hospital de Azambuja, foi inaugurado em 1923, na cidade de Joinville, o Hospício Oscar Schneider, com capacidade inicial para atender a 100 pessoas. Rapidamente, este número fora ampliado para 250 pacientes (Santa Catarina, 1998), demonstrando o potencial de expansão desse tipo de atendimento na época.

Em 1940, foi criado o Serviço de Assistência a Psicopatas e, em 1941, foi inaugurado o primeiro grande empreendimento destinado ao tratamento dos doentes mentais em Santa Catarina: o Hospital Colônia Santana (HCS), localizado no Salto do Maroim, no município de São José. Isso se deu no governo de Nereu Ramos, como resultado de uma campanha nacional estimulada pelo médico e psiquiatra Adalto Botelho, que era parte de uma grande reforma para adequar os espaços destinados ao tratamento dos então chamados "psicopatas". Os pacientes do Hospital de Azambuja e de Joinville foram transferidos para o HCS, bem como as religiosas que os atendiam.

O modelo de atendimento, idealizado por Pinel, já estava sendo empregado no Brasil no Hospital Pedro II, em 1841, na cidade do Rio de Janeiro, vindo a ganhar novos contornos no século XX (Roeder, 1986).

Borenstein et al. (2003) afirmam que as ideias nacionais relacionadas aos movimentos "higienistas" influenciaram o governo estadual na construção de escolas, creches, maternidades, hospitais e instituições correlacionais, assim como nas campanhas motivadoras para melhorar as condições de saúde e higiene da população. Esse movimento influenciou a criação do HCS, como política pública para atenção à doença mental em Santa Catarina. O tratamento moral ganhava novas cores fundamentadas na persuasão, no isolamento, no repouso, no tratamento moral e na correção psicológica ou reeducação.

Conforme revela Sigolo (2001), o diretor da Colônia Santana na época concebia a hereditariedade como o principal determinante do perfil psicológico dos indivíduos e a doença mental tal como a corrente hegemônica da medicina psiquiátrica naquele momento: a hereditariedade, uma corrente muito atuante na medicina brasileira desde o início do século XX. Era preciso "evitar que tanto os seres que vão nascer como os já nascidos se tornem doentes mentais", afirmava o médico, que tão bem evidencia a cultura do risco, sob a égide preventivista.

Nesse sentido, apenas os efetivamente saudáveis tinham o direito à "perpetuação da espécie". Naquele momento, muitas doenças eram consideradas como possíveis de serem transmitidas geneticamente, inclusive a doença mental e, por conseguinte, havia esforços para impedir o nascimento de uma prole doente, que perpetuasse seus males indefinidamente. Esse meio e a esterilização dos indivíduos tidos como geneticamente inaptos garantia um futuro sem doenças transmitidas de forma hereditária.

A respeito das acepções sobre a loucura como fator genético e como uma das formas de profilaxia, é possível constatar no relatório do Dr. Agripa Faria as informações sobre as medidas preventivas empregadas na época (Faria, 1942):

> [...] abrange o círculo imenso de atividades pré e pós-natais que visem impedir o nascimento de seres nitidamente anor-

> mais psiquicamente e de cooperar ainda pelos meios gerais e especiais no sentido de que os que são não se tornem doentes, representam em syntese, o fim da higiene mental. [...] nossa tibieza, nosso desalento doentio, nosso sentimentalismo mórbido impede-nos de pôr em prática aos poucos, medidas sancionadas pela ciência, põe-nos em situação de inferioridade. É imprescindível que saiamos deste marasmo para que possamos fechar o círculo das atividades da higiene e profilaxia mentais, procurando dar amparo às idéias modernas sobre o assunto, quais sejam, as baseadas nos conhecimentos sobre os problemas da hereditariedade das doenças mentais.

Nesse sentido, exames pré-nupciais na Colônia e dados genealógicos das famílias de Santa Catarina eram registrados nos prontuários, a fim de desvendar pistas que pudessem combater a disseminação da loucura.

O que impediria, portanto, um indivíduo de ter filhos seriam suas condições de saúde. Assim, o apelo era para que, independentemente da teoria abraçada pelos psiquiatras, ela fosse, necessariamente, uma ação social educativa e controladora de tudo o que pudesse ser a fonte de desajuste mental. O combate aos "vícios elegantes", como o álcool e a cocaína, as atividades sociais exageradas, como o jogo ou os filmes excitantes, e a produção literária não compatível com a idade do leitor também deveriam fazer parte do tratamento moral. Aos que não pudessem ser salvos da insanidade por meio de medidas profiláticas, restava o espaço asilar, que buscava a reabilitação do doente sob a égide de um espírito assistencialista e moralista (Sigolo, 2001).

A instalação do HCS impulsionou a criação do ambulatório de saúde mental, em Florianópolis, pertencente ao Serviço Nacional de Doenças Mentais, inaugurado em 1944 (Santaella, 1954). De acordo com Sigolo (2011), esse ambulatório teria como meta detectar, na sociedade catarinense, os possíveis focos de doença mental pelo fichamento das famílias, pelo acompanhamento da produção literária e, principalmente, pelas campanhas contra o álcool e a cocaína, a favor dos exames pré-nupciais e de esclarecimento em relação ao desenvolvimento infantil.

Segundo Teixeira (1993), o atendimento aos doentes mentais, na primeira metade do século XX, caracterizava-se, quase exclusivamente, pela utilização de recursos fisioterápicos e por intervenções de caráter clínico, tais como a insulinoterapia, a eletroconvulsoterapia e, menos usualmente, a lobotomia. Um dos aspectos fundamentais na alteração de condutas terapêuticas coincide com o início da utilização dos psicofármacos, evidenciando um deslocamento gradual do atendimento prestado pelas religiosas para o de abordagem medicalizada, centrada no saber e na figura do médico.

Nesse período, persiste a noção de que o indivíduo deve ser útil à sociedade e que, para tanto, não pode ser "diferente", pois "seu comportamento dever estar enquadrado ao que se espera de um ser sociável e racional: todas as manifestações contrárias devem ser redirecionadas em prol de um suposto bem-estar social" (Sigolo, 2001).

O Hospital Colônia Santana, por volta de 1952, já apresentava um número expressivo de leitos e, à medida que mais vagas eram criadas, novas necessidades emergiam, e assim por diante. Por volta da década de 1970, com apenas 1.000 leitos disponíveis, o hospital comportava 2.300 pessoas, que eram "atendidas" sob precárias condições em todos os aspectos (Teixeira, 1993, p. 23). Nessa época, um número reduzido de técnicos atuava diretamente com os internos nas chamadas "celas", que eram ambientes destinados às pessoas que entravam em crise (Roeder, 1986).

A criação da Fundação Hospitalar de Santa Catarina em 1965 e sua reformulação em 1970 impulsionaram providências técnicas e administrativas no atendimento do HCS, como a criação de uma unidade de emergência, uma unidade clínico-cirúrgica, a ampliação da farmácia e do laboratório de análises clínicas, o serviço de triagem e a formação de unidade de terapia ocupacional, dentre outras (Roeder, 1986).

Segundo Teixeira (1993), entre os anos de 1977 e 1978 foi reformulada a distribuição dos internos nas enfermarias, passando a ser a região de origem do interno à referência fundamental para a nova distribuição. Essa proposta, conhecida como projeto CARS, buscou agrupar os internos, levando em conta suas afinidades geosssocioculturais, integrar o hospital com as unidades regionais, mapear a incidência nosográfica, estimular a descentralização e criar programas específicos para os idosos, os alcoólatras, as crianças, os adolescentes, os excepcionais e os toxicômanos.

De 1971 em diante houve um investimento na infraestrutura, na contratação de profissionais especializados (médicos, psicólogos, enfermeiros, dentistas, bioquímicos, terapeutas ocupacionais), na desativação de celas e pátios fechados e na criação da unidade clínica e serviço de triagem.

Paralelamente ao investimento do HCS, em 1971 as internações referentes às prescrições judiciais e à "periculosidade" de alguns doentes mentais conduziram à criação de um manicômio judiciário, vinculado à Secretaria de Estado da Justiça e Cidadania, mas esse era destinado somente a pessoas do sexo masculino. As mulheres consideradas inimputáveis continuavam cumprindo a sua medida de segurança no HCS.

Já na segunda metade da década de 1980, o HCS sofreu uma redução significativa de leitos e passou a ser dividido em duas áreas: a primeira destinada à curta permanência de pacientes agudos, ou seja, em surto produtivo, e a segunda a pacientes crônicos, que por motivos de impedimento de ordem psíquica ou clínica, bem como por carências sociais ou mesmo internações realizadas por determinação judicial, estavam impossibilitados de receber alta (Teixeira, 1993).

O HCS chegou ao final dos anos 1980 com cerca de 1.500 pessoas em tratamento com base num atendimento mais especializado, porém ainda não condizente com o que se preconizava pela moderna psiquiatria: a desospitalização e a desinstitucionalização de sua clientela.

Além da criação de unidades de admissão, clínica médica, unidades de curta permanência (para pacientes agudos) e de longa permanência (para pacientes crônicos) e dos setores de emergência, alcoolismo e unifanto (destinada a menores, alguns filhos de pacientes de longa permanência do HCS), houve um investimento, nesse período, em um projeto denominado Ana Tereza. Tal projeto fora implantado nas imediações do Hospital de Santa Tereza e era voltado à área agrícola, com vistas a atender pacientes crônicos originários do meio rural, na maioria das vezes diagnosticados com esquizofrenia, com idade entre 25 a 50 anos, do sexo masculino, sem vínculo previdenciário e oriundos de internações no HCS.

A partir desse período, é possível verificar que a divisão funcional do hospital passou por constantes adequações tanto da estrutura físico-funcional quanto da técnico-operacional, visando contemplar as necessidades vigentes.

O tratamento pelo trabalho era considerado o bem individual e coletivo mais precioso e, portanto, a chave mestra do processo terapêutico. O registro da capacidade de produção e de trabalho do doente e suas reações ao meio social, nesse contexto, podem ser evidenciados nas linhas desenhadas pelos diversos profissionais, ao mencionarem os fatos sobre o estado de saúde dos pacientes na anamnese dos prontuários médicos.

Com base nas informações de Santos (1994, p. 87), a melhor forma de disciplina, além dos remédios e dos eletrochoques, era utilizar o trabalho como uma forma de controle dos "sintomas da loucura". Assim, a Colônia Santana, que passou a ser denominada de Instituto de Psiquiatria em 1994, possuía uma usina de açúcar, um engenho de farinha e um de torrefação de café, um moinho de trigo e milho, além de hortas. Em 1947, graças ao trabalho dos internados, obteve-se uma produção de 30 sacos de milho, a padaria fabricou 81.258 kg de pão, 362 kg de macarrão, 44 kg de bolachinhas e 554 kg de cuca.

Nas palavras de Sigolo (2001):

> [...] a terapia pelo trabalho era pensada como uma terapêutica destinada principalmente aos doentes pobres, como uma lição que precisava ser interiorizada: o hospício seria um espelho da sociedade, o que era perfeitamente plausível devido ao seu caráter reeducativo. Como principal meio de cura, ao trabalho se atribuía a capacidade de introjetar no paciente qualidades como a atenção, a coordenação dos atos, a obediência. Dentre as tarefas, aquelas que estavam ligadas ao mundo agrícola eram as preferidas. [...] A terapia laborial adquire, portanto, duplo sentido: a de reencaminhar o doente para a via do trabalho, segundo o tratamento moral tradicional, e de sublimar seus impulsos, segundo uma interpretação que pretende estar mais voltada para a psicanálise.

É possível pensar que, ao dar excessiva importância ao trabalho, a Colônia Santana evidenciava um dos seus objetivos a ser alcançado: o controle dos doentes mentais que, em geral, eram desocupados. Para Teixeira (1993, p. 27), estar centrada no atendimento médico nada mais era do que um reflexo da própria concepção centralizadora do Estado.

Pessoas de todo o estado de Santa Catarina vinham para a Colônia por diferentes motivos e em diferentes graus de manifestação sintomatológica, apresentando condutas e comportamentos que chamavam a atenção de seus familiares e que prontamente foram rotuladas como "atitudes inadaptadas". A transferência do louco para o hospital psiquiátrico, muitas vezes trazido em ambulância ou mesmo por policiais, contido e amarrado, exemplifica a recepção que dava origem ao processo de triagem realizado pelo médico de plantão, cujo papel era o de formalizar a entrada do sujeito na instituição.

Com essa "recepção", Teixeira (1993) afirma que o paciente entrava na instituição despojado de sua individualidade e, portanto, de sua liberdade de escolha e seu ritmo de vida habitual. A partir daquele momento, tornava-se simplesmente mais um membro daquela coletividade de "não indivíduos", que caminhava, tomava remédio, se alimentava e dormia. Esta pode ser considerada a primeira etapa do processo que Goffman (1974) denominou de "mortificação do eu".

De acordo com o autor, a partir do momento da internação o interno passava a ter contato restrito com o mundo externo apenas pela participação em eventuais passeios.

As relações na instituição psiquiátrica regiam-se sob o modelo hierárquico, ordem e disciplina, expresso por uma cadeia descendente, que abarcava desde a direção e a equipe médica aos demais profissionais. A autoridade médica era assegurada por sua fonte produtora do discurso científico, o saber, e, por consequência, fonte inequívoca do poder. Já a obrigação dos internos era a de prestar uma rigorosa obediência a fim de possibilitar um canal de negociação capaz de lhes garantir acesso às necessidades mais básicas (como teto, roupa de cama limpa, alimentação substanciosa, atendimento clínico adequado, fornecimento de medicação) ou até um pouco mais de liberdade. Com a apropriação efetiva da vida dos internos na instituição, buscava-se constituir uma identidade interna. E cada tentativa de romper com a situação opressiva poderia ser considerada como um comportamento desviante (Teixeira, 1993).

O projeto "preventivista" se expandiu com a criação de 32 ambulatórios, para atendimento dos egressos do HCS no estado de Santa Catarina. Eles não dispunham de equipes preparadas nem de número adequado de profissionais para a demanda, acarretando o aumento expressivo de internos, que agora tinham esses serviços como locais de triagem para encaminhamentos dos solicitantes aos hospitais psiquiátricos. Segundo Santos (1994), Santa Catarina nessa época passou a ter a maior taxa de internações por consultas no Brasil.

Em 1983, o projeto denominado Terapias Alternativas corroborou com a diversificação de possibilidades terapêuticas, por meio da contratação e intervenção de outros profissionais como psicólogos, terapeutas ocupacionais, professores de educação física, pedagogos, recreacionistas e professores de artes plásticas, além de médicos.

Como fora mencionado anteriormente, o Hospital Colônia Santana, a partir de 1994, passou a chamar-se Instituto de Psiquiatria de Santa Catarina (IPQ), e sofreu grandes mudanças em sua estrutura, dividindo-se em dois tipos de serviços distintos: um destinado às unidades de curta permanência, para atendimento de crises psiquiátricas com alta breve; e o outro, sendo o Centro de Convivência Santana (CCS), para atendimento aos pacientes moradores, resultantes de longo tempo de internação.

O IPQ continua sendo o único hospital público no estado a prestar atendimento de psiquiatria mantido pela Secretaria de Estado da Saúde e conveniado com o Ministério da Saúde.[1] O hospital atende,

---

1 Existem outros hospitais especializados em psiquiatria no estado, mas de natureza jurídica particular, embora possuam alguns leitos contratados pelo SUS: o Instituto São José, no município de São José, e o Rio Maina, em Criciúma.

principalmente, a uma população de baixa renda, proveniente dos municípios da Grande Florianópolis e do interior do estado, e possui 160 leitos para o atendimento de pacientes agudos e 320 leitos para o atendimento de pacientes crônicos, com uma média de 200 internações mensais.[2] A média de permanência nos atendimentos agudos é de 21 dias, ao passo que no atendimento de crônicos o regime é basicamente asilar, herança social de um processo histórico (Santa Catarina, 2007).

É justamente no CCS que surge a ideia do projeto de implantação do primeiro Serviço Residencial Terapêutico (SRT), mencionado no capítulo anterior.

Com a finalidade de fundamentar a contribuição do SRT para a reformulação da assistência em saúde mental, na sequência, será abordada a temática da Reforma Psiquiátrica no Brasil e da Luta do Movimento Antimanicomial em prol do processo de desinstitucionalização.

2.2 A REFORMA PSIQUIÁTRICA NO BRASIL E A LUTA DO MOVIMENTO ANTIMANICOMIAL PELA DESINSTITUCIONALIZAÇÃO

O campo de conhecimento que se convencionou denominar de saúde mental passou por profundas transformações ao longo da história ocidental, conforme fora abordado no capítulo anterior.

O processo da Reforma Psiquiátrica no Brasil (RPB) eclodiu do "movimento sanitário" nos anos 1970, que defendia a mudança dos modelos de atenção e gestão nas práticas de saúde, a saúde coletiva, a equidade na oferta dos serviços e o protagonismo dos trabalhadores e

---

2 Dados de 2008.

usuários dos serviços de saúde, assim como os processos de gestão e de produção de tecnologias de cuidado à saúde.

A RPB também tem sua história impulsionada pelo contexto internacional de mudanças nas instituições psiquiátricas. Seu processo iniciou-se no final dos anos 1970, diante da crise do modelo de assistência centrado no hospital psiquiátrico e nas lutas dos movimentos sociais pelos direitos humanos.

A instituição psiquiátrica surge como herdeira da proposta preventivista. Como bem lembra Teixeira (1993), as alterações de comportamento passam a exigir espaço próprio e uma intervenção tecnicamente ajustada, dando origem aos hospitais psiquiátricos. Nesse sentido, as instituições vão sendo criadas, cumprindo o papel de retirar os indesejáveis do espaço público e tentar, utopicamente, "curar a loucura".

Desde seu início, a instituição psiquiátrica vinculou-se às ordens religiosas por um determinado tempo, com a finalidade de administrar e atender os internos. O hospício surge, então, para proteger o louco dentro de um local apropriado, constituindo-se da própria tecnologia manicomial, assim como para proteger a sociedade dos "loucos errantes", considerados uma ameaça à segurança pública.

Como mencionado anteriormente, o manicômio psiquiátrico surge mesmo antes de a psiquiatria se formar enquanto especialidade médica, em função do desenvolvimento do modelo capitalista. Foram excluídos do corpo social todos os que não produziam, pois esses não eram pessoas consideradas produtivas. Dessa maneira, internavam-se não somente os loucos, mas, também, os considerados inválidos de todos os gêneros, os velhos, os nobres decadentes e esbanjadores, com vistas a não darem mal exemplo a uma sociedade trabalhadora.

Para Teixeira (1993), o hospital psiquiátrico se tornou um meio de obtenção da Licença da Previdência Social; lugar de repouso e restauração das energias das populações de baixa renda; abrigo para os sem lar e sem família; casa correcional para toxicômanos perturbadores; espaço onde se exerce o "comércio da loucura". Como afirmam Amarante e Guljor (2005), o hospital psiquiátrico, em vez de recuperar, reforça a doença mental, reafirmando a sua função iatrogênica.

De acordo com Leone (2000), a proliferação e superlotação dos hospícios, o surgimento dos psicofármacos, os casos de maus tratos e a baixa resolubilidade dessas instituições psiquiátricas, dentre outros fatores, contribuíram para dar início à perspectiva de uma ideologia de tratamento diferenciada.

Além disso, no final da primeira metade do século XX, começaram a se desenvolver disciplinas como Sociologia, Ciência Política, Filosofia, Direito, História, Antropologia, e, no interior da própria Psiquiatria, surgiram críticas contundentes à teoria e prática da Psiquiatria, o que levou tanto à problematização crescente dos seus fundamentos epistemológicos, teóricos, metodológicos e institucionais quanto ao desvelamento de sua função social e política, fundamentada na violência, no controle social e na segregação.

No Brasil, as iniciativas críticas em relação à psiquiatrização se intensificaram em meados da década de 1980, no bojo do processo de redemocratização da sociedade brasileira, momento em que a cidadania ocupa lugar privilegiado de discussão.

Para Leone (2000, p. 123):

> [...] é em torno da cidadania, como um dos valores fundamentais, que um conjunto de iniciativas (teóricas, políticas, culturais, metodológicas) se articula e dá curso a um processo irreversível de transformação, no campo da saúde mental no Brasil. Este processo tem sido, frequentemente, designado de Reforma Psiquiátrica.

A RPB seguiu uma tendência internacional, bastante influenciada pelas experiências italianas. Segundo o argumento de Leone (2000), a vertente italiana, assim como a britânica e a americana, coloca em questão o objeto "doença mental".

A vertente italiana parte do horizonte do oprimido com sua própria visão de mundo, e se estabelece como um contradiscurso capaz de catalisar, nas múltiplas dimensões da realidade humana, relações libertárias fundadas em princípios universais de liberdade e autonomia.

Nesse sentido, defende que nenhum discurso carrega o privilégio de ser o "verdadeiro". O estabelecimento do "verdadeiro" para esta vertente, sustentada pelas contribuições foucaultianas a respeito das relações entre o saber e o poder, se dá num campo de batalhas. Observa-se uma primazia pela prática e o interesse voltado para a existência do aparato institucional, uma espécie de antropologia fenomenológica. Nessa vertente, a superação da violência e segregação psiquiátricas encontra o seu alto grau de significação na superação das sociedades capitalistas excludentes.

A compreensão da instituição psiquiátrica como uma realidade muito complexa e dinâmica desloca o lócus institucional, ultrapassando os Hospitais Psiquiátricos, o Estado e a ideologia, para instalar-se no coração da cotidianidade. E é justamente na práxis que se expandem as infindáveis soluções sociais e individuais desta vertente que, para Leone (2000, p. 131), engendra múltiplas humanidades, todas possíveis e não necessárias.

Trata-se de uma corrente que busca condições de possibilidade para o indivíduo ser um entre outros no mundo, e não para sobreviver à margem com o patrocínio do Estado. Assim, o bem-estar e o alargamento da tolerância social frente à loucura ocupam lugar central neste pensamento.

Como representantes da vertente italiana detacam-se o casal de médicos Franca e Franco Basaglia[3], ambos vinculados aos movimentos reformistas da psiquiatria na contemporaneidade, movimentos estes que questionavam o próprio dispositivo médico-psiquiátrico e as instituições a ele relacionadas, tendo como principal referência a defesa da desinstitucionalização.

Experiências alternativas, como a perspectiva institucional na Argentina de Alfredo Moffatt, também ficaram célebres no Brasil, por investirem na questão da desinstitucionalização. Moffatt desenvolveu experiências comunitárias em hospitais psiquiátricos com populações em situação de vulnerabilidade social e em instituições de Saúde Mental na Argentina, Brasil, Paraguai, Equador e nos Estados Unidos.

Durante os anos da ditadura militar argentina, trabalhou com psicoterapias de emergência, o que resultou na elaboração de um modelo de atenção diferencial, a Terapia de Crise.[4] Segundo Moffatt (1986), essa terapia é um guia que permite introduzir-se no processo caótico que é a crise, permitindo operar reparatoriamente.

A compreensão do fundamento da RPB requer, primeiramente, sua conceituação. Com base na definição do Ministério da Saúde (Brasil, 2005a, p. 6):

---

3 Basaglia criticava a postura tradicional da cultura médica, que transformava o indivíduo e seu corpo em meros objetos de intervenção clínica; e da psiquiatria clínica hospitalar, por esta se centrar no isolamento, na exclusão e na repressão do louco, na qual a internação é considerada o modelo de tratamento.

4 Moffatt acredita que essa terapia é um guia que permite introduzir-se no processo caótico que é a crise, permitindo operar reparatoriamente. Em Buenos Aires criou a Comunidade Terapeutica El Bancadero e no Hospital Psiquiátrico Borda La Peña Carlos Gardel, comunidade autogestionada pelos próprios internos, vivência que originou o livro *Psicoterapia do Oprimido*, no qual propõe a criação de comunidades populares que, pelo resgate da cultura popular negada pelo sistema, recupere a identidade social e pessoal (Moffatt, 1986).

A Reforma Psiquiátrica é processo político e social complexo, composto de atores, instituições e forças de diferentes origens, e que incide em territórios diversos, nos governos federal, estadual e municipal, nas universidades, no mercado dos serviços de saúde, nos conselhos profissionais, nas associações de pessoas com transtornos mentais e de seus familiares, nos movimentos sociais, e nos territórios do imaginário social e da opinião pública. Compreendida como um conjunto de transformações de práticas, saberes, valores culturais e sociais, é no cotidiano da vida das instituições, dos serviços e das relações interpessoais que o processo da Reforma Psiquiátrica avança, marcado por impasses, tensões, conflitos e desafios.

Como aliado da RPB destaca-se o Movimento da Luta Antimanicomial (MLA), que também se organiza em torno dos princípios da desospitalização e da desinstitucionalização, a fim de garantir os direitos de cidadania das pessoas com sofrimento psíquico.

Seguindo a trajetória de muitos movimentos sociais do país, observa-se, no contexto da abertura do regime militar, o surgimento das primeiras manifestações no setor da saúde. É no movimento dos trabalhadores da área da saúde mental que se iniciam as reivindicações em torno de questões como o aumento salarial, a redução do turno de trabalho, as críticas à cronificação favorecida pelo manicômio, o uso de eletrochoque e melhores condições de assistência à população em prol da humanização dos serviços.

Com a ampliação do MLA entram em cena outros participantes, que contribuem para a constituição de um movimento mais amplo, à medida que é permitida a incorporação de outros atores na luta pela transformação das políticas e práticas psiquiátricas. Dessa forma, entidades de usuários e familiares se aproximaram desse espaço de discussão.

Já para Lüchmann e Rodrigues (2007), a busca por uma radical transformação nas relações sociedade/louco/loucura é desenhada pelo MLA com base em várias dimensões do processo da Reforma Psiquiátrica.

E é nessa nova forma de perceber a loucura, enquanto "existência-sofrimento" do sujeito em relação ao corpo social, que o conceito de *doença mental* passa a ser desconstruído (Rotelli e Amarante, 1992).

Como continuidade desse processo de transformações, têm-se as Conferências de Saúde Mental realizadas em 1987, 1992 e 2001, em Brasília, que possibilitaram a delimitação dos objetivos da RPB atual e a proposição de serviços que substituíssem o modelo hospitalar. Dentre os marcos conceituais do processo da reforma, cuja meta se fundamenta nos princípios da desospitalização e desinstitucionalização, destacam-se o respeito à cidadania e a ênfase na atenção integral, em que o processo saúde/doença mental é entendido dentro de uma relação com a qualidade de vida (Brasil, 1994).

Um dos desafios desse processo da desinstitucionalização é a inserção de um sentido de comunidade no âmbito da rede de assistência. Esse sentido comunitário (que se dá também entre as usuárias do sistema, profissionais, intra e extrainstituição e entre os mais diversos interessados), deveria contribuir para o acolhimento e a reintegração de pessoas que buscam um alívio para seu sofrimento psíquico, por meio de mecanismos que propiciem, dentre necessidades múltiplas, um espaço de escuta e de pertencimento.

O processo de desinstitucionalização de pessoas com longo histórico de internação torna-se parte da política pública de saúde no Brasil a partir dos anos 1990 e ganha impulso no ano de 2002, motivado por uma série de normatizações do Ministério da Saúde no campo da saúde mental.

A própria aprovação da Lei Federal nº 10.216, de 16 de abril de 2001 – que dispõe sobre a proteção das pessoas com sofrimento psíquico, redirecionando o modelo de assistência, que passa a ser de base comunitária – vem ilustrar as transformações culturais e subjetivas desse cenário.

Na visão de Grigolo (2000), a tarefa da desinstitucionalização, ou da desconstrução da ideologia manicomial, não é simples. Não se trata apenas da criação de serviços substitutivos, nem de modernização e humanização da assistência ao sofrimento psíquico, mas do questionamento incansável sobre as práticas de cuidado e atenção, sobre as relações estabelecidas entre técnicos, usuários e familiares, os modos de produção desse sofrimento, as relações de poder que se estabelecem com o outro, os processos hegemônicos de subjetivação e de sociabilidade a que todos estão submetidos.

É preciso romper com a ideologia que ainda fundamenta as práticas da atenção ao sofrimento psíquico para construir novos caminhos de assistência e de cidadania. Portanto, há a necessidade de um deslocamento das práticas psiquiátricas para as práticas de cuidado realizadas na comunidade, destacando-se a importância dos SRTs para o processo da desinstitucionalização na Reforma Psiquiátrica.

2.3 Serviços Residenciais Terapêuticos como estratégia de desinstitucionalização

A importância da desinstitucionalização, assinalada principalmente pela II Conferência Nacional de Saúde Mental, e a efetiva reintegração das pessoas com sofrimento psíquico grave e persistente na comunidade são tarefas que o SUS vem dedicando especial atenção nos últimos anos.

A necessidade de suprir a carência de moradia e, ao mesmo tempo, de contemplar aspectos relativos à continuidade de um acompanhamento psiquiátrico vem apontando para a necessidade de se criarem dispositivos assistenciais no Brasil que sirvam de "lares abrigados", destinados às pessoas que podem sair dos hospitais psiquiátricos e que não contam com o suporte familiar ou de qualquer outra natureza. Experiências bem-sucedidas nos anos 1990 nas cidades de Campinas (SP), Ribeirão Preto (SP), Santos (SP), Rio de Janeiro (RJ) e Porto Alegre (RS) vêm servindo de motivação para a ampliação dos SRTs no Brasil (Brasil 2004c; 2005a).

O processo de desinstitucionalização de pessoas com longo histórico de internação psiquiátrica avançou significativamente com a criação desses dispositivos regulamentados pela Portaria GM nº 106/2000. Essa estratégia política permite a redução significativa do número de leitos no país e contribui para o fechamento de vários hospitais psiquiátricos especializados.

Embora em ritmos diferenciados, a redução do número de leitos psiquiátricos se efetiva em todos os estados brasileiros, sendo muitas vezes o desencadeador do processo da reforma. Dados do Ministério da Saúde (Brasil, 2011) revelam que somente entre os anos de 2002 e 2010 foram reduzidos mais de 18.000 leitos psiquiátricos no Brasil. Paralelamente à redução de leitos, foram criados cerca de 570 SRTs em todo o país. A cobertura das residências no território nacional ainda é considerada baixa, em razão dos seguintes fatores: as dificuldades políticas e técnicas dos processos de desinstitucionalização, as questões socioculturais emergentes na resistência das comunidades ao processo de reintegração de pacientes de longa permanência, e a baixa articulação entre o programa e a política habitacional dos estados.

O novo viés da desinstitucionalização enfatiza o comportamento de desconstrução da velha ordem, como algo necessário a um movimento de renovação de todo o sistema de saber e cuidados em saúde mental, e investe na conquista e reinvenção da cidadania, que passa pelos tradicionais direitos civis, sociais e políticos.

Na visão de Vasconcelos (1992), trata-se de uma cidadania "especial" a ser inventada, marcada pela diferença colocada pela experiência da loucura e da desrazão, que não se identifica com a concepção convencional de indivíduo racional, livre e autônomo. A Reforma Psiquiátrica implica a revisão de conceitos, dispositivos jurídicos e legais, conceitos e instrumentos referentes aos direitos civis e políticos, particularmente aqueles ligados à incapacidade civil, tutela, periculosidade e imputabilidade (Vasconcelos, 1992; 2000; Delgado, 1992).

A nova clientela-alvo, eleita prioritariamente nessa nova estratégia, é denominada *clientela de cuidado contínuo* e identificada, tradicionalmente, pela categoria de psicose ou neurose grave, bem como pelos portadores de transtornos mentais orgânicos, por aparecerem em maior número no censo dos hospitais adeptos da psiquiatria clássica (Vasconcelos, 1992).

Ainda de acordo com esse autor, a nova estratégia de atendimento à clientela de cuidado contínuo se dá por meio da superação das formas tradicionais de contenção, tutela e segregação, possibilitando que os usuários se assumam enquanto sujeitos participativos no processo de reelaboração do seu sofrimento psíquico e da reinvenção de sua vida. Daí a importância de dispositivos coletivos e grupais, da sociabilidade, do suporte mútuo e da ação concreta no tecido social.

Os SRTs, residencial em saúde mental, residência terapêutica, lar abrigado, ou simplesmente casa ou moradia, são casas localizadas no espaço urbano criadas para responder às necessidades de moradia dessa população de atendimento contínuo, como as pessoas egressas de hospitais psiquiátricos. Eles representam um esforço para que seus moradores possam ressignificar seu lugar social enquanto cidadãos, requerendo seus direitos e assumindo obrigações.

Segundo Vasconcelos (1992), o SRT tem por objetivo manter o sujeito em sua comunidade de forma a não romper seus laços afetivos, bem como suas referências subjetivas. Trata-se de um dispositivo de atenção que facilita a reabilitação daqueles pacientes que tiveram uma internação psiquiátrica prolongada, pois, no modelo de uma residência, a construção da identidade e de uma nova rede social parece se tornar mais fácil, haja vista o SRT servir de mediador entre o hospital e a comunidade.

Embora o SRT se configure como equipamento de saúde, a residência implantada na cidade deve ser capaz, em primeiro lugar, de garantir o direito à moradia das pessoas egressas de hospitais psiquiátricos e de auxiliar o morador em seu processo de reintegração na comunidade.

Os direitos de morar e de circular nos espaços da cidade e da comunidade são, de fato, os mais fundamentais, que se reconstituem com a implantação nos municípios de SRT. Como moradia, cada casa deve ser considerada unida, devendo respeitar as necessidades, gostos, hábitos e dinâmica de seus residentes (Brasil, 2005a).

Não é possível deixar de considerar que se as pessoas estão no espaço de um residencial terapêutico é porque ainda necessitam receber algum tipo de cuidado. Caso contrário, deveriam ocupar outros espaços e casas na cidade. O residencial pode servir como passagem para esse outro estágio. Dessa forma, é possível pensá-lo como um espaço de exercício para os usuários no que diz respeito à responsabilidade sobre suas atitudes, onde aos poucos será possível vivenciar maior autonomia.

O desafio da atenção a essa clientela de cuidado contínuo, sob a perspectiva comunitária, exige uma reflexão sobre a produção do cuidado e da solidariedade na sociedade contemporânea, conforme as dificuldades de se viver num mundo voltado para o mercado, para a competição, o individualismo, a cultura de consumo, a crise dos programas estatais, a violência no espaço público, o desemprego estrutural e o desprezo pelos grupos sociais considerados "dependentes" (Vasconcelos, 1992; Castel, 1998).

A problematização da questão dos direitos e deveres, a responsabilização do usuário sobre seu estado de saúde e tratamento, assim como a busca pela condição de cidadão, determinado num dado "campo de possibilidades" (Velho, 1994), explicitam a complexidade das demandas assistenciais que este "novo" modelo de atenção em saúde mental se propõe a abarcar quando se fala em reabilitação psicossocial.

Sabe-se que no contexto da reabilitação psicossocial são produzidos metáforas e símbolos que associam esse processo de cura à reinserção social e ao resgate da cidadania, ações estas que passam a ser consideradas como culturalmente determinadas.

A dialética entre o contexto social e as políticas públicas, neste âmbito, pode contribuir para elucidar como são manejados os episódios de crise, tal como estes são circunscritos pelo significado cultural que lhes é atribuído e pelos recursos terapêuticos que são empregados.

Após anos de reclusão, a subjetividade dos pacientes é construída sob os moldes da instituição que os abriga mas, com a mudança para o SRT, tais sujeitos são defrontados com outras realidades, necessitando reelaborar todo o seu universo de significados.

A reintegração de pessoas com sofrimento psíquico nos diversos ambientes sociais se dá em meio a barreiras entre o que preconiza a legislação vigente e a prática da atenção à saúde, circunscritas no cotidiano. A aproximação dessas barreiras requer a presença de dispositivos assistenciais que sirvam como interlocutores na aproximação das diferenças.

Nesse sentido, o SRT parece servir de mediador na construção de outro lugar social para o sofrimento psíquico, em função da sua nova dialética de cuidados à saúde. Com o surgimento desse dispositivo residencial espera-se maior aproximação das pessoas aos aparelhos sociais da comunidade, a ampliação da relação entre os pares e demais inter-relações sociais, que culminam no deslocamento de uma psiquiatria tradicional para uma inserção territorial, ampliando os limites do itinerário terapêutico.[5]

Juntamente com o Programa De Volta para Casa[6] e com o Programa de Reestruturação dos Hospitais Psiquiátricos, o SRT imprime uma mudança no conceito de tratamento/cuidados de forma a ampliar o enfoque anteriormente limitado à redução da sintomatologia para uma abordagem mais ampla.

A fim de responder às necessidades de moradia das pessoas diagnosticadas com transtornos mentais graves, recomenda-se na legislação vigente que programas terapêuticos sejam centrados na construção progressiva da autonomia para as atividades da vida cotidiana e na ampliação da reinserção social. Por meio dos programas de reabilitação psicossocial como alfabetização, qualificação para o trabalho e mobilização de recursos comunitários, tem-se também como meta a formação de associações de usuários, familiares e voluntários (Artigo 4º da Portaria GM nº 106/2000).

---

5 Adota-se aqui o termo "itinerário terapêutico" com base no conceito de Gerhardt (2006, p. 1), que o utiliza como sinônimo de busca de cuidados terapêuticos, e procura descrever as práticas individuais e socioculturais de saúde em termos dos caminhos percorridos por indivíduos das camadas de baixa renda, na tentativa de solucionarem seus problemas de saúde. A partir do surgimento de um ou mais sintomas físicos ou psíquicos e de seu reconhecimento como tal, o indivíduo encontra-se diante de uma rede complexa de escolhas possíveis. Segundo Maluf (2003), os estudos que levam em conta os itinerários terapêuticos traçam os percursos pessoais a partir da experiência da doença e da busca de cura. Estes não se apresentam como trajetórias lineares e não falam somente de um indivíduo, mas mostram uma dimensão coletiva da experiência.

6 O objetivo principal do Programa De Volta para Casa, instituído pela Lei 10.708/2003, é o de contribuir efetivamente para o processo de inserção social de pacientes acometidos por transtornos mentais egressos de internações, incentivando a organização de uma rede ampla e diversificada de recursos assistenciais e de cuidados, facilitadora do convívio social, capaz de assegurar o exercício pleno de seus direitos civis, políticos e de cidadania.

Dentre outras pessoas que podem se beneficiar da reabilitação psicossocial nos SRTs estão os egressos de internações em Hospital de Custódia e Tratamento Psiquiátrico (HCTP), pessoas em acompanhamento nos Centros de Atenção Psicossocial (CAPS) e pessoas cujo problema de moradia é identificado – os moradores de rua diagnosticados com transtornos mentais severos podem ter acesso também a esse benefício.

Esse dispositivo de atenção à saúde mental, em razão de ter sido criado tanto para suprir as necessidades de moradia das pessoas com sofrimento psíquico quanto para prestar assistência à saúde, nos faz acreditar que a sua missão seja mais complexa do que a de fornecer uma habitação; ele passa a constituir um espaço de mudança que envolve um conjunto complexo de fatores, sendo permitido aos moradores ocupar diferentes lugares além daqueles tradicionalmente autorizados durante a estadia nos hospitais especializados.

Cavalcanti, Vilete e Sztajnberg (2006) acreditam que para transferir o espaço institucional da condição asilar para um novo espaço residencial é preciso que se considere a qualidade da relação que se estabelece nesse espaço, bem como o grau de poder que é dado ao sujeito para gerir e tomar decisões sobre esse mesmo espaço. A importância das relações seria uma prerrogativa a ser acentuada, pois é por meio delas que se constrói a vida.

Assim como Weyler (2006), defende-se neste livro a ideia de que a possibilidade de mudança se dá, sobretudo, quando os residentes vivenciam essas transformações à sua maneira, de acordo com suas histórias de vida e com as novas relações que se estabelecem, cotidianamente, nas residências e com outros habitantes da cidade.

Esse processo de reabilitação psicossocial tem por finalidade investir na autonomia do sujeito nas mais diversas áreas do seu cotidiano, tais como as ocupacionais, de lazer, saúde, nutrição, finanças, autocuidados, uso de transporte e atividades domésticas (Liberman et al., 1993;

Wallace e Liberman, 1985), e envolve, também, as atividades de incentivo às habilidades sociais (Benton e Schroeder, 1990; Corrigan, 1991).

Tal processo parece contemplar, ainda, a necessidade de informação sobre o estado de saúde, apoio psicológico, social, educacional e vocacional; atenção de longa duração; necessidades espirituais; combate ao estigma e à discriminação; apoio numa situação de crise, por serem estas as necessidades humanas consideradas básicas para as pessoas acometidas de sofrimento psíquico, conforme a visão da Organização Mundial de Saúde (2002).

A nova estratégia de cuidados no âmbito do SRT, sob a ótica de Vasconcelos (1992), requer um conjunto de serviços responsáveis pela demanda referente a um território, não se exigindo limites definidos de especialização e competências. Para tanto, é necessária uma nova postura que rompa com os padrões culturais vigentes, visando mudar a atitude em relação à loucura para não rejeitá-la e segregá-la.

Loyola, Rocha e Filho (2006, p. 84), ao se referirem à ideia organizadora do Projeto Viva a Vida,[7] baseando-se no valor humanista, defendem que é preciso respeitar os direitos das pessoas com sofrimento psíquico, que compreendem:

- a igualdade de oportunidades;
- o princípio que determina que as pessoas são diferentes, mas que cada uma deve ter as mesmas oportunidades de desenvolvimento, de acordo com o modo de vida escolhido, ou pelo menos possível;
- a cidadania, que determina que cada indivíduo desempenhe papel ativo na sociedade, devendo estar apto a assumir responsabilidades e a exercer seus direitos;

---

7 Estratégia de atendimento em saúde mental criada por agentes comunitários de saúde na cidade do Rio de Janeiro (Loyola, Rocha e Filho, 2006).

- a independência e a solidariedade, modo de funcionamento que cada indivíduo exerce diante de outros papéis complementares e reconhecidos em um clima de solidariedade;
- a integração no dia a dia da sociedade – direito ao ensino, à moradia, ao trabalho, ao acesso aos recursos da comunidade, a poder escolher seu estilo de vida;
- o respeito à valorização das diferenças e que estas sejam vistas como fonte de riqueza, em razão da multiplicação dos pontos de vista subjacentes, e não como fonte de problemas;
- a liberdade para escolher e controlar o modo como conduz sua existência;
- a participação nas discussões e decisões que exerçam impacto sobre sua vida;
- a prioridade das capacidades, afirmando-se a necessidade de reverter a tônica sobre as deficiências.

A autonomia, que se constitui como um dos principais objetivos da reabilitação psicossocial, na visão de Oliveira e Martins (2006) não diz respeito à independência de todos, mas, sim à dependência de pessoas e dos equipamentos comunitários e tecnológicos da sociedade moderna. Para esses autores, quanto menos acesso se tem aos bens de consumo, menos autonomia se dispõe na sociedade moderna.

Portanto, a autonomia é compreendida neste livro como um conceito político, cujo significado é não necessitar de outra pessoa para cuidar de si, auxiliar a tomar decisões ou realizar seus projetos, seus desejos (Rago, 2004).

Tykanori (1996), por sua vez, entende a autonomia como a capacidade de um indivíduo gerar normas, ordens para sua vida, conforme as diversas situações que enfrenta, não devendo ser confundida nem com autossuficiência, nem com independência. Segundo esse autor, todos são dependentes, mas, para as pessoas com sofrimento psíquico, a autonomia é, antes de tudo, uma questão quantitativa, uma vez que elas dependem, excessivamente, de poucas coisas e poucas relações. Assim, quanto maior a autonomia, maior a dependência das coisas, ampliando a capacidade de se estabelecer novas normas e novos ordenamentos para a vida.

Para as pessoas que passam por longas internações psiquiátricas e, muitas vezes, o núcleo familiar não mais está disponível para recebê-las em seus domicílios, Suiyama, Rolim e Colvero (2007) recomendam que se invista numa rede social ampliada, pois acreditam que nos SRTs seja possível ampliar as trocas e a circulação das diferenças, promovendo, assim, espaços em que os moradores sejam efetivamente sujeitos de suas vidas.

Um dos SRTs de São Paulo, o Residencial Acácias, demonstra, também, que a desinstitucionalização envolve um trabalho constante de adaptação dos moradores, sendo preciso levar em conta as especificidades relativas à ansiedade gerada nos usuários perante as situações de mudança (autonomia e responsabilidade quanto aos cuidados pessoais, culinários, cuidados com a moradia) (Associação Protetora dos Insanos, 2007).

Esse movimento de transformação das práticas do cuidado de atenção domiciliar, na visão de Freire (2007), favorece o esforço de reintegração psicossocial da pessoa com sofrimento psíquico na sociedade, uma vez que tem como eixo terapêutico o domicílio e, portanto, o SRT. Nesse caso, o cuidado e a gestão da vida cotidiana são operados a partir da residência do próprio sujeito, na qual ele tem apoio para o gerenciamento de sua vida, pelo cuidado profissional ou mesmo por um vizinho ou um amigo.

Trata-se de um modo singular de operar novas habilidades práticas, no qual o cuidado não é apenas realizado nos serviços da rede de assistência à saúde do SUS, mas há uma lógica de cuidado que é produzida na casa ou a partir da casa, seja na rua, no supermercado, no cinema, no banco, na escola, nas praças, enfim, nos inúmeros lugares de circulação do sujeito pelos territórios.

A palavra autonomia pode ser usada num sentido mais amplo quando se trata de reabilitação psicossocial. Para Castoriadis (1982), o indivíduo só pode gozar a autonomia em cotas, pois ela está ligada às habilidades individuais, ao modo de subjetivação e à diferença da experiência do sofrimento psíquico que se encontra em relação com o laço social. A autonomia, portanto, é um investimento contínuo de apropriação de recursos importantes para a sociabilidade.

Nas palavras do autor:

> Quase nem é preciso lembrar que a ideia de autonomia e a de responsabilidade de cada um por sua vida podem facilmente tornarem-se mistificações, se as separarmos do contexto social e se as estabelecemos como respostas, que bastam a si mesmas. (Castoriadis, 1982, p. 131)

Nesse sentido, Venturini (2003) afirma que desinstitucionalizar significa considerar a saúde mental não apenas como aspecto da vida de uma pessoa, mas, também, de uma comunidade, pois o serviço deve evoluir da vocação de resolver problemas para outorgar capacidade aos interessados, valorizando a competência dos usuários e reforçando, sobretudo, as redes sociais.

Para tanto, a reabilitação psicossocial deve estar, na visão de Saraceno (1999), centrada em três vértices da vida, que são a casa, o trabalho e o lazer. Este último, por sua vez, contribui para a reinserção social, pois passa a ser considerado uma forma de fazer que as pessoas com sofrimento psíquico possam conquistar e usufruir outros espaços da cidade em comunidade como praças, museus, cinemas e praias (Scatena, 2000; Roeder, 2001; 2003).

A reabilitação não substitui a desabilitação pela habilitação, mas um conjunto de estratégias a fim de aumentar as oportunidades de trocas de recursos e de afetos: é somente no interior de tal dinâmica das trocas que se criaria um efeito "habilitador". Daí é possível dizer que a reabilitação é um processo que implica a abertura de espaços de negociação para o residente, para seus pares, para a comunidade circundante e para todos os serviços que se ocupam do residente; a dinâmica da negociação é contínua e não pode ser codificada de uma vez por todas, já que os atores em jogo (e os poderes) são muitos e reciprocamente multiplicantes (Saraceno, 1999).

Trazendo as ideias de Velho (2003) para o contexto do SRT, a fim de pensar os inúmeros desafios deste processo de mudança, o trânsito entre províncias e mundos seria uma das questões cruciais para a compreensão sociológica e antropológica das residentes, que passaram a transitar em distintos planos e níveis de realidade socialmente construídos.

Dessa forma, parte-se da hipótese de que, enquanto agentes sociais, as residentes podem mover-se entre as províncias de significados e ser capazes de passarem de um mundo vivido num hospital psiquiátrico para o do SRT, o que seria possível denominar, sob a ótica do referido autor, de potencial de metamorfose.

Mas mesmo nas passagens e trânsitos entre domínios e experiências essas mulheres ainda manteriam uma identidade vinculada a grupos de referência, que é implementada por meio de mecanismos socializadores básicos, pois a tendência à fragmentação não anularia totalmente certas âncoras fundamentais que podem ser acionadas em momentos estratégicos.

A continuidade e as transformações da vida social, intrínseca a essa dinâmica, dependem do relacionamento mais ou menos contraditório e conflituoso entre esses mundos e entre os códigos a eles associados.

Nas sociedades moderno-contemporâneas existem diversas realidades e distintos fenômenos relacionados com códigos e lógicas específicas, nos quais a tensão e o conflito reforçam a complexidade. A construção de identidades básicas subordina-se a constelações culturais singulares e a conjuntos de símbolos delimitáveis.

Na visão de Velho (2003), o que está em jogo é um processo histórico abrangente e a dinâmica das relações entre os sistemas culturais, com repercussões na existência de indivíduos particulares. Nesse contexto, observa-se que existem diferentes combinações entre ideologias coletivas e individualistas, e que o projeto coletivo pode não ser vivido de modo totalmente homogêneo por todas as pessoas que o compartilham. A própria possibilidade de vida social reside na interação das diferenças, com a conhecida problemática antropológica da troca e da reciprocidade.

A multiplicidade e a fragmentação de domínios, associadas às variáveis econômicas, políticas, sociológicas e simbólicas, constituiriam o mundo das residentes do SRT, sendo, portanto, objeto de interesse destas linhas. Nesse mundo, acredito que as identidades dessas residentes seriam postas permanentemente em xeque e sujeitas a alterações.

Quando deixam o hospital e vão viver ou trabalhar em residências, as pessoas com sofrimento psíquico podem enfrentar diversas situações de crise. As principais atividades nas instituições totais, como afirma Goffman (2005), são a vigilância e a garantia entre supervisores e controlados, entre superiores e inferiores, entre fortes e fracos, entre corretos e culpados, relação esta permeada por estereótipos limitados e por vezes hostis que cada grupo tem em relação ao outro, e as restrições na transmissão das informações, que segundo Weyler (2006) são características que, de certo modo, todos desfrutam.

O SRT é dotado de uma série de características, incluindo uma corrente menos mutável de participantes, se comparado com os demais serviços que compõem a rede de assistência em saúde mental do SUS.

De acordo com a Portaria nº 3.088, de 23 de dezembro de 2011, a Rede de Atenção Psicossocial é constituída pelos seguintes componentes: atenção básica em saúde mental, atenção psicossocial especializada, atenção de urgência e emergência, atenção residencial de caráter transitório e atenção hospitalar, além das estratégias de desinstitucionalização e reabilitação psicossocial.

Nos SRTs é possível acreditar que existam normas sociais formalmente delimitadas em termos de regras e condutas. Essas normas seriam firmemente relembradas nos diversos episódios que compõem a vida cotidiana, mas, principalmente, naqueles que podemos chamar de episódios da vida "extracurricular", ou melhor, no "extraprograma terapêutico",[8] em que as leis deste mundo parecem ser apreendidas, informalmente, nas relações sociais que se estabelecem no cotidiano, uma vez que a participação nessa entidade social deve envolver compromisso e adesão.

---

8 Programa terapêutico significa um conjunto de objetivos e ações, estabelecidos e executados pela equipe terapêutica, voltados para a recuperação da pessoa com sofrimento psíquico em tratamento, desde a admissão até a alta. Inclui o desenvolvimento de programas específicos e interdisciplinares adequados à característica de cada pessoa, e compatibiliza a proposta de tratamento com a necessidade de cada usuário de sua família. Envolve, ainda, a existência de um sistema de referência e contrarreferência que permite o encaminhamento do usuário após a alta para a continuidade do tratamento. Representa também a existência de uma filosofia que norteia e permeia todo o trabalho institucional, imprimindo qualidade à assistência prestada (Portaria GM nº 251/2002).

A experiência do mundo externo vivida no SRT (a do hospital psiquiátrico) pode ser usada como referência para demonstrar que a vida no interior dessa residência é desejável. A "conversão", como modo de adaptação ao ambiente desse dispositivo, conduziria as moradoras a representarem o papel de residentes perfeitas e saudáveis. A perfeição estaria associada ao grau de funcionamento e de participação assídua nas atividades diárias, e a saúde, por sua vez, seria a única possibilidade de permanência no SRT, pois ficar doente poderia estar associado, ainda, à necessidade de internação.

O hospício, segundo Oliveira e Martins (2006, p. 134), com seu imenso grau de "hospitalidade", provinha seus habitantes de todas as necessidades coletivas, ao mesmo tempo que deixava de satisfazer as individuais. Um programa de moradias, no entanto, pode lidar com a questão do "morar", no sentido de habitar um lugar para o desenvolvimento de ações que visem restaurar a marca da individualidade. Para tanto, seria preciso restabelecer relações afetivas e sociais com pessoas e equipamentos comunitários.

Com relação às características físico-funcionais descritas no Regulamento Técnico do SRT (Brasil, 2004b), este deve apresentar estrutura física situada fora dos limites de unidades hospitalares gerais ou especializadas; ter dimensões específicas compatíveis para abrigar um número máximo de 8 usuárias (os), acomodadas (os) na proporção de até 3 pessoas por dormitório; possuir sala de estar com mobiliário adequado para conforto e boa comodidade das (dos) usuárias (os); dormitórios devidamente equipados com cama e armário; e copa e cozinha para a execução das atividades domésticas, devidamente equipadas (geladeira, fogão, filtros, armários) com garantia de, no mínimo, três refeições diárias.

A importância desta norma reside no fato de ela definir o termo "serviço residencial terapêutico"; de incluir as residências na rede formal de atenção do SUS; de definir o que são moradias inseridas na comunidade e fora dos limites das unidades hospitalares; de enfatizar sua função estratégica de modalidade substitutiva da internação psiquiátrica prolongada; de garantir certa privacidade e de restituir a noção de propriedade de seus moradores, tentando suprir algumas de suas necessidades.

A questão da moradia é um fator essencial, tanto para a mortificação do eu quanto para a sua restituição, pois a instituição total, segundo Goffman (1963), é um híbrido social que funciona como organização formal e como dispositivo que serve para mudar pessoas.

Mas se a barreira que as instituições totais colocam entre o internado e o mundo externo assinala a primeira mutilação do eu, acredito que a eliminação desse obstáculo, pelo menos o encurtar das distâncias, seja o primeiro passo para a reconstrução da pessoa, possibilitando que algumas perdas, ocasionadas por longas internações, sejam reparáveis pela admissão no SRT. Para tanto, este deve possibilitar sentimentos de proteção, abrigo, recolhimento e estabilidade. Com base na definição de um morador: "é onde a gente fica bem acomodado, bem agasalhado" (Weyler, 2006, p. 113).

A admissão nesse dispositivo assistencial já poderia ser considerada a primeira forma de começar a viver de acordo com as regras da casa. Um conjunto de regras delimitado por um sistema que alternaria privilégios e castigos, empregados como consequência da obediência ou desobediência a essas regras. Esse é um problema que interviria inclusive sobre a liberdade futura, em que, ainda para Goffman (1963), ocorreria a reorganização do eu. Para esse autor, a institucionalização conduz a uma destruição da capacidade de enfrentamento de alguns dos aspectos da vida diária, e somente com a ruptura profunda com os papéis sociais anteriores seria possível transcender as sequelas das longas internações (Oliveira e Martins, 2006).

O processo de admissão no SRT também pode ter características de uma despedida ou, caso se prefira denominar, de um desraizamento do sujeito da posição anterior (da estrutura hospitalar) e de um novo começo (que constituiria o processo de admissão no SRT), o que poderia denominar de potencial de metamorfose.

Essas transformações podem gerar insegurança em razão do sentimento de o sujeito ter tido uma vida deixada para trás, ao mesmo tempo que poderão ser permeadas por sentimentos de esperança, uma vez que foi possível dispor de uma vida com maior dignidade.

Presume-se que a lógica de atenção à saúde das residentes pela equipe técnica deva ser sempre objeto de reflexão, a fim de se evitar ações condicionadas ao cumprimento fiel dos procedimentos operacionais padrão, pois poderão vir a contribuir para a perpetuação da tradicional lógica de atendimento manicomial.

A busca por uma intervenção assistencialista e maternal – com o objetivo de controlar e organizar o ambiente –, a superproteção, a vigilância em relação à estética mais apropriada, o controle sobre a mobilidade nos espaços da vida cotidiana, dentre outras medidas, exemplificam condutas de perpetuação de modelos, que podem não ser condizentes com as necessidades das residentes do SRT.

Nessa moradia, observa-se um esforço persistente para se enfrentar problemas, de modo a não renunciar certos níveis de sociabilidade, até porque, assim como Rifiotis (1997), considero que haja uma positividade no conflito pensado como uma tentativa de restauração de identidades locais e de construção de subjetividades, por meio dos processos de socialização.

O incentivo às escolhas pessoais e à resistência diante de determinadas obrigações específicas são condutas que fortalecem a tão almejada autonomia (Roeder, 2003). Mas, ao falar em autonomia e liberdade, é preciso que tenhamos certa consciência do que fazer com elas.

Com base nas considerações, percebo que a amplitude da delicadeza da proposta de inserção social das "mulheres loucas" está situada num terreno multifacetado e repleto de desafios, pois a retomada do convívio no espaço comunitário parece que se configura como um processo em permanente construção.

A história da violência e das mazelas reproduzidas no cotidiano, por intermédio das práticas mais sutis de controle, opressão e estigmatização da "mulher louca", ainda podem se fazer presentes. A mudança desse quadro social revela ser uma tarefa de grande valor, que exige mobilização para se dispor de sua série de intervenções em diferentes níveis e planos, sendo preciso levar em consideração as questões de gênero, assim como as especificidades locais, que delimitam culturalmente e espacialmente determinado território.

Dessa forma, ao abordar os SRTs como estratégia da desinstitucionalização, serão apresentados alguns dados sobre a criação, a implantação e o funcionamento desses serviços, especialmente em Santa Catarina.

2.4 DADOS SOBRE A CRIAÇÃO, A IMPLANTAÇÃO E O FUNCIONAMENTO DOS SRTs EM SANTA CATARINA

Em Santa Catarina, existem em funcionamento, até a presente data (outubro de 2015), seis SRTs. Três deles – um feminino e dois masculinos – já funcionam há vários anos, mas não foram efetivamente habilitados, pois possuem vínculo com hospital especializado em psiquiatria, haja vista o município que sedia esses serviços ainda não dispor de um Centro de Atenção Psicossocial para dar suporte a esse dispositivo, como recomenda a legislação vigente. Com relação aos SRTs já habilitados, o município de Monte Castelo recentemente inaugurou o primeiro serviço habilitado pelo Ministério da Saúde em Santa Catarina, e o município de Joinville está pleiteando a habilitação de dois SRTs ainda para o ano de 2015. À época da realização desta pesquisa não se contava com SRTs habilitados no território catarinense, por isso a escolha dos serviços não habilitados, mas que já funcionavam plenamente.

Com a finalidade de apresentar essas residências, será iniciada a descrição do SRT feminino para, posteriormente, relatar o funcionamento dos masculinos, na ordem cronológica em que foram criados.

2.4.1 RESIDENCIAL DO POMAR

Segundo uma das profissionais entrevistadas, a ideia de fundar o primeiro SRT no estado surgiu por volta de 1986 a 1987, estimulada por um Congresso de Psiquiatria que aconteceu na cidade de Camboriú. Nesse evento, comentava-se sobre as formas de tratar, trazendo novas perspectivas, com o propósito de um tratamento em maior liberdade. Até então, o que se tinha era a internação em hospital psiquiátrico; um modelo de centralização do atendimento e da assistência. Segundo uma das funcionárias do hospital:

> *Entendíamos que o paciente não tinha outra possibilidade de se tratar, o que se tinha era aquilo mesmo e isto era bem aceito, porque era a concepção daquele momento.*

A partir desse encontro, um grupo de funcionários se interessou pela ideia e foi até o Hospital São Pedro, em Porto Alegre, conhecer o trabalho com um núcleo de pacientes que saiu do hospital psiquiátrico e foi para um antigo hospital de hanseníacos, considerado, segundo esse grupo, o primeiro trabalho fora de um atendimento centralizado.

A residência foi concebida como uma Unidade de Internação da Segunda Enfermaria Feminina,[9] a partir daquela equipe (composta por uma psicóloga, uma assistente social e uma enfermeira) e, principalmente, de um grupo de pacientes que vinha sinalizando, pedindo e mostrando que apresentavam alguma condição de se tornarem moradores e que queriam sair do hospital. Essas eram pessoas que moravam no hospital há muito tempo. Uma das mais "orientadas" dizia: *"eu podia fazer minha comida, passear e sair"*. Elas verbalizavam isso, segundo uma funcionária, de forma diferente das outras pacientes.

Sendo assim, a ideia da Residência começou a tomar corpo, e fatores externos contribuíram para a execução do projeto, de forma que a equipe terapêutica da segunda enfermaria feminina começou a sentir possibilidades de concretização do projeto. Então, entre os anos de 1986 e 1987 surgiu uma casa.[10]

Na época, a direção do hospital que partilhava da ideia da criação de uma residência fomentou um núcleo de discussão na equipe da segunda enfermaria feminina e, quando o resultado dessa discussão passou para terceiros, muitos profissionais do IPQ tentaram tomar posse dela, pois planejavam montar uma pensão destinada a alcoolistas em tratamento e uma destinada a pacientes agudos, mas esses projetos não vingaram.

Surgiu então a ideia de se montar uma casa para os moradores mais "cronificados" do hospital, que lá estavam fazia muitos anos e

---

9 A Segunda Enfermaria Feminina era uma das unidades do Hospital Colônia Santana destinada a abrigar mulheres adultas e mais idosas sem prognóstico de saírem do hospital, em razão de problemas de ordem clínica e/ou psicossocial.

10 Complementando as informações desta profissional, Lírio, uma das residentes do SRT feminino, contribui com alguns dados sobre esse SRT. Segundo ela, a casa onde mora já foi uma granja de galinhas e depois tornou-se moradia de uma funcionária do IPQ por um período, permanecendo por muito tempo abandonada, até ser reformada pelo IPQ, com a finalidade de se tornar o Residencial do Pomar.

que tinham essa possibilidade. A direção do hospital reformou a casa e colocou-a à disposição da equipe para que o serviço fosse implantado.

O projeto do Residencial do Pomar levou três anos para ser escrito. Na época de sua criação, não havia bibliografia sobre o assunto, não havia internet e nos congressos e outros encontros de psiquiatria ainda não se falava a respeito de um modelo a ser seguido. A referida residência foi idealizada com base na concepção da equipe. A esse respeito, afirma uma profissional:

> *Na época esta ideia era um absurdo, pois não se concebia tirar o doente mental de dentro do hospital.*

Segundo ela, isso mexia com o imaginário das pessoas da comunidade hospitalar:

> *Fulana de tal com uma faca na mão vai degolar todo mundo!*

O próprio médico das pacientes foi citado na entrevista da profissional, pois dizia:

> *Vocês querem brincar de casinha, então eu dou a autorização!*

E nós dizíamos:

> *Doutor, não é isso, é a vida delas! Imagina a importância disso para elas, para poderem se dar conta novamente das coisas!*

[Doutor:] Eu não vou insistir se é isso que vocês querem, vou permitir, só não quero incomodação! Não venham depois querendo que eu dê conta das coisas que acontecem lá fora. Cuidem bem desta parte porque não quero me responsabilizar por lá.[11]

A criação desse residencial requereu uma série de desafios a serem superados. A dificuldade repousava no fato de não haver número suficiente de profissionais que pudessem compor as escalas de serviço da enfermagem no hospital e no SRT ao mesmo tempo. Conforme uma das profissionais entrevistadas:

Um funcionário cuidava certamente de 60 pacientes no hospital no IPQ. Então era difícil explicar que precisaríamos de 5 funcionários no total para dar cobertura àquele número pequeno de residentes da pensão. Além disso, as pacientes transferidas eram consideradas as melhores pacientes, pois ajudavam na limpeza, nos cuidados com as outras pacientes, atuando como se fossem funcionárias daquele local. Isto para os profissionais que trabalhavam na época era considerado um escândalo. Somente quando a enfermeira da equipe assumiu a direção de enfermagem em substituição é que organizou estrategicamente as escalas de serviço e implantou com brevidade a pensão, transferindo as pacientes do hospital para lá. Fato este de difícil possibilidade de retrocesso, se fosse o caso.

Outro desafio na visão da profissional entrevistada foi a entrada da quarta moradora, por ser epilética e deficiente visual. Como o caminho até a pensão tem uma ponte, isso poderia se constituir num risco para a vida dessa moradora, mas a decisão de sua transferência para a pensão protegida não fora um consenso de toda a equipe.

---

11 Tais falas do médico foram descritas pela informante e registradas nos prontuários das residentes.

As residentes levaram quase um ano no processo de adaptação. Primeiro foram conhecer a casa, fizeram limpeza, prepararam café da tarde. Tudo parecia ser muito novo, pois a equipe não sabia lidar com todas as questões que apareciam, além de estar muito receosa e temerosa do fracasso do projeto. Conforme relata uma profissional da equipe terapêutica:

Se errássemos estaríamos acabados!

Mas somente após 3 anos no residencial que a equipe percebeu no comportamento das moradoras o resgate das habilidades pessoais e sociais e os avanços no processo de reabilitação dessas mulheres, que moraram no mínimo 30 anos em um hospital psiquiátrico e que precisaram, na opinião de algumas profissionais entrevistadas, de 3 anos para conseguirem o domínio do cotidiano: de serem autônomas para cozinhar, cuidar das coisas da casa, se sentirem seguras, manterem um relacionamento social adequado e, principalmente, resgatar o autocuidado e fortalecer o cuidado entre elas. Tal tempo também teve o objetivo de conquistar a aceitação das residentes pelas pessoas que residiam na comunidade local.

No início do processo de adaptação houve rejeição por parte da comunidade local, embora boa parte de seus moradores fosse composta por profissionais que trabalham no IPQ. A rejeição vinha do medo que sentiam das moradoras vivendo numa outra situação de vida, e culminava com o afastamento das crianças ou agressão às residentes e/ou da própria moradia. Sobre essa rejeição, comenta uma das profissionais entrevistadas:

As crianças falavam mal das residentes, jogavam pedras na casa,
corriam atrás das residentes. Foi preciso um trabalho de informação
e conscientização onde a equipe da pensão reuniu-se várias vezes
com o Conselho Comunitário e membros da comunidade, alunos,

professores e funcionários das escolas locais.[12] Nestas oportunidades o Projeto da Residência era divulgado, mostrando, segundo a informante, que as moradoras eram selecionadas e que não havia riscos. A ajuda do padre da comunidade foi importantíssima uma vez que a maioria das pessoas do local é muito religiosa e em grande parte praticantes da Igreja Católica. Pedíamos para o padre trabalhar na missa o Projeto e pedíamos para a comunidade dar uma chance a elas.

Ainda com relação ao período de adaptação, segundo uma das informantes, as crianças em menor número, mesmo com as iniciativas relatadas, continuavam a jogar pedras na pensão. Na ocasião, as moradoras foram orientadas a procurarem a polícia civil e a fazerem um Boletim de Ocorrência quando necessário. Então, elas recorreram à polícia algumas vezes, que conversava com as crianças e com seus familiares para tentar minimizar o conflito. Hoje, algumas crianças ainda jogam pedras nas casas da comunidade, assim como nas casas de outras pessoas e, se porventura jogam na casa delas, na visão da informante, não é pelo fato de terem sido pacientes.

Com relação à dinâmica do Residencial do Pomar, uma residente parece cuidar da outra. Uma delas havia feito uma cirurgia fazia pouco

---

12 Nessa época, ao desenvolver atividades terapêuticas no IPQ e CCS, como professora de educação física, realizei diversos passeios em Florianópolis e em muitos outros municípios catarinenses com as pessoas em tratamento, especialmente as de longa permanência. Em um dos passeios à praia, um grupo de 30 pacientes e funcionários (no qual eu me incluía) foi convidado a se retirar da Ponta do Sambaqui por estarem tomando banho de mar ou somente contemplando a natureza daquele belíssimo lugar. Esse episódio resultou em contatos da equipe terapêutica do hospital com determinadas famílias moradoras daquele local, em palestras na comunidade e na divulgação na mídia sobre assuntos relacionados à importância de desmistificar o tema doença mental. Anos mais tarde, a comunidade da Ponta de Sambaqui não só convidou o hospital para realizar um novo passeio, como participou das atividades desenvolvidas durante o passeio, interagindo com várias pessoas do grupo.

tempo e foi para a Clínica Médica, e as demais faziam tantas visitas levando maçãs e roupas limpas que a equipe da enfermaria precisou fazer uma escala de visitas para organizar a questão. Quando essa moradora foi transferida para um hospital maior no município de Florianópolis, as visitas também continuaram frequentes.

Outro desafio que vem sendo enfrentado, na atualidade, é que as residentes estão envelhecendo e, assim como em outras famílias, fica a pergunta: quem vai cuidar do idoso? Para ilustrar essa questão, até o final do ano de 2007 uma funcionária ia meio período na pensão, duas vezes por semana. Atualmente, a funcionária vai todos os dias no início da manhã e no final da tarde, além de ir almoçar com as moradoras, que preparam a comida. Esse atendimento funciona somente como uma referência.

Para as situações de emergência, tratamento de saúde ou qualquer outro motivo que necessite de um acompanhamento mais intensivo, as moradoras do Residencial do Pomar são atendidas pela Unidade de Gestão Participativa (UGP) evitando, com isso, o retorno para as enfermarias que viveram em outros tempos. Dessa maneira, o atendimento em saúde ainda é centralizado no IPQ, embora haja um deslocamento da enfermaria para a UGP.

2.4.2 RESIDENCIAL ANTÚRIO

Antes de iniciar a síntese das informações obtidas pelo diálogo com os moradores do Residencial Antúrio, recorri ao Projeto de Residência Terapêutica Masculina (Instituto de Psiquiatria de Santa Catarina, 2002) para contextualizar o referido serviço.

Em 1997, a equipe técnica do IPQ percebeu a necessidade de se criar uma pensão protegida masculina. Nessa data, o "casarão" ocupado pela marcenaria do Instituto de Psiquiatria foi desocupado, abrindo-se a oportunidade para a sua criação.

Nesse mesmo ano, em parceria com o Sistema Nacional de Emprego (SINE) e com a Federação dos Trabalhadores em Estabelecimentos de Ensino de Santa Catarina (FETEESC), o IPQ desenvolveu no Centro de Convivência Santana um programa de qualificação e requalificação profissional, oferecendo diversos cursos profissionalizantes para moradores do CCS, para os funcionários do IPQ e para a comunidade.

Em 1998, por causa do resultado positivo, houve uma nova etapa de cursos, entre eles o de pedreiro, que viabilizou a reforma do casarão. Três moradores das unidades do CCS foram inscritos no referido curso e vieram a fazer parte do grupo de ocupantes do SRT, anteriormente denominado de pensão masculina.

A partir de 18 de novembro de 1998, um grupo de 13 moradores, que demonstrava independência para a realização dos cuidados pessoais, foi selecionado para iniciar a participação em reuniões semanais sob a coordenação de psicólogos.

Essas reuniões tinham por objetivo apresentar a proposta de moradia com maior independência, localizar as pessoas no mundo e na comunidade, estabelecer vínculos entre os moradores, iniciar a apropriação de um espaço de moradia e desenvolver o compromisso com esse projeto, que exige maior autonomia, independência e responsabilidade.

No início de março de 1999 as reuniões passaram a ser efetuadas semanalmente na própria casa, que já estava liberada para moradia, contando com uma cozinha, uma copa, uma sala ampla, uma lavanderia, um banheiro com três vasos e três chuveiros, cinco quartos com dois leitos em cada um e uma área coberta.

A partir de então, uma funcionária passou a fazer parte da equipe terapêutica, assumindo a supervisão das atividades diárias do grupo. Os moradores começaram a frequentar a casa todas as manhãs, retornando às unidades na hora do almoço. Eles participavam da organização doméstica, apropriando-se gradativamente daquele espaço e fortalecendo os vínculos com os colegas, com a funcionária e com a comunidade. A apropriação da casa se deu aos poucos e as residentes passaram a ocupar e a organizar, gradativamente, os armários de seus quartos e os demais pertences.

Durante o processo de composição do grupo houve dificuldades de adaptação de algumas pessoas, seja por conflitos oriundos de questões de relacionamento, seja por necessidade de um trabalho intermediário a ser realizado entre um ambiente hospitalar e o ambiente de moradia. Dessa forma, algumas pessoas foram desligadas, outras, incluídas.

Finalmente, em 10 de maio de 1999 os moradores ficavam durante o dia sob supervisão e apoio de duas funcionárias e sozinhos nos finais de semana e feriados. Para situações de emergência, o plantonista do próprio hospital se responsabilizava por atender as situações de urgência/emergência, mediante contato telefônico.

De acordo com os dados obtidos nas entrevistas com os profissionais, a apropriação do espaço foi acontecendo com base na redistribuição das atividades, respeitando-se as preferências pessoais.

O contato com a comunidade foi se intensificando pela participação dos moradores em várias atividades, como, por exemplo, nos cultos e nas cerimônias religiosas, nas idas a festas locais, nos rodeios, nas compras no mercado público, nas visitas à casa de funcionários, na realização de café da tarde com a presença do padre da comunidade, nas comemorações de aniversário pessoal ou do SRT, com a presença de seus convidados, nos passeios feitos pelo grupo em locais de sua escolha, com objetivo de lazer ou de compras, dentre outras atividades.

No programa terapêutico, há relatos de que os residentes começaram a resgatar sua cidadania conforme se referiam à casa como algo distinto do hospital, verbalizando frases como: "Fui lá na Colônia".[13]

13 Colônia era o antigo "apelido" do Hospital Colônia Santana localizado no município de São José, que passou a ser denominado posteriormente de Instituto de Psiquiatria.

Reivindicações por parte dos pacientes começaram a fazer parte das evoluções nos prontuários, como a solicitação de um dos moradores de ser chamado pelo nome, e não mais pelo apelido pelo qual era conhecido no hospital onde residia na condição de paciente; a solicitação para que tomassem porte de seus documentos de identidade, para possibilitar o trânsito na comunidade; a necessidade de segurança no lugar e, no caso dos idosos, a solicitação que fizeram para utilizarem o transporte coletivo gratuito.

Ao reclamarem da comida fornecida pelo hospital, acabaram assumindo o preparo da própria alimentação, e a possibilidade de participarem de um trabalho remunerado também estava na pauta das reivindicações e conquistas.

Problemas de autogestão administrativa e financeira, a ausência da participação dos moradores em dispositivos comunitários, como os CAPS, e a necessidade de se ter maior integração dos residentes em atividades comunitárias, além da necessidade da efetiva reinserção social dos seus moradores, foram apontados como aspectos negativos que devem ser superados nos SRTs masculinos, a fim de melhorar a qualidade do atendimento (Santa Catarina, 2002).

Com relação ao trabalho, alguns encaminhamentos foram tomados na época, como a utilização de uma área coberta no SRT onde se organizou uma pequena marcenaria, para ser utilizada por seus moradores que tinham habilidade com a marcenaria profissional, na qual móveis de brinquedo passaram a ser fabricados sob a encomenda dos funcionários do IPQ. As participações em oficinas de panificação e em trabalhos externos contribuíram para a coesão do grupo.

Na oportunidade, um dos residentes contou que numa ocasião retornou a sua cidade natal, mas ao constatar que as possibilidades de reinserção familiar eram remotas retornou ao SRT e resolveu participar mais ativamente na casa, começando a contribuir para a aquisição de equipamentos.

Da mesma forma que o SRT feminino estava inicialmente vinculado a uma enfermaria feminina, o masculino estava vinculado a 8ª Unidade Masculina, destinada ao tratamento de pacientes de longa permanência por causa de problemas de ordem clínica e psicossocial, uma enfermaria parecida com a 2ª Feminina.

No Residencial Antúrio foi possível perceber como os residentes se organizam em torno de uma rede de solidariedade, com o cultivo de um rico espaço de trocas de experiências e vários aspectos relacionados às questões ligadas à dinâmica familiar, à convivência entre os pares, à busca por uma maior interação com os poucos laços familiares existentes, à medicação ou à forma de lidar com os momentos de crise. Também entraram em pauta assuntos relacionados ao estigma e ao preconceito da loucura, conflitos advindos da convivência, do isolamento social, da frustração, da impotência, bem como as formas de reação e enfrentamento fluíam, à medida que a conversa ganhava corpo.

A relação democrática abria espaço para o jeito peculiar de cada um dos moradores, uns mais falantes, outros introvertidos; os que não paravam de falar, outros que só falavam quando eram incentivados, o que permitia que todos se manifestassem e partilhassem com o grupo.

2.4.3 RESIDENCIAL ATENA

Neste residencial mora uma das pessoas que, frequentemente, vai à porta do Residencial do Pomar tomar cafezinho e "jogar conversa fora". Trata-se de um dos cinco moradores do local, que veio transferido da Unidade Ana Teresa (UAT), ligada ao IPQ, unidade esta onde foi feita a primeira experiência de desospitalização no estado de Santa Catarina, antes da criação do primeiro SRT.

Segundo o projeto terapêutico do Residencial Atena, esse serviço tem por objetivos:

> [...] viabilizar melhor qualidade de vida aos ex-moradores de transtornos mentais, por meio da inclusão dos mesmos no SRT do MS, promovendo a autogestão e administração das atividades de vida e necessidades diárias, de maneira acompanhada, proporcionando qualidade de vida e resgate da cidadania". Busca "recuperar habilidades de vida diária, ampliar e responsabilizar as ações e atividades diárias individuais e coletivas, reforçar o autocuidado e a autoestima, atingir máxima independência e autonomia e reinserir socialmente os indivíduos na comunidade. (Instituto de Psiquiatria de Santa Catarina, 2002)

Segundo o referido projeto, o Residencial Atena foi idealizado para abrigar oito pessoas do sexo masculino, na faixa etária entre 39 e 67 anos, com os mais diferenciados diagnósticos clínicos e psiquiátricos.

O Residencial Atena também é localizado em São José, no bairro Santana, e fica próximo tanto do Residencial do Pomar quanto do Residencial Antúrio. Foi criado a partir de esforços de profissionais do IPQ e em parceria com a Associação de Psiquiatria de Santa Catarina, que contribuiu, inicialmente, para a sua criação e manutenção.

A estrutura físico-funcional é composta por quatro quartos, uma sala de estar e uma de jantar, dois banheiros, uma cozinha, uma área de serviço com banheiro e área externa, além de um depósito. A casa está em bom estado de conservação, possui mobiliário adquirido com os recursos dos próprios residentes e a decoração fica a cargo de todos (aliás, tudo combinando, de forma que o tom azul das paredes também pode ser visto no sofá da sala de jantar e em outros cômodos).

Os residentes dispõem de conforto, e cada quarto possui uma decoração diferente. Alguns são mais arrumados e mais decorados e, pelos objetos dispostos no mobiliário adquirido, é possível conhecer um pouco do gosto de cada residente.

A casa fica em uma espécie de rua sem saída e está cercada por um muro de cerca de um metro de altura que delimita o território dos seus moradores. Geralmente, as janelas e a porta da frente estão sempre abertas, mostrando que ainda á possível dispor de certa segurança e demonstrando que ali se prioriza uma recepção hospitaleira aos visitantes.

Recentemente, adquiriram máquina de lavar que pagam em prestações com o auxílio que recebem do Programa De Volta para Casa, e, de uma forma geral, possuem todos os eletrodomésticos que lhes garantam conforto. Os quartos são espaçosos, um deles possui TV 42 polegadas, aparelho de DVD, além de outros equipamentos necessários à reprodução de CDs.

Os residentes contam com uma equipe terapêutica composta por terapeuta ocupacional, enfermeiro, médico e uma auxiliar de serviços administrativos. Essa equipe se reúne com os residentes semanalmente e discutem aspectos de gerenciamento do lar, pagamento de contas, problemas de relacionamento, programação de passeios e tantos outros assuntos trazidos conforme a necessidade do momento. O respeito à democracia nas decisões da casa é forte, e a comunicação de forma clara contribui para uma vivência harmoniosa.

Essa equipe técnica, junto aos residentes, forma a "família" dos residentes de Atena. Nessa residência quase todos são aposentados e administram, integralmente, seus benefícios. Com os benefícios do Programa De Volta para Casa pagam o aluguel da casa, as contas de água e luz e as despesas necessárias para a manutenção do residencial. Os medicamentos e os gêneros alimentícios ainda são fornecidos pelo IPQ, embora estas pessoas não façam mais parte do quadro de pacientes da instituição, pois receberam alta ao tornarem-se moradoras.

Apesar de o IPQ não receber qualquer pagamento pelo atendimento desses usuários, é a instituição que continua se responsabilizando pelas necessidades básicas de alimentação, recursos humanos e medicamento para todos os residentes dos três residenciais que existem em Santa Catarina, conforme será abordado posteriormente.

Com relação à condição civil, não há residentes interditados. Todos recebem com seu cartão o dinheiro no banco e administram seus recursos. Guardam consigo seus documentos e dividem entre eles todas as despesas necessárias.

Existe um livro-caixa que registra todas as receitas e despesas, e a cada semana tudo é cuidadosamente conferido por todos, com o auxílio de uma das funcionárias. Aliás, um dos residentes tem a função de *office boy*, com a missão de atender aos pagamentos necessários à manutenção da casa. Esta é uma atividade complexa, que envolve o deslocamento de ônibus até o banco.

Com relação ao funcionamento do serviço, da mesma forma que as outras unidades, os residentes dividem por afinidade e necessidade as atribuições relacionadas aos cuidados com a casa nas tarefas diárias, além de contarem com o auxílio de uma profissional que passa meio período todos os dias com eles, e que parece ser extremamente querida pelo grupo. A hora do almoço é partilhada com os residentes e também com a equipe técnica. Talvez essa rotina seja um dos indicativos de como vivenciam a ideia de uma família.

As reuniões com a equipe técnica se dão uma vez por semana e é nesse espaço que são discutidos os mais diversos assuntos, que vão desde o compartilhamento de novidades à resolução de conflitos, problemas e alegrias, como também a participação em eventos na comunidade. Os passeios externos a pontos turísticos, depois da interdição do Ministério Público ao IPQ, não aconteceram mais (segundo os residentes e a equipe técnica), em virtude de problemas burocráticos como a impossibilidade de conseguir nota fiscal, que é o meio necessário à prestação de contas.

Durante uma reunião no mês de junho de 2008, por exemplo, emergiram os mais diversos assuntos, como prestação de contas, visita ao serviço de uma das funcionárias da Coordenação Estadual de Saúde Mental, além de outros informes. Um dos residentes se matriculou numa academia de ginástica e dividiu com seus colegas a satisfação de participar dessa atividade todos os dias. Nesse momento, também foi acertado que alguns pacientes de Ana Tereza visitariam o Residencial Antúrio, pois a equipe e seus moradores gostariam de preencher mais uma vaga com alguém cujos moradores tenham aprovado antes, de forma semelhante às regras estabelecidas pelo Residencial Antúrio para os novos residentes.

Na oportunidade, os residentes afirmaram que não são mais pacientes, e sim "moradores", pois já receberam alta médica e se encontram em condição melhor de saúde do que aqueles que permanecem internados em tratamento. Eles falaram sobre a importância que o remédio tem nas suas vidas, pois esta é a forma pela qual conseguiram controlar os sintomas da doença mental e, com isso, viver em comunidade.

Segundo os residentes, viver em comunidade é o maior benefício de terem ido morar no residencial. Ter amigos e poder ir e vir, escolher e decidir sobre coisas que dizem respeito às suas vidas, ter uma família e poder cuidar de si, constituem o elenco dos maiores benefícios de se ter saído do hospital para morar na casa.

Ao perguntar se tinham planos de deixar o serviço, responderam que no momento nenhum deles pretendia se afastar, pois muitos não tinham família, e os que a possuíam não apresentavam condições sociais para a convivência familiar. Eles ponderaram que estão acostumados com a vida neste serviço, pela melhoria que a situação de ser um morador lhes proporcionou, a ponto de não se sentirem motivados a pensar em outra vida.

Os moradores levam a sério a política, pois acreditam na influência direta sobre suas vidas. Todos fazem questão de votar, possuem partidos políticos definidos, mas preferem não fazer propaganda política.

Um deles relatou que o mais importante de morar em um residencial é voltar a exercer a cidadania, e acha um absurdo que ainda existam moradores de SRTs interditados para os atos da vida civil, pois se galgaram tal posição – a de moradores – é porque têm capacidade de gerenciar e responder por suas vidas. Esse morador defende ainda que as interdições feitas a pacientes devem ser revistas, bem como a condição de moradores de residenciais, com a finalidade de se restituir de fato a cidadania dos que se encontram interditados para os atos da vida civil. A sua opinião é partilhada por todos os demais membros desse serviço.

As moradoras do Residencial do Pomar fazem parte da rede social destes residentes. Eles as veem como pessoas que possuem a mesma condição social e histórias de vida muito parecidas. Frequentemente estão juntos em atividades de lazer, como os lanches especiais que fazem nas residências ou participando de passeios ou festas programadas.

Nenhum dos moradores afirmou que possui vínculo afetivo ou mantém relações sexuais. Trazer uma companhia para a casa somente com autorização prévia, dado que dividem o quarto com outros companheiros. Como não pretendem se mudar do residencial, consideram que não há sentido investir em compromisso.

Dessa maneira, ao traçar um breve panorama dos SRTs em Santa Catarina, busca-se situar tais residências no contexto da rede de atenção em saúde mental, como parte do campo de possibilidades que delimita a visão e a vida dos interlocutores.

2.5 O MUNICÍPIO DE SÃO JOSÉ E A REDE DE ATENÇÃO À SAÚDE MENTAL

Com o propósito de situar o SRT na rede de atenção à saúde mental do SUS, recorri às informações contidas nos *Critérios para a*

Consecução de uma Rede integral de Saúde Mental para o Estado de Santa Catarina (Serrano et al., 2004) e em uma audiência pública cujo tema dizia respeito à rede de atenção à saúde mental no município de São José.

Segundo Serrano et al. (2004), com base no referido relatório, a tarefa de proteger e melhorar a saúde mental da população é complexa e envolve múltiplas decisões, bem como o estabelecimento de prioridades entre necessidades, condições, serviços, tratamentos e estratégias de promoção e prevenção de saúde mental e escolhas sobre o que financiar.

Conforme consta no Relatório Final da III Conferência Nacional de Saúde Mental (Brasil, 2002, p. 23):

> A III Conferência Nacional de Saúde Mental reafirma a saúde como direito do cidadão e dever do Estado e a necessidade de garantir, nas três esferas de governo, que as políticas de saúde mental sigam os princípios do SUS de atenção integral, acesso universal e gratuito, equidade, participação e controle social; respeitem as diretrizes da Reforma Psiquiátrica e das Leis Federal e Estaduais; e priorizem a construção da rede de atenção integral em saúde mental.

Sustenta-se, portanto, que a atenção integral em saúde mental deve propor um "conjunto de dispositivos sanitários e socioculturais, que partam de uma visão integrada das várias dimensões da vida do indivíduo, em diferentes e múltiplos âmbitos de intervenções: educativo, assistencial e de reabilitação" (Serrano, 2004, p. 3). Considerando os dados epidemiológicos e a realidade local de cada município, reforça-se a necessidade da criação de uma rede de atenção às pessoas com transtornos mentais, à mulher, à criança e ao adolescente e aos usuários de álcool e outras drogas, dentre outros.

Essa rede deve contemplar a estruturação da atenção básica em saúde sental com inclusão do Programa de Saúde da Família (PSF), ambulatórios de saúde sental, a ampliação de uma rede substitutiva territorializada, com CAPS capazes de acolher e cuidar da pessoa em situação de crise, assim como outros serviços: hospital-dia; serviços de pronto atendimento e serviços residenciais terapêuticos; garantia de leitos de curta permanência em hospitais gerais – haja vista que a rede de atenção deve trabalhar sob a perspectiva de diminuição da internação psiquiátrica, em hospital especializado em psiquiatria, prevendo uma rede estruturada, de modo diversificado e qualificado (Brasil, 1994, p. 13).

Os serviços de saúde mental devem ser prestados, prioritariamente, na comunidade, pelo uso de todos os recursos disponíveis, intervenções precoces e limitação do estigma associado com o tratamento. Sendo assim, torna-se imprescindível incentivar a criação de uma rede de assistência substitutiva, cuja efetivação requer a operacionalização de um pacto entre os gestores de saúde, incluindo a participação do gestor municipal, na regulação e na consolidação da rede de assistência em saúde mental, nos seus mais diversos níveis de competência.

Dessa forma, para Serrano et al. (2004), é preciso melhorar a qualidade da assistência prestada aos usuários dos serviços de saúde mental, ampliar o acesso da população a eles e dar continuidade à atenção nos vários níveis, estabelecendo fluxos de referência e contrarreferência, com vistas à consecução de uma rede resolutiva.

Com o intuito de buscar subsídios para compreender a qualidade da assistência prestada aos (às) moradores(as) dos SRTs, especialmente no município de São José, local sede de tais estabelecimentos de saúde, procurou-se obter informações sobre a operacionalização e qualidade dessa rede de assistência, pois tal lógica vai ao encontro dos preceitos imbuídos na noção de territorialidade, tão necessária quando se trata de moradores de um SRT.

Sendo assim, participei como gestora de uma audiência pública no Fórum de São José, que tratava do seguinte tema: "O Problema de Saúde Mental do Município de São José". Para minha surpresa, constatei que essa audiência havia sido solicitada pela direção do IPQ em razão dos seguintes problemas: dificuldade do IPQ em fazer contato com o município de São José; ausência de uma rede básica no município, falta de respaldo por parte da Coordenação Estadual de Saúde Mental; ausência de uma rede de atenção em saúde mental em São José e falta de assistência na área de saúde mental local.

Já que a pretensão do IPQ, nesse momento, é funcionar como um hospital escola e não somente como uma instituição de cunho assistencial, necessita-se com urgência de uma rede de atenção substitutiva.

A exposição feita pelo Dr. Walter Ferreira, médico psiquiatra e representante da comissão de desinstitucionalização no estado, sobre o *Modelo Assistencial em Saúde Mental* apontou a necessidade de se investir na promoção da saúde com referência na integralidade, mostrando uma proposta de construção de uma rede local. Para o psiquiatra, trata-se de uma ação conjunta que leve em consideração aspectos políticos, sanitários, territoriais e sociais.

O município de São José, embora com uma população considerável, não possui um Centro de Atenção Psicossocial nem serviços de urgência/emergência, apenas um ambulatório cadastrado como Programa de Saúde Mental, onde trabalham um médico e um enfermeiro. Foi possível constatar que, das internações realizadas no IPQ, somente 27,23% da demanda que chega ao hospital é internada, e o restante, cerca de 50% das pessoas que procuram o IPQ, não recebem qualquer tipo de atendimento.

Segundo o Procurador Geral da Cidadania e Fundações do Ministério Público de Santa Catarina, já foi feito anteriormente um Termo de Ajuste de Conduta (TAC) com vistas a instalar a rede de assistência, mas o fato é que este não fora cumprido, requerendo medidas como a cobrança de multa em função da negligência do acordo.

Outro fato importante é que somente durante a audiência pública os interessados (incluindo gestores, profissionais e a própria direção do IPQ) tomaram conhecimento de que já havia três SRTs em funcionamento no estado de Santa Catarina. Nesse caso, uma das propostas da reunião era delegar à Secretaria Municipal de Saúde de São José (por meio do Centro de Saúde de Barreiros), à qual os SRTs poderiam estar vinculados, a possibilidade de receber um incentivo para gerenciar os SRTs com compra de materiais e equipamentos (conforme a Portaria nº 246, de 20 de maio de 2005), embora a referida Secretaria não tenha repassado os valores recebidos do SUS aos SRTs, nem mesmo ao próprio IPQ que os tem administrado.

Terminada a reunião pública, a Coordenação de Saúde Mental de São José apresentou uma proposta de implantação da rede de assistência a ser efetivada, logo que for possível, fato este ainda condicionado à vontade política e à disponibilidade de verbas orçamentárias.

Sem uma rede de assistência substitutiva é possível presumir que os SRTs em Santa Catarina ainda careçam de uma atenção descentralizada, haja vista a inexistência de serviços de referência ou contrarreferência na área da saúde. Dessa forma, resta-nos refletir se é possível pensar em desinstitutionalização sem que ocorra uma descentralização manicomial de fato.

Além de informações referentes à situação atual da rede de assistência em saúde mental de São José, é preciso investigar o que está sendo previsto em termos de políticas públicas na área da saúde mental e gênero, com o intuito de aprimorar a presente contextualização.

2.6 Políticas públicas e programas governamentais relacionados com gênero e saúde mental

Nesta obra, adoto o conceito de política pública de Schmidt (2007), que acredita que as ações do Estado são orientadas por determinados objetivos que refletem ou traduzem os interesses de um programa governamental, onde se desdobra uma política pública. Ao analisar políticas públicas e programas governamentais a partir da perspectiva de gênero, pretendo ir além da identificação de políticas e programas que atendam mulheres.

A fragmentação do cuidado à saúde, inspirada pelo modelo biológico hegemônico, parece ser um dos maiores desafios no contexto da desinstitucionalização, pois sua acepção de cisão é alimentada pelas tecnologias de gestão da saúde mental, aí incluídas as ideologias e as questões pertinentes ao gênero. Além disso, a rede de assistência é extremamente precária.

Há de se levar em conta a complexidade dos problemas de saúde das mulheres, que não restringem o interesse somente à saúde reprodutiva, tampouco aos sinais e sintomas de alguma alteração psiquiátrica. Além do mais, o processo de envelhecimento a que todos são acometidos demanda um conjunto de medidas e ações mais específicas. Isso requer a interação entre as diversas especializações, buscando uma articulação complementar entre ações e serviços ou entre as instituições, nos seus mais diversos níveis de complexidade, o que infelizmente não acontece.

Sabe-se que as políticas de saúde mental das mulheres integram um contexto mais amplo de atenção à saúde da mulher.

Recorremos, então, ao Plano Nacional de Saúde, que é o norteador das políticas públicas locais, e que tem por objetivo contemplar a saúde das mulheres como ações prioritárias, identificando desigualdades nas condições de saúde e no acesso às ações e serviços, segundo variáveis geográficas e socioeconômicas. Esse plano pretende, também, verificar o impacto das ações e programas desenvolvidos e indicar necessidades de reorientação estratégica das ações, segundo possíveis cenários que contemplem mudanças nos quadros político, institucional, econômico, social, tecnológico (Brasil, 2005b).[14]

A saúde mental vem passando por inúmeras transformações, evidenciadas no crescimento do número de legislações neste campo. Por outro lado, é possível verificar nas políticas desenhadas no referido plano um esforço em contemplar a saúde da mulher. Porém, a relação entre esses campos de interesse ainda é modesta, pois, como demonstra Schmidt (2007), ainda não existem políticas públicas em saúde mental (independente de raça, classe e geração) no estado de Santa Catarina explicitamente voltadas às mulheres.

Na esfera federal, este fato é confirmado por Maluf (2006) ao constatar que o planejamento das ações de saúde para as mulheres, nesse contexto, visa apenas prevenir alterações, promovendo qualidade de vida.

Se por um lado o campo da saúde mental se refere à qualidade de vida, a implantação do Programa de Assistência Integral à Saúde da Mulher, também do Ministério da Saúde, tem se restringido às questões pertinentes à saúde reprodutiva e à prevenção, mesmo levando em consideração que existem outras necessidades identificadas a partir do perfil populacional das mulheres.

---

14 Ressaltamos que o discurso do Ministério da Saúde, bem como os discursos de outras fontes oficiais, foi eleito como objeto de análise neste livro, pois ainda que se observe uma mudança qualitativa no deslocamento do enfoque materno-infantil convencional, há evidências que outros aspectos da saúde da mulher, tais como o trabalho, a cidadania e a saúde mental continuam sendo negligenciados.

Nesse sentido, é possível presumir que a população de mulheres residentes em SRT ainda carece de uma legislação que as considere em termos da integralidade e que possa contemplar as suas necessidades, com base num processo que leve em consideração um dos próprios preceitos do SUS, a saber, o princípio da integralidade.

O foco de interesse não deve se restringir somente à saúde reprodutiva, nem somente aos sinais e sintomas de alguma alteração psiquiátrica. Além do mais, o processo de envelhecimento, ao qual todos estão submetidos, demanda um conjunto de medidas e ações mais específicas. Isso requer interação entre as diversas especializações, buscando uma articulação complementar entre ações e serviços ou entre as instituições nos seus mais diversos níveis de complexidade.

Na opinião de Costa e Silvestre (2004, p. 67-8), a integralidade da atenção às mulheres

> deve prover um conjunto coordenado de ações e produtos para cada mulher e para o conjunto da população, em que o desafio para gestores e profissionais é produzir uma assistência à saúde articulada aos princípios tecnocientíficos, organizacionais e ético-políticos (...) e a mudança de paradigma da atenção e do cuidado deve estar refletida na política, na organização dos serviços, nas relações entre os profissionais da equipe de atenção e na sua relação com os usuários dos serviços e cidadãos em geral.

Portanto, a palavra integração, no contexto da desinstitucionalização, extrapola os sentidos desta palavra polissêmica, e desafia o movimento feminista e os estudos de gênero na redefinição de seus caminhos de luta, como uma prerrogativa constitucional da mulher, especialmente, quando me reporto à saúde das residentes de um SRT.

Capítulo 3

Moradoras do serviço residencial terapêutico: trajetórias, itinerário terapêutico e percepção sobre saúde/doença

Depois de relacionar os campos de possibilidades, que de alguma forma contextualizam a visão das interlocutoras desta pesquisa, finalmente serão descritas as protagonistas que inspiraram a realização da tese que deu origem a este livro. Nesse sentido, discorre-se sobre o perfil socioeconômico das residentes, sobre como elas se veem, se intitulam e como reconhecem a própria diversidade, assim como a sua visibilidade na vida cotidiana.

Estou privilegiando aqui informações que possibilitam uma compreensão geral sobre o grupo que reside nessa residência, bem como a singularidade que define cada uma das residentes, haja vista que esse processo de reconstrução de cidadania possui significados diferentes para cada uma delas.

Esta análise está dividida em três partes. A primeira é dedicada às trajetórias das residentes, a segunda ao itinerário terapêutico e a terceira ao processo saúde/doença, em articulação com a percepção que as residentes têm do trânsito entre a condição de pacientes e a condição de moradoras.

No decorrer deste capítulo, as variações nos aspectos assinalados se explicam pelo fato de que nem todas as moradoras falam sobre as mesmas coisas, embora os estímulos tenham sido os mesmos.

Cabe ressaltar que os nomes adotados aqui são nomes de flores e foram escolhidos pelas próprias moradoras do residencial para apresentá-las garantindo seu anonimato. Assim, Jasmim, Violeta, Margarida, Hortênsia, Rosa e Lírio são as personagens principais desta pesquisa. Os demais interlocutores citados (profissionais da equipe técnica e residentes dos residenciais masculinos) também tiveram seus nomes substituídos para preservar o anonimato.

3.1 Perfil socioeconômico das residentes

Em relação à faixa etária das residentes, foi constatado que sua idade na época da entrevista variava entre 43 e 71 anos, sendo que somente uma delas se encontrava na faixa etária considerada adulta, pois todas as demais já eram consideradas idosas.

Com exceção de uma das residentes, que nasceu no Paraná, todas as outras mulheres eram do interior de Santa Catarina, muitas vindas da zona rural.

Todas são brancas, solteiras e de baixo nível socioeconômico. Somente uma das residentes frequentou o Ensino Fundamental, mas não conseguiu completá-lo. As demais são analfabetas e atribuem o fato da interrupção dos estudos ao aparecimento do problema dos nervos. Outras sequer tiveram a oportunidade de estudar. Criadas por estranhos, cujo nível de instrução era extremamente baixo, nunca chegaram a frequentar a escola.

Quando eu fiquei doente, fui internada e não pude mais estudar.
(Lírio)

Eu dava ataque, dava crise, eu não podia estudar.
(Violeta)

Eu nunca estudei. Não tinha família, nem nada. Era tudo muito
pobre, e, depois, logo eu vim para o hospital.
(Margarida)

As residentes tiveram somente a oportunidade de participar de alguns cursos profissionalizantes, como panificação, corte e costura e horticultura, realizados com a parceria da Secretaria de Estado da Saúde (SES), com o Sistema Nacional de Empregos do Ministério do Trabalho (SINE) e com a Fundação de Ensino Técnico de Santa Catarina (Fetesc).

Os cursos foram desenvolvidos no Centro de Convivência Santana, destinado à qualificação e (re)qualificação profissional, tanto para pacientes quanto para funcionários, além de reuniões educativas sobre algum assunto de interesse durante a internação ou já na condição de moradoras.

As residentes que se referiram às famílias disseram que além de serem muito pobres eram provenientes do interior de Santa Catarina, do meio rural. Os pais trabalhavam na lavoura e as mães trabalhavam com serviços domésticos, além da agricultura.

Outro dado que pode ser considerado comum a todas as residentes é o fato de serem devotas da religião católica, sendo que somente duas delas, atualmente, se consideram praticantes e uma das seis residentes está afastada das cerimônias religiosas por dificuldade de se locomover até a igreja, que está localizada no alto de um morro, cujo acesso não é fácil.

Com relação à maternidade, três das residentes engravidaram, sendo duas delas antes da internação psiquiátrica e uma durante o período da hospitalização. Os filhos foram encaminhados para adoção, por familiares ou por desconhecidos.

Com base no relato das residentes, a manifestação dos sintomas advindos do problema dos nervos se deu por volta da infância e da adolescência. A partir do aparecimento dos primeiros sintomas, essas mulheres foram internadas por imposição de terceiros, sendo algumas encaminhadas por familiares, outras trazidas ao Hospital Colônia Santana ou pela prefeitura da cidade onde viviam, uma vez que perambulavam pelas ruas da cidade na condição de moradoras de rua.

Problemas como desemprego, carência de recursos financeiros, dificuldades para controlarem os sintomas da doença e compreenderem o que estava acontecendo com sua saúde exemplificam os obstáculos que essas mulheres encontravam no decorrer da vida pessoal, que contribuíam para seu abandono por familiares, por patrões ou mesmo pela comunidade a que pertenciam, assim que afloraram os problemas dos nervos.

A cultura de atenção à saúde mental, na época em que foram internadas, ainda era fortemente hospitalocêntrica, até porque não havia sido criado no Brasil, pelo menos oficialmente, qualquer outro tipo de serviço, como Centros de Atenção Social, Programas de Saúde Mental da Rede Básica ou leitos de psiquiatria em Unidades Hospitalares Gerais. A internação em hospitais especializados em psiquiatria era o único recurso oferecido. Além disso, a dificuldade de comprar remédios para tratar a doença, bem como outros problemas de natureza socioeconômica e cultural, contribuíram para dar início às longas internações em hospitais psiquiátricos, culminando com a ruptura dos laços sociais dessas mulheres.

Dessa forma, essas mulheres permaneceram anos de suas vidas confinadas em uma instituição psiquiátrica, como será visto a seguir, até que o Sistema Residencial Terapêutico (SRT) fosse criado para abrigá-las.

3.2 ITINERÁRIO TERAPÊUTICO

3.2.1 TEMPO DE INTERNAÇÃO E DE MORADIA NO SRT

Na sequência, são apresentados alguns dados sobre o tempo de internação e permanência das mulheres estudadas no Instituto de Psiquiatria (IPQ) e no SRT (Tabela 3.1).

TABELA 3.1 – Distribuição conjunta do ano da primeira internação no Instituto de Psiquiatria, ano de entrada no SRT, tempo de permanência no Instituto de Psiquiatria e tempo de permanência no SRT até 2008.

Ano da primeira internação	Ano de entrada no SRT	Tempo de permanência no IPQ	Tempo de permanência no SRT
1952	1990	38 anos	18 anos
1955	1990	35 anos	18 anos
1969	1990	21 anos	18 anos
1981	1991	10 anos	17 anos
1997	2002	5 anos	6 anos
Não discriminado no prontuário	1991	Aproximadamente 20 anos	Aproximadamente 17 anos

FONTE: DADOS EXTRAÍDOS DE PRONTUÁRIOS MÉDICOS DAS PACIENTES.

Os dados da Tabela 3.1 revelam que a permanência das residentes internadas em hospital psiquiátrico varia de 5 a 38 anos, sendo que a grande maioria permaneceu institucionalizada por mais de 20 anos –

duas delas por mais de 35 anos. Cabe ressaltar que não consta em um dos prontuários o tempo de internação de uma das residentes. É possível observar, então, que o tempo de hospitalização é ainda maior do que o tempo que permanecem na condição de moradoras que, para um maior número das mulheres, varia de 17 a 18 anos. Somente uma delas chegou mais recentemente ao Residencial do Pomar, e tem cerca de 6 anos na instituição.

3.2.2 AS TRAJETÓRIAS: PERCEPÇÃO SOBRE O PASSADO E SOBRE O ITINERÁRIO TERAPÊUTICO

A fim de realizar a apresentação individualizada de cada uma das residentes, inicio com Jasmim, que fora uma das primeiras moradoras tanto do IPQ quanto do SRT. Foi hospitalizada na década de 1950, no auge do tratamento moral consolidado no estado, quando se preconizava o isolamento do mundo externo, a organização do espaço asilar, a manutenção de sua disciplina, a submissão à autoridade, assim como a descoberta dos neurolépticos, que se deu em 1952 (Brasil, 2002).

A residente é uma pessoa extremamente comunicativa, determinada e vaidosa. As impressões contidas nos relatos descritos em seu prontuário médico, bem como as das outras residentes, associam a sua imagem a uma pessoa de forte personalidade e liderança que, por vezes, se mostra autoritária.

Seu quarto possui uma cama confortável, um armário improvisado que serve de guarda-roupas e um criado-mudo cheio de objetos pessoais. Embora a decoração seja muito simples, parece que dispõe de muito conforto naquele espaço, que já sinaliza estar ficando um pouco subdimensionado em razão das aquisições pessoais que vão se multiplicando.

Aliás, seus objetos podem ser percebidos por toda a casa. Ocupam a maioria das prateleiras da nobre estante, que fica na sala de visitas, marcando seu território para além de seu quarto. Seu armário é um dos mais cheios. Gosta muito de se vestir com roupas combinadas e está sempre repleta de adereços e novidades da moda local. Ela é uma das clientes mais assíduas das lojinhas do bairro onde mora, e as caminhadas pela vizinhança para " fazer compras" são uma das suas ocupações prediletas.

Seu itinerário não passa sem a visita tradicional às lojas das redondezas e aos amigos que lá encontra. Compara os preços, pechincha e sabe de cor o valor do dinheiro que recebe de sua aposentadoria e do Programa De Volta para Casa.

Quem vê a presteza de Jasmim em sua vida atual não faz ideia do modo como vivia há 18 anos. Ela foi deixada na Colônia Santana aos 14 anos de idade, e permaneceu por lá por mais de 38 anos ininterruptos.

Jasmim não gosta de falar sobre a sua infância e, quando perguntei sobre sua família, respondeu:

> *Eu não tinha mais ninguém. Meu pai morreu e a minha mãe eu nem conheci. Quem me trouxe para Colônia foi a minha mãe adotiva. Daí o prefeito de Iracema me trouxe a pedido dela.*

Jasmim também não gosta muito de falar sobre a sua vida durante o tempo em que permaneceu internada para tratamento psiquiátrico. Ao perguntar sobre o período da hospitalização, relatou:

> *Eu não me lembro quase nada. Meus amiguinhos já morreram quase tudo. Mimosa morreu. Se bobear, eu vou também.*

Mimosa era uma das suas melhores amigas e tinha muito carisma em tão pouca estatura. Faleceu no SRT em virtude de problemas de saúde, mas suas fotos e até mesmo seus certificados de cursos realizados ainda se encontravam expostos na parede, como parte daquela paisagem. Certamente, a tristeza da ausência da amiga e o medo da morte, em razão de estar lutando contra um câncer, estavam implícitos nas narrativas de Jasmim. Aliás, constam em seus porta-retratos uma série de fotos de amigas, que também se encontravam em situação semelhante à sua, mas que acabaram falecendo.

Ela atribui a sua internação a problemas sociais, pois como não tinha família restava ser encaminhada para um local que pudesse acolhê-la. Seu diálogo é fragmentado e ela se esforça por demonstrar como está feliz depois que se tornou uma "moradora". Ela parece ser defensora de sua privacidade e não gosta de dividir com o grupo detalhes sobre sua vida. Do tempo da internação, carrega a forte lembrança da história de uma violência sexual que resultou no nascimento de uma criança, que fora encaminhada para adoção logo que nasceu, e cujo nascimento foi descrito por ela como um "erro":

> *Eu tive uma criança, um homem, e aí eu o abandonei e dei.*
> *Ele está internado no IPQ. Eu não ligo quase para ele porque*
> *eu o abandonei.*

Permanece também na lembrança de Jasmim a convivência com as irmãs de caridade, que por um bom tempo administraram o hospital onde vivia, exercendo as atividades ligadas à enfermagem e aos cuidados para com os pacientes de uma forma geral.

Era bom o tempo das irmãs. Eu passava roupa, engomava as
roupas das freiras, engomava os hábitos, fazia tudo no hospital.
Passava até escovão no chão.

Foi assim que Jasmim conquistou o seu lugar no hospital, afirmando a sua capacidade e singularidade em meio àquela instituição total. Naquele tempo, em troca de bons serviços prestados, demonstrava seu potencial para o trabalho, e a qualidade da sua produção reafirmava a crença de que já se encontrava "compensada" e, portanto, com alguma perspectiva de alta, ou pelo menos da concessão de alguns privilégios, como o passe livre,[1] por exemplo.

Mas, se por um lado a lembrança das freiras apontava para a sua reafirmação, por outro, sua memória não a fez esquecer a violência que sofreu em nome das técnicas empregadas no tratamento moral de outrora. Jasmim menciona que há muito tempo a maltratavam:

> *Eles faziam tratamento de cabeça elétrico. Por conta disso fiquei*
> *muito esquecida. Eu tomei dezoito eletrochoques. Diziam que*
> *eu estava agitada e que eu era louca. Eu ia conversar com outro*
> *homem e as freiras me davam choque. Eu só queria fumar e não*

---

1 Passe livre é o nome da concessão dada a alguns pacientes do IPQ que já se encontravam "compensados" e demonstravam independência e certa competência para poderem se responsabilizar por si mesmos e se deslocar com maior liberdade para fora dos domínios da instituição hospitalar. Esse benefício era destinado aos pacientes de longa permanência que já se encontravam em boas condições de saúde, mas a problemática psicossocial os impedia de retornar para suas casas após a alta hospitalar. Tal procedimento servia como uma etapa preparatória para auxiliar o sujeito a passar da condição de paciente para o de morador, caso fosse recomendada a sua transferência para um SRT. O detentor do passe livre tinha um *status* elevado, se comparado aos demais pacientes que não gozavam de tal benefício, tornando-se mais respeitado e reconhecido entre seus pares. O passe livre contribuía, também, para a ampliação das possibilidades de trânsito e de circulação em termos sociológicos e simbólicos, pois permitia o trânsito para fora dos muros hospitalares.

namorar, mas elas achavam que eu estava conversando, e aí me
davam choque. Namorar dava cadeia.

E fazendo repetidas vezes um sinal com as mãos, simbolizando as grades de uma prisão, ilustra a repreensão a que fora submetida, sobretudo o controle sobre a sua sexualidade e sobre a suas relações afetivas. Ainda é possível sentir o medo do eletrochoque presente na fala de Jasmim:

Faço todo o serviço da casa menos passar roupa, pois tenho medo de
coisa elétrica.

Seu contato com o hospital está cada vez mais tênue, haja vista que muitos de seus amigos do passado já faleceram ou saíram do hospital de alguma forma. Além do mais, ela não se percebe ocupando a condição de paciente de um hospital psiquiátrico e, quando tem que se ausentar da casa por problemas de saúde, voltando a se submeter aos cuidados da Unidade de Gestão Participativa (UGP) que fica dentro do IPQ, faz questão de demonstrar a sua tristeza. Isso se dá em virtude da insatisfação que sente em ter que regredir à condição de paciente e se submeter à dinâmica da vida hospitalar, que já fez parte de sua história de vida, mas que agora, na condição de residente, não se sente mais parte daquela comunidade de pacientes.[2]

Jasmim é considerada uma espécie de *mãezona* das outras residentes (termo adotado pelas próprias amigas ao se referirem a ela). É

---

2 Durante sua estadia na UGP para tratamento de saúde acompanhei Jasmim em uma das suas refeições. Pude observar que sua participação naquele local ocorria a muito contragosto. Ela relatou que o almoço naquele lugar é sempre mais agitado, se comparado às refeições do SRT, demonstrando como era difícil para ela conviver com a diferença.

possível considerá-la como ocupante do topo hierárquico da dinâmica familiar, que se estabelece no SRT, embora a sua imagem pareça um pouco comprometida em função do seu estado de saúde. Seu nome está sempre presente na fala das outras residentes e a sua ausência, embora transitória, é muito sentida tanto por ela, que não vê a hora de voltar para a casa, quanto por todas as demais, que sentem falta de sua companhia.

Quando Jasmim teve de se afastar em razão de uma das enchentes que derrubou a ponte de acesso ao SRT, afirmou:

> *Estou preocupada em deixar elas sozinhas na casa enquanto estou aqui. Eu tenho amor por elas.*

Da mesma forma, suas amigas relataram:

> *Jasmim lembra que é preciso arrumar o telefone, pois se alguém passar mal é a única forma de buscar ajuda mais rápido.*

É assim que Jasmim é lembrada: "brava, mas sempre presente", segundo Rosa. Numa situação de emergência, caso Jasmim esteja fora (por problemas de saúde), Violeta que parece assumir seu posto.

Caso as residentes não resolvam seu problema dentro da esfera familiar, resta à UGP servi-las enquanto a principal referência, demonstrando que mesmo nas passagens e trânsitos entre domínios e experiências as residentes do SRT ainda mantêm sua identidade vinculada a seu grupo de referência (no caso, o IPQ de Santa Catarina).

Segundo Velho (2003, p. 29), tal identidade é "[...] implementada através de mecanismos socializadores básicos", e a "tendência à fragmentação não anula totalmente certas âncoras fundamentais que podem ser acionadas em momentos estratégicos."

O forte laço afetivo que constrói a identidade familiar das residentes pode ser percebido no cantinho de Jasmim. É assim que ela se refere ao seu quarto: "meu cantinho". Sob sua cama repousam três bonecas cuidadosamente arrumadas. O nome do brinquedo é o mesmo das suas melhores amigas, que já dividiam suas vidas numa enfermaria hospitalar e que lutaram para continuarem juntas quando foram transferidas para o SRT.

Uma delas é Violeta. Como já foi dito anteriormente, na ausência da amiga, é ela quem assume as atribuições de liderança do grupo. Sua personalidade parece ser bem distinta à de Jasmim. Ela pensa muito ao falar, reflete sobre o que diz, tem paciência ao ouvir os outros, embora algumas vezes fale coisas aparentemente difíceis de serem interpretadas.

A conexão de suas narrativas requer um tempo maior de reflexão e um esforço mais apurado para alcançar a complexidade de um sentido aparente. Sua pele morena destaca a cor de seus cabelos brancos, embora suas sobrancelhas ainda conservem a cor original dos seus cabelos de outros tempos. Violeta gosta muito de usar vestidos, e quando está sem seus óculos franze tanto a testa como se estivesse fazendo uma careta.

Ela é admirada pelas demais residentes pelo carinho que tem com suas colegas. Um dos seus dotes é fazer um prestimoso bordado que tece nas calcinhas das amigas que moram com ela. Aliás, esse é um trabalho muito apreciado por todas. Com traços desconexos, tenta bordar algumas letras com a finalidade de escrever o nome das colegas. Como não sabe escrever e suas amigas também não sabem ler, a palavra da bordadeira sobre a legitimidade dos nomes tecidos nas roupas íntimas parece ser suficiente para atestar a qualidade do produto. Este carrega consigo toda uma rede de relações, fortemente construída por sentimentos de compartilhamento, de identificação e de amor entre elas e, sobretudo, de cumplicidade, conforme o relato de Margarida:

Ela cuida de mim. Eu cuido dela. Somos uma família. Olha que coisa bonita. Aqui está escrito o meu nome. Foi Violeta que bordou. Ela cuida de todas nós. Faz isso porque gosta da gente. Ela é muito trabalhadeira e sabe bordar muito bem. Olha que bonito. Este é o meu nome! [3]

Violeta, aos 10 anos, apresentou crises convulsivas e iniciou a sua "carreira moral de paciente mental" em 1955. Disse que já trabalhou como doméstica com carteira assinada. Relatou que tem muita dificuldade para lembrar de coisas do passado, mas que tem algumas que ela nunca esquece. São justamente aquelas relacionadas à vida no lar.

Eu me lembro da minha mãe cozinhando, o cheiro da comida era bom.

Ela parece muito conservadora e observadora e está sempre preocupada com o comportamento adequado aos padrões femininos. Não gosta de mulheres que falam palavrões (pois, para ela, mulher que fala palavrão tem problemas dos nervos), não gosta de violência e defende com muita força a necessidade de cuidar de sua residência.

---

3 É importante registrar a emoção que senti ao segurar em minhas mãos uma das calcinhas bordadas com linha vermelha por Violeta, ao perceber o quanto aqueles símbolos que estavam ali bordados (e que eram impossíveis de serem decifrados, posto que, colocados de forma aleatória, não obedeciam a regras de qualquer escrita formal) carregavam consigo a tentativa de expressão daquele rico cenário. Rico pelas relações que se estabeleciam, mas pobre ao me perguntar se essas mulheres não poderiam ter tido a oportunidade de aprender a ler e a escrever ao longo de suas vidas, e se ainda isto poderia ser possível. Elas não souberam dizer se gostariam de aprender a ler ou a escrever, mas o silêncio e os olhares perdidos no infinito, de certo modo, responderam a minha curiosidade.

Fez questão de relatar o problema que elas tiveram com a comunidade local ao se mudarem para a casa. Os meninos da comunidade jogavam pedras na residência o que, segundo Violeta, teria a finalidade de "atentá-las" e não as deixarem sossegadas, revelando, com isso, o preconceito e a discriminação que sofreram como expressões de violência.

Um dos seus maiores orgulhos é mostrar o número de diplomas que estão expostos na sala de visitas da casa. Violeta fala da importância dos cursos de panificação, horticultura e corte e costura para a sua vida. Tudo muito bem registrado nas fotografias, que revelam apetitosos empadões de frango, bolos e doces. Aliás, ela atribui o sucesso da sua condição de moradora ao desempenho da qualidade das tarefas que exercia no IPQ e que ainda exerce no SRT, muitas vezes, proporcionadas pelo conhecimento adquirido nas capacitações realizadas e na prática adquirida nas oficinas, que foram criadas numa determinada época já na condição de moradora.[4]

Na insistência em perguntar à Violeta sobre a sua vida durante a hospitalização, ela respondeu:

> *Já faz tanto tempo que nem me lembro mais. Eles não deixavam a*
> *gente sair nem um pouquinho. Aqui é diferente. No hospital tinham*
> *muitas irmãs de caridade, mas elas faleceram. Antes nós éramos da*
> *Segunda Enfermaria Feminina. Não somos mais.*
> *Nós quase não temos amigas lá.*

Da mesma forma que Jasmim, Violeta parece estar rompendo seus laços com a vida hospitalar pregressa. Suas lembranças também parecem fragmentadas. Ela diz:

---

4 Não posso deixar de registrar que fiz inúmeras encomendas à Oficina de Panificação, pois, em minha opinião e de muitas outras pessoas, inclusive as da Comunidade Santana, não havia na cidade torta de morango e empadão de frango mais gostosos do que os de Violeta.

*Eu vim de lá para cá. Eu estava no colégio. Do colégio fui parar
num convento em Santo Amaro. A minha mãe judiava de mim, meu
pai sofria de úlcera de estômago e faleceu no Hospital de Caridade.*

Violeta acredita que foi parar na Colônia por dois motivos: não tinha família e, quando ficou doente, precisava se tratar. O Hospital era a única possibilidade de conseguir remédio para evitar as crises.

Um dos seus maiores medos é acabar se perdendo, caso tenha uma crise. Por isso, tem medo de sair sozinha para além dos limites do bairro, principalmente se tiver de pegar um ônibus. Ela relembra que um dia acabou se perdendo e foi parar num convento. Do convento a trouxeram para o hospital, e ela realmente não gostaria que isto acontecesse novamente.

Violeta está sempre alerta à saúde de suas companheiras. Sabe o quanto isso é importante para a sua *performance* no SRT. Em uma ocasião, na presença das amigas, afirmou que Jasmim não poderia voltar a pintar o cabelo até que a sua saúde se restabelecesse. Esta opinião foi compartilhada por todas as outras residentes, que fazem parte agora da sua família e que compartilham as regras da vida cotidiana como parte do poder contratual do grupo.

Como parece assumir a posição de Jasmim em sua ausência, cabe lembrar que o próprio cuidado com sua saúde, assim como a de sua amiga, se constitui parte de suas atribuições rotineiras.

A preocupação com o aparecimento ou a associação dessas mulheres com algum tipo de doença está muito presente na fala de Violeta e de suas amigas. Violeta afirma sua sanidade mental a toda prova e não considera mais necessário se submeter às reuniões com a equipe técnica, e esta opinião é compartilhada pela maioria das residentes. Ao fazer uma distinção entre as moradoras de um SRT e as da UGP, relatou:

*Lá na UGP as pessoas estão ruins das ideias, falam mal e chamam
o nome de "morfética", e isto é um nome muito esquisito, um nome
que ninguém existe. Não sei que doença é essa. Deve ser uma doença
muito feia. Eu não sou morfética. Para morar aqui a pessoa tem
que estar bem das ideias.*

Assim como Violeta, a outra grande amiga de Jasmim que mora no SRT chama-se Margarida, que fora internada acompanhada de sua prima, que sabia pouco a respeito de sua vida. Margarida residia em Anitápolis com o avô e o tio, mas com o falecimento do avô e as atividades profissionais do tio (que o impediam de cuidar de Margarida), acabou sendo encaminhada para internação em hospital psiquiátrico. Em seu prontuário está registrado que é órfã e foi criada como adulta e sozinha. Desde criança apresentava *ataques*, embora isto não aconteça há muitos anos. Chegou ao hospital sem documentos, que foram providenciados posteriormente pela Promotoria Pública.

Ela não sabe dizer ao certo quantos anos tem, nem quanto tempo permaneceu internada para tratamento no IPQ. Apesar de toda a problemática social inscrita em sua história, Margarida é daquelas pessoas que parece estar sempre de bem com a vida. Quem chega próximo a ela logo ganha um abraço apertado e tem o peito como apoio à sua cabeça.

É muito comunicativa e o tom de sua voz parece sobrepujar às demais. Além disso, a fala rápida busca dar conta de sua opinião, por ser uma das mais articuladas politicamente no grupo. Conhece muitas pessoas e fala com todo mundo. De estatura mediana, é uma das mais vaidosas e faz questão de estar sempre bem-vestida, pois ainda é uma das residentes que possui um vínculo afetivo e, por isso, acredita que seja importante manter a imagem de uma mulher bem-arrumada e, como ela diz, virtuosa.

Margarida, de jeito maroto e com uma voz inesquecível, possui tamanha ternura capaz de fazer que um dos pacientes que se encontra no IPQ enfrente todos os obstáculos possíveis para ir vê-la no Residencial do Pomar: o seu namorado.

Atualmente, a vida parece estar focada em seu amor, Marcelo, em seu trabalho na oficina dos paninhos e de confecção de tapeçarias no IPQ e também em sua casa, e esses elementos lhe servem de referência e sentimento de identidade, de pertencimento e de autoestima. A saúde é considerada, em sua opinião, o resultado da interação positiva destes três elementos.

Margarida adora assistir à televisão. Os programas de auditório, as novelas e os noticiários são os seus prediletos. No momento em que fora entrevistada, ela estava consternada com a mudança na programação dos canais de TV, pois seus programas preferidos, como Silvio Santos e Gugu, não estavam mais ao seu alcance.

Assim como as suas demais companheiras, ela também teme a manutenção da sua condição de moradora. A perda do bom estado de saúde pode ser considerada fator de risco para a permanência das moradoras no SRT. Esta preocupação pode ser percebida na fala de Margarida:

> *A Marilda tomava xampu e comia sabonete. Como sabonete tem soda cáustica teve que voltar para o hospital por que isto é estranho. A Clementina saiu porque estava muito esquecida da mente. Eu me sinto bem de saúde.*

De todas as residentes, ela é a única que possui uma relação afetiva estável e a única no grupo que assumiu um namoro, mediante a aprovação das demais moradoras, fato registrado em um dos porta-retratos disposto na prateleira da sala de visitas, em que posa ao lado "de seu amor" e próximo aos pertences das demais companheiras.

*Meu namoro não é brincadeira, não. Agora que a ponte caiu está
mais difícil de a gente se ver. Ontem eu fui na Oitava Enfermaria
Masculina e ele me deu um abraço!*

Entre suspiros e olhos revirados demonstrava a paixão que a faz
tão feliz. Feliz e saudável. Saudável porque o amor de Margarida é tão
forte que suas amigas chegaram a dizer que, desde que ficou apaixo-
nada, a sua saúde ficou boa e, que desta forma, há muito tempo não
precisa recorrer a tratamento de saúde. Isso parece ser verdadeiro, pois
como ela confirma:

*Quantos anos que eu estou bem de saúde mesmo, desde que comecei o
namoro com o Marcelo!*

Além do seu namoro com Marcelo, Margarida é frequentadora
assídua das missas no bairro: pelo menos duas vezes na semana. Esse hábito, segundo ela, surgiu no tempo do hospital em que participava das
missas e até ajudava na preparação de cultos e festas religiosas.

Assim como as demais residentes, ela investe muito na construção de uma identidade familiar. Uma vez que nunca teve família e fora
abandonada muito cedo por aqueles que a criavam, parece buscar em
suas amigas uma outra possibilidade de viver essa referência.

Outro dado que a caracteriza é o fato de ser uma das mais *passeadeiras*[5] e uma excelente dançarina. Tal como a sua amiga e cúmplice
Hortênsia, que também é moradora do Residencial do Pomar, participa

---

5 *Passeadeiras* é o termo empregado pelas residentes ao se referirem a uma mulher que gosta
de passear, de participar de eventos sociais de uma forma geral, que gosta de se divertir na
interação com outras pessoas que não fazem parte somente da família.

de bailes na comunidade local, de eventos como a Festa de Santana, do Cristo Rei, Bailes da Terceira Idade, casamentos, batizados (nos quais fora até madrinha) e velórios, além de passeios à praia e a outros pontos turísticos, inclusive a locais mais distantes, como Aparecida do Norte, em São Paulo.

Ir às festas e às compras tem um sabor todo especial, e isso tem um peso forte em sua vida:

> *No tempo do hospital eles não deixavam a gente fazer nada.*
> *Por isso eu gostei de vir para cá. A gente pode sair para fora e*
> *comprar o que quer!*

"Sair para fora", nas palavras de Margarida, não se trata de figura de linguagem que expressa redundância, mas, sim, uma condição real de vida, pois o Passe Livre conquistado durante a sua internação a permitia sair do hospital apenas pelas redondezas, havendo controle sobre seu itinerário, horário de saída e de chegada. Agora como residente, sua liberdade de ir e vir, assim como a de decidir sobre o seu percurso, foram ampliadas, embora ainda estejam adstritas a um campo de possibilidades.

Da mesma forma que Jasmim e Violeta, Margarida também é uma das que se encontram sob a curatela do estado. Por muitos anos, seu tio se responsabilizava em receber sua aposentadoria, embora não cuidasse dela. Hoje, uma advogada, especialmente nomeada pelo Poder Público, administra os recursos destas três residentes do SRT e também de outras pessoas que se encontram interditadas para os atos da vida civil.

O fato de haver três das residentes partilhando de uma mesma condição civil, aparentemente, cria no SRT dois tipos de grupos: um representado pelas residentes interditadas e outro pelas não interditadas. Por isso, Jasmim revela:

*Aqui nós temos dois grupos de pessoas: as que recebem o dinheiro da
mão da advogada e as que recebem na tesouraria do IPQ.*

Com isso, a moradora refere-se às interditadas e às não interditadas. Esses dois grupos, entretanto, parecem englobados por outra
condição, que se baseia no fato de tanto as curateladas quanto as não
curateladas serem todas aposentadas, construindo uma outra noção de
pertencimento.

Quanto à sua ocupação durante o período em que permaneceu
internada, Margarida quase não permanecia na enfermaria, pois estava
sempre envolvida com atividades relacionadas à lavação de roupas, aos
cuidados com os jardins ou à limpeza da enfermaria. A participação em
atividades de horta e em atividades domésticas evidencia quais eram as
tarefas mais apreciadas por essa moradora.

Como dito anteriormente, Margarida tem uma amiga que a
acompanha na maioria de suas atividades externas. Trata-se de Hortênsia, residente que nasceu no Paraná, na cidade de Marmaleiro,
embora tenha sido encaminhada para internação pela prefeitura de
Joinville.

Ao procurar em seu prontuário por informações que pudessem
subsidiar esta pesquisa, descobriu-se que muitas das documentações relacionadas aos prontuários de pacientes há mais de 15 anos foram per-
didas em outras administrações. Tudo o que consta no prontuário de
Hortênsia é que fora encaminhada em 1969 para internação, embora
as anotações sobre ela constem somente a partir do ano de 1977. Nem
mesmo o seu diagnóstico está discriminado em seu prontuário. Talvez
por isso Hortênsia acredite que foi internada porque não tinha para
onde ir, e não por motivo de doença.

O registro de sua vida pregressa possui anotações que revelam seu dilema pessoal por não saber o paradeiro de sua família, o que reforça a necessidade de permanecer no hospital que lhe servia de moradia.

Em anotações da assistente social, podem ser encontrados trechos como:"tenho vontade de ir embora, mas não sei onde está minha família" (anotações feitas em 14/07/1977) e "não quero ir embora porque minha família não vem me buscar e morar na casa dos outros eu não quero (...). Meu pai me mandou procurar outro destino e não posso ir embora. Minha família não me quer".

Além disso, a rejeição familiar e a dificuldade de estabelecer contato com a família de Hortênsia resultaram da seguinte decisão registrada em prontuário:"Paciente não tem família. Caso encerrado. Permanecerá internada" (relato da assistente social em 27/06/1977).

O sofrimento de Hortênsia pode ser percebido nas breves linhas de sua anamnese, que revela que já tentou suicídio mais de uma vez, jogando-se num rio e tomando remédios, ou por relatos que revelam agressão sofrida durante a internação por uma das pacientes, quando estava no banheiro.

A dificuldade de moradia parece que sempre esteve presente em sua vida. Em 1988, a equipe técnica registrou em prontuário a seguinte frase: "Hortênsia insiste em ir para um asilo, mas a idade mínima exigida é de sessenta anos. Ela insiste em sair deste hospital, mas a colocação num asilo não é a solução e desconhecemos outra instituição que possa abrigá-la".

A partir de 1988, Hortênsia conseguiu autorização de licença para ir nos finais de semana à casa de uma funcionária que trabalha no hospital. A sua documentação de identidade foi regularizada e, no ano de 1989, foi aposentada.

O contato de Hortênsia comigo, durante a realização da coleta de dados, se deu justamente no momento em que estávamos conversando sobre família no residencial. Nessa ocasião, afirmou com muito pesar que nunca pôde ter uma família, a não ser agora na condição de moradora.

É possível presumir que, de todas as residentes, aparentemente esta é a que mais luta por seus direitos e pelos dos outros pacientes. Parece saber muito bem da sua condição social e, no momento, está indignada com o gerenciamento dos benefícios das residentes e de alguns pacientes do IPQ, em função de sua interdição civil. Esta indignação é partilhada por outras integrantes do grupo, mas isso não é consenso, pois algumas residentes estão satisfeitas com a forma de organização atual.

Nas palavras de Hortênsia:

> *Não é fácil pegar o dinheiro. Mimosa morreu e deixou o dinheiro*
> *para os outros.*

Por ser muito crítica, não acredita em mudanças positivas, pelo menos no que diz respeito ao gerenciamento dos benefícios de seus amigos. Acredita que, algumas vezes, seus direitos são desrespeitados e às vezes a única forma encontrada para resolver o problema é transgredir a ordem vigente. Como às vezes não se sente ouvida e respeitada em suas ideias, parece que acaba recorrendo a medidas não convencionais para resolver a questão, como burlar algumas regras ou se esconder para não participar de reuniões que julga, por vezes, desnecessárias.

Hortênsia também julga ser justa em seus critérios avaliativos e sabe argumentar a favor daqueles que preza. Um dia, quando estava fazendo compras, Jasmim abriu a porta do carro e acabou batendo em um outro que estava estacionado ao lado. Este carro pertencia a uma mulher, que ficou irritadíssima e gritou com as residentes que estavam no carro, e até fez contato com a Direção do Hospital, relatando o fato a título de reclamação. A respeito da queixa, Hortênsia menciona:

*Eu não dei confiança àquela mulher, que parecia até variada dos
nervos. Aí eu não liguei. Defendi Jasmim porque a gente só estava
fazendo compras.*

Ao mesmo tempo que defende Jasmim, com seu espírito de
cumplicidade, revela em sua fala, o preconceito que tem em relação ao
problema dos nervos que, em sua visão, está relacionado a um comportamento não condizente, no caso, com os padrões de comportamento
feminino, considerados moralmente recomendáveis.

Quando perguntei se as residentes trabalhavam, Hortênsia foi categórica em responder que elas trabalham muito para a manutenção da
casa. Ela também está ressentida com as condições de conservação do
SRT:

A casa está cheia de goteiras. O cupim está comendo solto!

Como está sempre bem informada, não poderia perder a oportunidade de relatar a história do residencial:

*Esta casa já foi uma granja de galinhas, já foi moradia de uma
funcionária, que agora está morando em outra casa, e como ela saiu
e aqui ficou fechado, o hospital reformou e deu para a gente morar.*

De olhos verdes, cabelos pretos e jeito muito simples, Hortênsia
sabe usar o traje certo para os dias de festa. Seus álbuns de fotografia revelam o investimento em uma rede social construída para fora dos muros da instituição, em que permaneceu por 21 anos. Ela parece apreciar
muito a sua liberdade. Aliás, a sua e a de seus companheiros (residentes

ou pacientes), e é justamente esta liberdade que, em sua percepção, pode ser considerada a melhor coisa de se morar em um SRT.

Além do mais, Hortênsia se diz católica praticante. Com sua parceira Margarida adora "bater perna" pelas estradas da comunidade, e as duas estão sempre presentes em todos os grandes e pequenos eventos em que são convidadas, assim como nas missas da Paróquia de Santana.

De temperamento forte, Hortênsia parece que diz o que lhe vem à cabeça. Na fala popular, poderia afirmar que não tem "papas na língua", além de ser uma das mais bem relacionadas. Conhece muitas pessoas no bairro, já foi convidada para ser madrinha de casamento e de batizado. Sabe da vida de quase todo mundo e, ao mesmo tempo, sabe ser discreta. Nas festas juninas do IPQ, Hortênsia, por mais de uma vez, conseguiu se eleger a noiva caipira, em virtude de suas articulações políticas, sonho de muitas das pacientes que ali se encontravam.

Com relação às atividades de que mais gosta, Hortênsia mencionou os passeios realizados, como o de Aparecida do Norte, que, em sua opinião, é uma das suas atividades de lazer que mais a deixa feliz, e também a suas amigas.

Por aparentar ser uma das mais despachadas do grupo, quando perguntei se conhecia o serviço de saúde do bairro, olhou para mim e respondeu em tom de deboche, como se eu estivesse depreciando sua capacidade:

> *Eu já fui lá no posto de saúde da comunidade. Eu conheço. Eu já*
> *fui buscar muitas vezes remédio para a Vitória no posto de saúde,*
> *mas eu nunca precisei. Se precisar, eu sei onde fica!*

Hortênsia revelou, em um dos encontros e com outras palavras, que o Estado tem uma dívida para com elas, fazendo referência tanto aos moradores dos SRTs como aos próprios pacientes que ainda estavam internados.

Ela lembra da vida no hospital, recordando eventos alegres, como os passeios que fazia ou os amigos que tinha (dentre eles, os que estavam internados ou os funcionários que se tornaram amigos dela e que continuam nesta condição ainda hoje). Por outro lado, recorda das sessões de eletrochoque e do padecimento de alguns pacientes, que ficavam trancados nas celas. Isto se dava no início da internação, porque o hospital melhorou muito nos últimos anos em sua percepção. Mas, de qualquer forma, ainda acredita que haja um saldo a ser pago, pelo sofrimento advindo do processo da institucionalização de anos passados. Por isso, na visão de Hortênsia, quem deve arrumar a casa é o Estado, e com isso, não precisa gastar o seu dinheiro com esse tipo de despesa.

Esta moradora não gosta de dançar com pacientes, portanto, prefere frequentar as festas da comunidade, e já foi dançar até em uma casa de *shows* em São José. Já com os moradores do SRT masculino a coisa parece ser diferente:

> *Eu sempre vou conversar com eles. Eles fazem café, bebida e eu vou tomar café com o Olívio que é muito bonzinho. Com eles eu até danço nas festas.*

Por ser muito observadora, listou uma série de diferenças existentes entre as residências femininas e as masculinas que serão detalhadas oportunamente, quando forem abordadas as questões de assimetrias de gênero.

De fala firme e categórica, demonstra que todas as medidas necessárias ao bom funcionamento da casa já foram tomadas por elas:

Nós escolhemos o que queremos, marcamos no papel e compramos.
Aqui fazemos de tudo!

Além do mais, é extremamente prática e organizada. A luta pelo seu desraizamento com o hospital e o fortalecimento da sua condição de moradora, assim como a de suas companheiras, pode ser percebida em vários momentos. Em um dos encontros, relatou:

> *Um dia faltou comida aqui na casa, porque o fogão quebrou. Aí nós passamos a pão e café para não precisar comer a comida da Colônia. Se a gente não mora mais lá não tem que ficar comendo a comida de lá. Nós temos que fazer a comida da gente.*

Com isso, Hortênsia afirmava a sua presença e a responsabilidade que tinha e que tem sobre a sua condição de moradora. Ela parece ter consciência que a construção do seu caminho, assim como a de cada uma das suas amigas residentes, depende da coesão do grupo.

Uma das grandes metas alcançadas em sua vida foi a compra de um lote no Cemitério do Itacorubi, com os seus próprios recursos. Aliás, como bem lembra:

> *É o cemitério que o nosso médico foi enterrado. O cemitério do Aipim é horrível. A gente não tem família que olhe por nós. Neste cemitério (o do Aipim), já roubaram até cabeça de defunto (...); ele vendia as cabeças por cinquenta reais.*

O cemitério do Aipim é o destinado aos pacientes do IPQ. Há cerca de 8 anos foi descoberto que um dos funcionários vendia as ossadas de alguns deles. Esse episódio foi muito explorado pela imprensa na época e acompanhado por muitas das residentes do SRT de perto. O preconceito com esse cemitério vem desde quando Hortênsia morava no IPQ e acompanhava alguns dos enterros de conhecidos que faleceram no hospital.

O desejo de poder adquirir um lote em outro local era objeto de várias anotações no prontuário de Hortênsia. Esse desejo parece ter sido transmitido também a três outras residentes, que também se sentem orgulhosas por pertencerem ao grupo de moradoras que será enterrado no Cemitério do Itacorubi.

Assim como Hortênsia, Rosa também se preocupa com o local onde será enterrada. De pele morena, cabelos grisalhos e estatura mediana, Rosa foi internada no antigo Hospital Colônia Santana em 27 de julho de 1981, com o diagnóstico de psicose relacionada à epilepsia.

De jeito muito simples, a imagem de Rosa faz recordar um par de botas, um chapéu de palha e uma enxada na mão. Não gosta de pintura no rosto, nem adereços. Seu jeito demonstra que é mesmo uma mulher que aprecia as atividades com a terra. Gosta também de trabalhar com o processamento de roupas da casa e aprecia colocar a roupa branca para quarar a cada lavada em que o sol aparece.

Com base nos registros de seu prontuário médico, Rosa foi internada no Hospital Colônia Santana e trazida pela ambulância da prefeitura de Papanduva, município de Santa Catarina. Ela estava grávida de 7 meses, com higiene precária, autismo, alteração de conduta, jogando pedra nas casas, com quadro de confusão mental, desorientação, história de crises convulsivas e sem informações a respeito de seus familiares. Segundo declaração do motorista da ambulância, Rosa foi encontrada perambulando nas ruas. Vivia sozinha na rua e dormia embaixo das árvores.

Rosa contou que não tem notícias de seus irmãos, sendo seus pais já falecidos. De jeito quieto e fala macia, gosta de estar sempre envolvida com as atividades da casa, especialmente as domésticas, que estão em grande parte sob sua responsabilidade.

Foi possível observar durante as visitas que Rosa está sempre envolvida com a casa ou cuidando da horta e dos jardins. Uma das vezes, pouco antes de ir às compras com suas amigas, deixou bem claro que só iria acompanhá-las caso conseguisse terminar a tarefa que começara: a de limpar o banheiro, haja vista que naquele dia todas as residentes resolveram tomar banho e se arrumar para o que a ocasião requeria – ir às compras.

Outra vez estava armazenando a comida que havia sido trazida pelo caminhão do IPQ e, da mesma forma, pediu que eu a aguardasse, pois era preciso, primeiro, deixar as coisas em ordem para, depois, então, poder voltar a conversar. Em uma determinada ocasião, afirmou que não gosta de festas e prefere fazer o seu "servicinho":

Aqui na casa é tudo arrumadinho! É tudo com amor!

Ela revelou apenas poucas informações sobre sua vida antes da internação. Disse que já morou no bairro Floresta, mas se perdeu e acabou parando no hospital.

As conversas com Rosa se deram, na maioria das vezes, na presença de outras companheiras da casa, conforme sua preferência. Em outros momentos, no entanto, pudemos dispor somente de sua companhia. Assim, conversamos na sala de estar, na cozinha, no banheiro ou em seu quarto, um ambiente de aproximadamente seis metros quadrados, ventilado e iluminado por uma janela com vista para o jardim, que comportava um criado-mudo e um armário aberto, repleto de roupas e pertences nas suas mais diversas prateleiras.

Outro momento de intensa aproximação se deu no gramado do jardim, quando fazia questão de mostrar, com orgulho, tudo o que plantou e a maneira pela qual conservava os seus chás e como suas amigas também gostam de cultivar o verde.[6]

Rosa diz se sentir muito bem de saúde e está sempre disposta para o que der e vier; revelou que nunca mais teve problema dos nervos e que se sente muito feliz em sua casa. Gosta de morar no SRT porque, em suas palavras:

> *Posso ter as minhas coisinhas [...] agora essa é a minha família*
> *[...] se eu precisar de ajuda elas tomam conta de mim.*

Além do sentimento de pertencimento explícito em sua fala, Rosa acredita que o fato de já ter trabalhado numa casa de família, quando foi morar em Curitiba antes da internação, cuidando tanto da casa quanto dos filhos da sua patroa, facilitou muito a sua ida e a sua permanência no residencial. Ao falar sobre sua doença, lacrimeja ao relembrar das perdas que isto acarretou para a sua vida:

> *Eu sabia fazer tudo direitinho, quando me deu aquela loucura na*
> *cabeça eu perdi tudinho, perdi minha patroa, não sabia mais de*
> *nada, perdi tudo (...) eu estava estendendo a roupa no varal e aí deu*
> *um vento de baixo para cima e a minha cabeça deu uma coisa que*
> *eu não sei explicar o que aconteceu. Eu revirei os olhos e fiquei mole*
> *e aí tudo mudou.*

Ela relatou também que pegou um ônibus errado e que não sabia onde era a sua casa. Isso consta em seu prontuário pelos relatos

---

6 Muitas vezes levei de presente para minha casa: abacate, chá para curar a gripe do meu marido, cuidadosamente prescrito por Rosa, limão, goiaba e outros mimos apanhados diretamente do pé e presenteados a mim como a obra concreta de suas vidas. Não é para menos que este SRT se chama Residencial do Pomar. Dá para sentir na força da terra a força da vida.

que informavam: "Em determinada época, Rosa voltou para o Rio das Antas onde a família morava e pegou um ônibus errado, passando em Santa Cecília. Disse que sabia escrever, mas a doença a fez esquecer".

Ao perguntar para Rosa se já teve filhos, explicou:

> *Um dia teve uma mulher do meu lado da minha cama e tinha um filho no colo. Aí eu vi a criança, mas não sabia quem era e ninguém sabia dizer. Me deu um sono e nunca vi mais ninguém. Eu não tenho pai, não tenho mãe, não tenho filho.*

Com base no seu prontuário médico, ela teve um filho quase dois meses depois de ser internada e este foi levado por parentes logo após seu nascimento.

Ao relatar momentos de sua vida no hospital, falou sobre alguns episódios de violência que sofreu. Narrou algumas brigas ocorridas com ela e que tinham relação com a disputa pelo cigarro, que assumia muitas vezes ser a função de moeda corrente pelo valor que as pessoas em tratamento atribuíam ao fumo, no período em que estavam internadas para tratamento psiquiátrico. Falou também do pontapé que um outro paciente deu em sua barriga e de uma pedra que atiraram em sua cabeça, prejudicando a sua saúde.

Para Rosa, realizar as tarefas de casa associa-se a ter boa saúde, a "estar bem das ideias", pois o fato de estar doente dos nervos implica a incapacidade de realizar as atividades.

Um dos seus maiores medos é voltar a perder o controle sobre a sua vida em razão das crises e, com isso, perder a noção de onde está, e se está fazendo certo ou errado o serviço na casa. Tem medo também de perder as coisas que conquistou nos últimos anos, assim como teme envelhecer e, com isso, tornar-se dependente dos outros e ter de voltar para o hospital.

Ao ser questionada sobre o que a incomodava ultimamente, ela disse que gostaria de ficar mais em casa e que achava desnecessário ter de se deslocar até a UGP, três vezes ao dia, para tomar remédios:

> *Eu acabo perdendo o dia todo tendo que ir tomar o remédio. Eu preciso cuidar das minhas plantinhas. Tenho que passar pano na casa. Eu não sou mais doente para tomar remédio.*

Aliás, questionou várias vezes se ainda era necessário tomar o remédio. No momento da entrevista, ela estava muito feliz porque conseguira a sua aposentadoria, como as demais residentes do SRT:

> *Agora eu tenho dinheiro.*

E, como disse sua amiga Violeta:

> *Ela agora é aposentada que nem a gente!*

Como prefere passar seu tempo envolvida com as atividades diárias, a sua rede de amigos é praticamente restrita às moradoras do residencial, que são consideradas por ela como sua família. Rosa acredita que a hora das refeições seja um momento sagrado. A mesa só é posta quando todas já se encontram presentes e, de certa forma, Rosa que dá o tom desta organização familiar.

E é pensando sobre a presença de todas à mesa da casa que será apresentada a última das residentes a integrar o grupo das moradoras do Residencial do Pomar. Esta é também a mais nova tanto em idade como em termos de integrar o grupo (cerca de 6 anos no residencial).

Assim como Rosa, Lírio sabe bem as agruras do que é morar na rua. Além de ser discretamente obesa e ter cabelos curtos e pretos, ela usa um cachimbo que sempre queima bastante fumo de corda.

Lírio disse que na sua infância trabalhava para ajudar a família, pois eram todos muito pobres e, dessa forma, só pôde estudar até a sétima série do Ensino Fundamental.

Foi trazida pela prefeitura de Campos Novos em 1987, pois perambulava pelas ruas do município, grávida. Logo que seu filho nasceu fora encaminhado para adoção no Juizado da Infância e da Adolescência, uma vez que o hospital não conseguiu localizar seus familiares.

Consta em seu prontuário que é portadora de uma das doenças mentais mais incapacitantes, a esquizofrenia. Talvez isso justifique em sua maneira de ser certa tendência ao isolamento.

Como não tinha documentos, quando fora encaminhada para internação, conseguiu por meio da Promotoria Pública sua certidão de nascimento, bem como uma aposentadoria, sendo interditada para os atos da vida civil desde 2006. Quando perguntada por que foi parar no hospital, Lírio respondeu:

> *Eu morava em Joaçaba e aí eu saí de casa e aí uns enfermeiros me tiraram da rua e me trouxeram para cá. (sic) Eu não fazia nada na rua. Eu ficava andando de um lado para o outro. Eu tinha dois irmãos, um menor de 6 anos e um maiorzinho de 9 anos, uma irmã, uma mãe e um pai. Eu me dava bem com eles, mas eles foram embora para Concórdia e eu fiquei em Joaçaba com uma irmã mais nova. Depois eles vieram buscar ela e eu fiquei sozinha e daí fui parar na rua. Era difícil a vida na rua. Não tinha onde tomar banho, não tinha o que comer, suja, cabelo sem pentear. Daí me pegaram na rua e me trouxeram para lá e comecei a morar no hospital.*

Lírio conta que sua vida no hospital era boa. Lá arrumava as camas, dobrava os cobertores, lavava louça e até aprendeu a fazer uma série de coisas.

Ao perguntar sobre a diferença entre morar no SRT e no hospital, Lírio disse:

> *Não tem diferença. A comida é boa aqui e lá. Lá na terceira enfermaria eu tinha passe livre e podia ir à missa da comunidade. Na quinta enfermaria feminina era mais fechado e não podia sair.*

O que Lírio mais gosta na casa é cozinhar e lavar louça:

> *Eu já sabia cozinhar desde pequena. Já mexia no fogão e cozinhava, lavava roupa. Aqui eu ajudo bastante, gosto de cozinhar e de lavar roupa.*

Com relação à sua vida afetiva, Lírio contou que teve um namorado em Joaçaba, mas que com sua ida para o IPQ perderam o contato. Disse também que no hospital não dava para ter namorado, mas que depois que veio morar no SRT já teve dois.

> *Um era paciente da sétima enfermaria e depois um outro paciente da Colônia. Terminei o namoro com um deles para começar a namorar o outro. Mas, com o tempo, não quis mais nenhum deles, por causa dos ciúmes deles – tanto um quanto o outro. A gente brigava muito. Ciúmes dos outros homens. Antes eu me pintava, arrumava a sobrancelha, passava pó e aí eles ficavam com ciúmes dos outros homens. Tinha outra pessoa que queria namorar comigo.*

Aí ele ficava escondido embaixo da ponte esperando eu passar,
mas o meu namorado viu ele me esperar na ponte e pegou ele e deu
uma surra nele por causa de mim. Neste tempo eu estava muito
disputada, mas atualmente não apareceu mais nenhum. Mas eu não
sinto falta. Está bem assim. Eu não quero me casar. Casar é muito
compromisso e depois que se casa, pronto, a gente não pode namorar
mais, tem de ser só daquela pessoa.

Lírio não gostaria de voltar a morar no hospital porque prefere morar na casa; alega que no SRT tem uma família, amigos e, principalmente, tem tranquilidade, pois lá não tem brigas.

Assim como Rosa, ela lembra dos episódios de briga no hospital por causa da disputa por cigarro:

Nós fumamos aqui, mas nunca brigamos uma com a outra por
causa de xepa. Por que brigar? Temos é que ser unidas. Aqui a
gente ajuda a outra na vida.

Esta moradora também demonstrou o medo de ficar doente e de ter que sair da casa para tratamento de saúde, além do receio de se separar das residentes, uma vez que elas constituem uma família e a família não deve ser desintegrada. Em sua opinião:

A gente deve ser tratada aqui. De não ter que sair da casa. De ficar
junto.

Lírio gosta muito da relação que tem com os outros residentes e revela a alegria que sente ao participar dos bingos promovidos pelos residenciais masculinos, onde por vezes é feito amigo secreto:

Eu ganhei este elefantinho de amigo secreto. Lá na pensão dos homens a gente foi convidada a fazer amigo secreto com o Carlos e a Margarete.

Ela também já trabalhou de carteira assinada ajudando a cortar galinha em pedaços e a ferver a carne em um frigorífico de abate de frangos.

Seu rompimento com o hospital é notório:

Eu não tenho ido visitar mais ninguém no hospital. A gente vai lá e vê aqueles pacientes brigando por causa de xepa de cigarro. Aqui não tem isso. A gente se organiza para fazer as coisas.

Ao questionar sobre qual foi a melhor coisa que aconteceu em sua vida, Lírio logo foi dizendo:

A melhor coisa foi vir morar aqui. Eu estou feliz. Nunca mais quero sair daqui, nem para voltar para a minha casa (sic) aqui cada uma faz o que gosta.

De todas as residentes, ela parece ser a única que aprecia futebol, se apresentando como uma corintiana muito preocupada com a situação atual do seu time.

Em razão de sua presteza e seu comprometimento com as atividades que estão sob sua responsabilidade, Lírio atualmente assumiu uma das atribuições mais complexas do SRT: a de ir ao hospital trazer toda a medicação de suas amigas e cuidar para que as prescrições sejam rigorosamente cumpridas.

Eu sei qual é o remédio de cada uma porque eu sei ler. Cada uma
tem o seu remédio que fica dentro de um vidrinho com o seu nome.

Além do orgulho pelo desempenho de suas atribuições, se sente muito gratificada em participar das oficinas de confecção de panos de limpeza no IPQ.

Eles vendem o trabalho de cada uma e o dinheiro é repartido entre
todas. Algumas vezes dá 54 centavos por mês, outras 57. Dá para
comprar algumas coisas e por vezes até sobra dinheiro. Quando
mais se faz, mais se ganha. (sic) Nós fazemos muitos amigos
no trabalho. Antes eu só trabalhava na horta, quando eu estava
internada na enfermaria. Agora eu trabalho neste emprego.

Tamanha é a sua satisfação com o que considera ser o seu emprego que não sente vontade de trabalhar em outro lugar.

Assim como está é bom. É fácil conseguir as coisas quando você
quer comprar algo. É fácil. Não tem problema.

E com as falas de Lírio encerra-se a apresentação das residentes para serem abordados aspectos relativos às suas identidades e subjetividades, buscando contribuir para os significados que elas atribuem ao termo moradora e ao termo paciente, julgando ser pertinente informar como estas mulheres se percebem, se autodenominam e se posicionam.

3.3 O processo saúde/doença: o que é ser moradora? o que é ser paciente?

A visão das residentes, com relação a como se percebem e como fazem distinção entre a situação de vida atual e a pregressa, está intimamente relacionada com o estado de saúde/doença.

A noção de saúde e de melhoria da vida pessoal dessas mulheres está associada ao controle de *crises*, que se dá pelo uso contínuo de medicamentos. A boa saúde também é percebida como algo espiritual e, portanto, atribuído ao poder superior, sendo todas devotas da religião católica.

Como nos capítulos anteriores, a utilização de termos diversos como doença mental, loucura, dentre outros (que não foram pensados de maneira uniforme nem ao longo da história, nem no mesmo espaço temporal), possibilitaram uma aproximação da terminologia empregada pelas moradoras da casa, bem como compreender como elas atribuem significados ao processo saúde/doença.

Na visão de Canguilhem (2000), um dos pioneiros sobre o assunto, ao se abordar os conceitos de saúde e doença, é preciso considerar que a doença não é somente desequilíbrio ou desarmonia, mas um esforço que a natureza exerce no homem para obter um novo equilíbrio, uma reação generalizada com intenção de cura. Na concepção moderna de saúde e doença, estas não são distintas, mas duas maneiras de ser, com diferenças de grau entre elas. Para o referido autor, a saúde perfeita não passa de um conceito normativo, uma forma diferente de vida. Em nossa sociedade, o doente representa um conceito geral de não valor que compreende todos os valores negativos. Estar doente significa ser nocivo, ser indesejável ou socialmente desvalorizado.

Já a saúde, ainda segundo o autor, estaria ligada a valores socialmente desejáveis, como a vida, a longevidade, a capacidade de reprodução, de trabalho físico, de força, resistência à fadiga, ausência de dor, além da agradável sensação de existir. Sendo assim, a doença representa, ao mesmo tempo, privação e reformulação.

De acordo com Canguilhem (2000), as pessoas só se sentem em boa saúde quando se percebem mais do que normais, ou seja, não só adaptadas ao meio e às suas exigências, mas também normativas, sendo capazes de seguir novas normas de vida denominadas de cura. E é justamente por intermédio da clínica que se justifica ao indivíduo doente sua qualificação com o patológico.

As normas humanas são determinadas como possibilidades de agir de um organismo em situação social. A forma e as funções são expressões dos modos de viver, socialmente adotados no meio. Dessa maneira, na visão do autor mencionado, só se pode afirmar que o indivíduo é normal se o vincularmos com seu meio. O momento em que se inicia uma doença é quando o organismo encontra dificuldades para responder às demandas que seu meio lhe impõe. Neste caso, a saúde não pode ser vista como o contrário de doença, sendo o limite entre o normal e o patológico algo impreciso.

Para Foucault (2005), em *História da Loucura na Idade Clássica*, o homem normal é uma criação, sendo preciso situá-lo num sistema social que o identifique. Na visão desse autor, é preciso analisar a loucura nas modificações que ela não pode deixar de fazer no sistema de obrigações e considerá-la como todos os parentescos morais, que justificam sua exclusão. A experiência moderna da loucura se fundamenta, desta maneira, num duplo movimento de libertação e sujeição, uma coisa enigmática e inacessível. E, sendo esta reconhecida sob o valor do estranho, passa a ser objeto de constante vigilância e julgamento.

Segundo Stuart e Laraia (2002), a noção de saúde/doença deriva de uma visão de mundo, do ponto de vista biomédico. Neste âmbito, é possível constatar o emprego de termos, tais como: doença mental, transtornos mentais, transtornos psíquicos ou distúrbios psíquicos. Nesta perspectiva, são identificados como critérios de saúde mental: atitudes positivas em relação a si mesmo, crescimento, desenvolvimento e autorrealização; integração e resposta emocional; autonomia e autodeterminação; percepção apurada da realidade; domínio ambiental, assim como competência social.

Entendo que a saúde mental também pode ser vista como um conjunto de ações de promoção, prevenção e tratamentos referentes ao melhoramento, à manutenção, ou à restauração do equilíbrio mental de uma população. Neste sentido, este conceito inclui a problemática da saúde e da doença, sua ecologia, a utilização e a avaliação das instituições e das pessoas que as utilizam, o estudo de suas necessidades e dos recursos necessários; a organização e a programação dos serviços de tratamento e de prevenção das doenças e de promoção da saúde (Roeder, 2003).

Ao analisar o sofrimento dos nervos entre mulheres, numa comunidade de descendentes de açorianos em Florianópolis, que deu origem à sua obra *O nervo cala, o nervo fala: a linguagem da doença*, Silveira (2000) percebeu que havia uma discrepância entre o sofrimento real dos nervos e os sofrimentos legitimados nos livros e nas práticas médicas, por meio da localização orgânica e da disfunção bioquímica ou mecânica.

A autora utiliza o termo "sofrimento dos nervos" como um conjunto variado e instável de sintomas psicológicos e/ou somáticos, mediador entre o sujeito sofredor e o seu meio, e como uma das expressões de estresse social. De acordo com seu ponto de vista, os nervos, como fenômeno polissêmico, permitem explicar diversos estados emocionais e diversas tensões, tais como cansaço, fraqueza, irritabilidade, tremores, conflitos conjugais e sociais, cefaleias, ira e ressentimentos, infecção parasitária, aflições, privações afetivas ou materiais e fome, cuja etiologia liga-se, principalmente, a fatores sociorrelacionais (Silveira, 2000).

Para Silveira (2000), é possível falar sobre sentimentos ao abordar os nervos. A autora relaciona o tema a outros assuntos como relações sociais, conflitos e pobreza nos relacionamentos, especialmente, o conjugal, a pobreza material, conflitos de geração e várias outras dificuldades da vida diária, entre as quais algumas situações ligadas às questões de gênero. Em sua pesquisa, ela observou que há uma distinção entre o nervoso e os doentes dos nervos. Qualquer pessoa pode ser nervosa, mas a expressão "doente dos nervos", por sua vez, é bem parecida com a definição adotada pelas residentes, e está quase sempre associada aos pacientes psiquiátricos.

Outro termo frequentemente encontrado na literatura é o de *sofrimento psíquico*. Para Sandri (2001, p. 20) sua utilização é legítima na medida em que possibilita a compreensão do ser humano, enquanto agente ativo da sua história, das suas práticas sociais e, inclusive, das significações outorgadas às relações cotidianas promotoras de sofreres.

Todavia, Silveira e Braga (2005, p. 2) afirmam que na sociedade contemporânea o sofrimento psíquico é tido como objeto de intervenção médica. Nesse caso, o rótulo de doença mental − que é delimitado por quadros nosológicos bem definidos − remete à noção de cura como algo que não escapa à (re)adaptação do sujeito a um mundo do qual ele não faz parte ou que se apresenta a ele de forma estranha.

Em contraste aos modelos médicos e "psicologizantes", o antropólogo Luiz Fernando Duarte, um dos maiores pensadores da área das ciências humanas sobre o tema, adota a categoria *perturbações físico-morais*, evocando a correlação entre o nível físico, corporal e o da experiência humana, e tudo aquilo que, de outra parte, se opõe. Seus argumentos se baseiam na análise teórica sobre os seguintes aspectos: a construção social da pessoa moderna, a discussão das relações da modernidade com a classe trabalhadora, a busca de representações do nervoso na cultura literária e sociológica do século XIX e XX, e a noção de alterações físico-morais (Duarte, 1986; 1994).

O conhecimento do emprego de terminologias diversas contribui para a interpretação do que as pessoas elaboram para uma dada experiência de enfermidade, como resultado dos diferentes meios pelos quais elas adquirem seus conhecimentos de saúde.

Como bem lembra Langdon (2005), a experiência da doença se dá por meio das narrativas dos sujeitos. Para tanto, é preciso que os profissionais de saúde estejam atentos ao que as outras pessoas dizem, aprendendo com o relato do que o outro comunica sobre sua experiência de doença. Assim sendo, "a doença é mais bem entendida como um processo subjetivo, construído através de contextos socioculturais e vivenciado pelos atores" (Langdon, 2005, p. 122).

Ainda de acordo com este autor, os conhecimentos são diferentes entre as pessoas por serem originados em situações biográficas determinadas. O conhecimento de um indivíduo está sendo continuamente reformulado e reestruturado em decorrência de processos interativos específicos.

A construção do significado do processo de cura – que se dá a partir de processos interpretativos que são adquiridos na vida cotidiana e que são socialmente legitimados pelos semelhantes – parece estar alicerçada na percepção do indivíduo em vivenciar essa experiência como algo problemático. Um dado episódio de doença nada mais é do que uma construção social alicerçada em padrões culturais que formam os processos de definição e interpretação que são construídos intersubjetivamente (Alves, 1993).

Exposto isso, faz-se necessário abordar a discussão sobre a importância do entendimento da doença a respeito dos padrões culturais, tomando por referência os estudos de Alves (1993); Kleinman (1980) e Caprara (1998).

Ao tratar de cultura, com base na concepção de Geertz (1978), entendo que esse conceito organiza a experiência da doença e do comportamento de maneira diferente nas diversas sociedades, assim como o próprio processo de cura.

No contexto da reabilitação psicossocial, são produzidas metáforas e símbolos que associam o processo de cura à reinserção social e ao resgate da cidadania, processos culturalmente determinados, especialmente, quando se trata de um SRT.

Dessa maneira, segundo Kleinman (1980; 1991), é preciso estudar, de uma maneira holística, como as respostas sobre a doença são organizadas socialmente, considerando que estas constituem um sistema cultural especial: os sistemas de cuidados à saúde. Este sistema, por sua vez, está sedimentado sobre a concepção de saúde e doença. Ainda para o autor, a doença é considerada como uma expressão polissêmica multivocal, uma rede de significados que relacionam a experiência da doença com a visão de mundo.

A religião e a linguagem podem ser vistas como sistemas culturais de significados, baseados em arranjos particulares de instituições sociais ou padrões de interação interpessoal. Em cada cultura, as doenças, as respostas para elas, as experiências e os tratamentos, bem como a relação social institucional, são sistemas interconectados. A totalidade dessa relação tem sido denominada *sistemas de cuidados à saúde*. Esses sistemas incluem padrões de crenças sobre as causas das doenças, normas de escolha e avaliação dos tratamentos legitimados socialmente, regras, interações oficiais e instituições.

Com base nas considerações de Kleinman (1988), parto do ponto de vista de que o sistema de cuidados à saúde não é uma entidade. Ele inclui as crenças e o comportamento humano. Trata-se de uma atividade simbólica, que precisa ser compreendida, pois saúde, doença e cura acontecem dentro de *sistemas médicos* específicos, o que lhes confere significados e modelos de ação próprios. Esse sistema de saúde é organizado por uma porção especial do mundo, por meio da interação de instituições sociais particulares, regras sociais, interação paciente-médico, paciente-família, regras econômicas e políticas e muitos outros fatores. Neste nexo de respostas adaptativas, tem-se como foco central a eficácia da cura. Esses sistemas de origem social e cultural apresentam estrutura, função e significado.

Os sistemas de cura são sociais e culturalmente construídos e fazem parte da realidade social. Por sua vez, a realidade social é constituída de significados, de configurações sociais e comportamentais, legitimadas entre os indivíduos que a internalizam como um sistema de símbolos e normas de administração de seus comportamentos, das percepções sobre o mundo, das comunicações entre outros grupos sociais.

A partir dessas contribuições teóricas, busquei associar o projeto de cura das moradoras do Residencial do Pomar ao processo de resgate das suas cidadanias, ampliando, com isso, o foco da minha atenção, incluindo outros elementos que possam auxiliar na compreensão da própria definição do que seja "moradora" e "paciente".

Nesse sentido, "ser moradora", na visão das residentes significa que elas percebiam que foram submetidas no passado à situação de pacientes de um hospital psiquiátrico e que haviam rompido os vínculos com a sua rede familiar, a ponto de não mais absorvê-las como parte dessa unidade, sendo consideradas pacientes "crônicas"[7] de um hospital psiquiátrico.

A cosmologia das residentes, apoiada na definição de saúde/doença, parece se guiar pela lógica binária que só pode situá-las numa determinada posição, que deve ser definida entre duas possibilidades: uma relacionada à condição de moradora e a outra relacionada à condição de paciente. Não é possível ocupar as duas posições ao mesmo tempo, pois mesmo a residente que retorna ao hospital para tratamento de saúde não perde a sua condição de moradora, salvo os casos em que a permanência na hospitalização ou o estado de saúde não demande prognóstico favorável ao retorno à moradia no SRT. Cabe salientar que a própria recepção de uma outra inquilina na casa dependeria da aprovação das residentes, que depende de um consenso, pelo menos da maioria, a respeito da aprovação do pleito.

Dando continuidade à linha de raciocínio adotada, é possível perceber que a definição de ser paciente de um hospital psiquiátrico está intimamente relacionada à permanência destas mulheres em hospitalização, uma vez que elas receberam um diagnóstico, no ato da internação, com vistas a explicar o motivo clínico que justificou a sua permanência para tratamento.

Há de se considerar, neste contexto, que na ocasião em que a maioria das residentes foi hospitalizada, a internação tinha mais de uma função. Além de servir para tratar a doença, era muito utilizada para suprir as necessidades de acolhimento daqueles cuja problemática social os conduzia a permanecer no asilamento (Roeder, 1986).

Para Goffman (2005), em sua obra *Manicômios, prisões e conventos*, a interpretação psiquiátrica de uma pessoa só se torna significativa à

---

7 Na visão das residentes, paciente crônica significa aquela que permanece internada por muitos anos.

medida que essa interpretação altera seu destino social, que passa pelo processo da hospitalização. A percepção de se perder a cabeça, vinculada à noção de doença mental, parece estar baseada em estereótipos culturais, derivados e socialmente impostos.

Desta maneira, após receberem o diagnóstico psiquiátrico, se engendraria, na visão de Goffman (1961), um estereótipo que marcaria o início das suas "carreiras de doente mental", que corresponde a um complexo processo microssocial de reconhecimento, rotulação, estigmatização e institucionalização de sujeitos. Não é por acaso que a teoria do rótulo vê a psiquiatria como o principal rotulador, legitimado socialmente (Coelho, 2002).

A décima edição da Classificação de Transtornos Mentais e de Comportamento da Classificação de Doenças (CID 10), que tem sido utilizada nos serviços públicos, inclusive no hospital psiquiátrico onde residiam as protagonistas deste livro, me possibilitou completar a análise socioantropológica a respeito do conhecimento sobre o motivo que justificou as internações das residentes, pelo menos no que diz respeito aos sinais e sintomas relacionados ao transtorno mental.

Ao recorrer aos prontuários médicos das moradoras do Residencial do Pomar, percebi a presença dos mais diversos diagnósticos psiquiátricos, tais como: transtornos mentais orgânicos, esquizofrenia e oligofrenia. Sobre uma das residentes, como fora relatado anteriormente, não existe em seu prontuário a discriminação do seu diagnóstico psiquiátrico.

Recorri, então, à literatura científica buscando conhecer um pouco mais sobre os diagnósticos imputados às residentes e o impacto que estes podem acarretar em suas vidas.

Com relação ao transtorno mental orgânico (TMO), que segundo registros acomete três das residentes, este se caracteriza por presença de prejuízo cognitivo (*deficit* de orientação, de memória, de compreensão, de linguagem, de cálculo e de julgamento), podendo estar associado a outros sintomas, como rebaixamento de nível de consciência, sintomas depressivos ou ansiosos (Pitta, 2002).

A epilepsia, como uma das desordens do funcionamento cerebral, pode ser provocada por diversos processos patológicos que apresentam como expressão final a presença de crises recorrentes. A doença se apresenta em qualquer faixa etária e tem como base fisiopatológica descargas neuronais intermitentes, excessivas e desordenadas. Considerada uma condição neurológica crônica, revela alta incidência de dificuldades psicossociais advindas do estigma imputado às pessoas acometidas.

A pesquisa de Boaventura (2006) revelou justamente este estigma imputado à epilepsia em nossa cultura, muitas vezes, relacionada ao trabalho, às relações interpessoais, ao lazer e às atitudes negativas. Assim como a loucura, imprime marcas em muitos dos seus portadores, por serem vítimas do preconceito.

Não é à toa que a epilepsia é uma palavra de origem grega, que significa que a pessoa está possuída ou invadida. Associada às possessões divinas e demoníacas, às doenças contagiosas ou à loucura, a epilepsia, no decorrer da história, encontrou diferentes formas de definição, diagnósticos e tratamentos.

Como bem nos informa Boaventura (2006), uma das crises mais comuns da epilepsia é a convulsão. E estas crises provocam medo e espanto naqueles que as presenciam, pois a pessoa se debate e saliva e, em alguns casos, pode apresentar vômitos. Algumas pessoas, ao presenciarem uma situação de crise, acham que o indivíduo está bêbado ou drogado. Por isso, é fundamental que a comunidade saiba o que é epilepsia e como proceder durante uma crise, para que as pessoas acometidas por ela deixem de ser vítimas do preconceito e do estigma que percorrem as suas histórias.

Na Roma antiga, a epilepsia era tida como uma doença contagiosa, e as pessoas portadoras desse mal acabavam sendo excluídas do convívio social para não contaminarem as demais. A doença era vista tal qual uma maldição e, talvez por isso, banida da Igreja Católica, assim como a praga, a sífilis, o escorbuto, a lepra e o carbúnculo.

Yacubian (2000) afirma que, nesse período, alguns médicos suspeitavam que a contaminação se desse pela respiração, e essa crença prevaleceu ainda no início do século XX. No século XIX, com a emergência da neurologia como uma disciplina distinta da psiquiatria, afirmou-se que a epilepsia era um distúrbio cerebral. Nesse período, Samuel-Auguste Tissot (1728-1797) escreve o Tratado da epilepsia, no qual descreve diferentes tipos de crises e síndromes.

Ainda para Yacubian (2000), os enfermos eram encaminhados para prisões, asilos e leprosários na Antiguidade, quando as famílias não conseguiam cuidar deles em virtude de fatores como a gravidade, a frequência ou as enfermidades psíquicas associadas. Assim, muitos pacientes epilépticos foram vítimas de internações em sanatórios para doentes mentais, como ocorridos nos hospícios de Santa Catarina, conforme demonstra Paulo César Trevisol-Bittencourt, do Departamento de Neurologia da Universidade Federal de Santa Catarina (UFSC) (Epiléticos..., 2006).

A oligofrenia, que foi diagnosticada em uma das residentes, é considerada um *deficit* congênito ou precoce no desenvolvimento intelectual. Traduz-se por uma inadaptação permanente e uma deficiência global das atividades psíquicas, em comparação à faixa etária e sociocultural, afetando cerca de 1% da população mundial. Caracteriza-se por níveis intelectuais abaixo do considerado normal, que se evidenciam na fase de desenvolvimento do indivíduo (Adams e Victor, 1996).

Segundo Adams e Victor (1996), as vítimas da oligofrenia eram em geral mantidas em isolamento até a segunda metade do século

XX, quando sua integração na comunidade passou a ser um dos principais objetivos no tratamento. Em alguns casos, a deficiência mental é detectada logo no nascimento ou em idade pré-escolar. Além das dificuldades de aprendizagem, a pessoa pode apresentar problemas de conduta, como nervosismo, falta de controle de seus impulsos, dificuldade de concentrar sua atenção; esses sintomas também podem estar associados a sintomas psicóticos, como agressividade, mutismo, imobilismo, movimentos anormais, impulsividade, deformações físicas e convulsões.

As causas da deficiência mental somente são possíveis de serem avaliadas em 25% dos casos. A deficiência pode estar ligada a problemas de origem genética, doenças de metabolismo ou carências hormonais. Também pode estar associada ao nascimento prematuro, ou problemas ocorridos durante a gestação, pela radiação, infecções por vírus, sífilis ou, inclusive, durante o parto, onde pode ocorrer alguma pancada, hemorragia intracraniana ou mesmo falta de oxigenação no cérebro. Após o parto, podem ocorrer, ainda, infecções que prejudiquem o desenvolvimento mental (Adams e Victor, 1996).

Outro diagnóstico imputado a uma das residentes é a esquizofrenia, que é considerada uma das formas mais graves de psicose. O termo psicótico tem sido utilizado de forma indiscriminada, sendo popularmente conhecido como loucura. Envolve um comprometimento grave do funcionamento social e pessoal, caracterizado por retraimento social e incapacidade para desempenhar as tarefas e papéis habituais. Trata-se de uma doença do cérebro com manifestações psíquicas, cuja causa ainda é desconhecida. Dentre os principais sintomas da doença encontram-se os delírios, alucinações, alterações do pensamento, alterações da afetividade, diminuição da motivação, sintomas motores, autismo, ambivalência e alterações da cognição. Sua manifestação começa, geralmente, no final da adolescência ou início da idade adulta, afetando cerca de 1% da população (Louzã Neto et al. 1995; Roeder, 2003).

Embora os diagnósticos sejam os mais distintos, todas as residentes foram encaminhadas para a hospitalização e, por causa de problemas de ordem psicossocial, permaneceram internadas por muitos anos. Além de carregarem consigo o peso do estigma e do preconceito relacionado à doença mental, somavam às suas vidas toda uma problemática advinda do processo de institucionalização, deflagrado pelo diagnóstico.

E é na biomedicina, e nas questões pertinentes ao gênero, que a visão de mundo das residentes pesquisadas parece fundamentar as suas falas. No interior de um hospício, ou mesmo em um SRT, os códigos identificatórios parecem seguir um sistema rigorosamente binário: ou se é louco, ou saudável.

O mentalmente enfermo parece perder a sua condição de sujeito na sociedade à qual pertence por causa do estigma associado à doença mental. Pela ótica dos sinais e sintomas, passa a ser visto como sujeito incapaz de decidir sobre a própria vida e as decisões de seu tratamento. Ao entregar às mãos do médico o seu próprio destino, convive com o peso da discriminação, advinda do preconceito que envolve o rótulo da loucura.

Por vezes, a avaliação da loucura na história se baseava no grau de sanidade observado por meio das afeições morais, associando a psiquiatria a uma disciplina moral. Se as pessoas demonstrassem ser "desordenadas" e "pervertidas", isso era considerado um sinal de alienação. Já a cura, por sua vez, significa "a volta às afeições morais, dentro dos seus justos limites" (Foucault, 1979, p. 121).

A observação de Foucault pode ser percebida na fala de Violeta, que atesta que o comportamento moral tem uma relação direta com o estado de saúde. A mulher que fala palavrão, por exemplo, cujo comportamento não parece ser condizente com os padrões sociais determinados para uma dama, pode se constituir em um sinal de estar apresentando doença.

Estar doente, na visão de todas as residentes, é estar ruim das ideias. O "problema dos nervos" estaria vinculado à noção de doença, sendo associado a vários sentimentos como confusão, agitação, violência, perdas familiares e de amigos, privação, opressão, reclusão, dor, isolamento, dependência, sujeição, perda de produtividade, falta de envolvimento, indisciplina, ou a um comportamento moralmente impróprio às mulheres. Os significados que definem o termo "problemas dos nervos" é, segundo elas, muito parecido ao de Silveira (2000) sobre sofrimento dos nervos.

Para ser moradora é preciso "estar bem das ideias", com a "cabeça em ordem". De acordo com as pacientes, estar bem das ideias significa não dizer palavrão, não brigar, não discutir com os outros, não prejudicar ou depreciar a imagem do outro, não depreciar a autoimagem por comportamento moralmente incorreto e não responder a provocações. Além do mais, é imprescindível para a condição de moradora ajudar nos serviços da casa, incluindo as atividades domésticas e até mesmo as atividades de conservação do lar, como o conserto de coisas quebradas, por exemplo. A moradora também pode passear, ter liberdade para defender as suas coisas, ter amigos, e namorar, desde que seja com respeito (não envolvendo sexo) e mediante a aprovação e a supervisão das outras residentes. O casamento e a maternidade, por outro lado, são contraindicados à condição de moradoras, na visão delas próprias.

Não existe consenso sobre a necessidade de ter que tomar remédio para ser moradora, pois uma das residentes associa a sua cura à condição de moradora e, portanto, não vê sentido em se submeter ao tratamento medicamentoso, haja vista já se considerar curada. Outras, no entanto, acreditam que permanecem no SRT porque além de não terem para onde ir (pois não têm mais laços familiares, nem condição financeira), necessitam do remédio para evitar os episódios de crise. Além disso, há a necessidade de ser "crônica", isto é, ter permanecido por muito tempo internada. A palavra crise, por sua vez, está associada a um desequilíbrio provisório do estado de saúde, sendo possível que a moradora volte a apresentar uma crise, e é, portanto, necessário controlar os fatores de risco desencadeadores pelo uso correto e continuado de medicamentos.

A crise parece estar relacionada a episódios breves (que, no entanto, podem se tornar recorrentes, se transformando em problemas dos nervos), nos quais a pessoa fica mole, esquece de tudo, não sabe onde está, cai no chão e até se perde. Também está relacionada à fraqueza na cabeça, ao nervosismo, à tremedeira, à vontade de quebrar as coisas e derrubar tudo, não conseguir segurar nada, ter pensamentos estranhos e provocar sofrimento. A crise pode se materializar com manchas roxas no braço e também pode causar machucados, provenientes de ferimentos causados por acidentes advindos da perda de consciência momentânea, tais como queimaduras, batidas na cabeça e cortes nas mãos. As cicatrizes, em três das residentes, revelam alguns acidentes sofridos durante as crises, e servem de prova material das perdas ocasionadas por ela.

É possível considerar a crise como um fator de risco para a permanência da condição de moradora, assim como a presença dos sinais relacionados ao problema dos nervos (também denominado de variação dos nervos), pois estes devem, necessariamente, ser tratados por meio da hospitalização.

Portanto, a transferência das residentes para o SRT não significa que não retornarão ao hospital quando for necessário. Episódios relacionados a problemas de saúde, sejam de ordem clínica ou psiquiátrica, são tratados no hospital. Segundo entrevista realizada com uma das funcionárias do SRT, isto se dá em razão de o hospital ter todo o aparato necessário para efetivar um atendimento de qualidade, que demande quase todos os níveis de complexidade assistencial; trata-se de um atendimento que se encontra disponível por 24 horas e sem burocracia.

Na sua visão, isto é melhor do que fazer que as residentes acordem de madrugada e entrem na fila do posto de saúde para marcação de consulta. Além do mais, os exames são rápidos e é possível fazer desde os de baixo custo aos de maior custo; a medicação é facilitada, e a equipe de saúde já é conhecida. Ademais, é muito mais cômodo para a equipe terapêutica responsável. Dessa forma, parece que nenhuma das residentes participa das ações de saúde da rede básica, demonstrando a forte centralização do atendimento à saúde dessas mulheres.

As residentes resistem, rejeitam a internação no IPQ e querem ser tratadas em seu ambiente, seu espaço, reivindicando, segundo a informante, suas subjetividades, seus modos de ser. Porém, se tivessem sido estimuladas, certamente teriam procurado outro lugar.

As afirmações da profissional mencionada sobre a centralização das atividades de saúde podem ser evidenciadas na fala de Hortênsia:

> *Eu já fui lá no posto de saúde da comunidade. Eu conheço. Eu já fui buscar muitas vezes remédio para a Vitória no Posto de Saúde, mas eu nunca precisei. Se precisar, eu sei onde fica!*

O tratamento associado à hospitalização pode ser compreendido em função das residentes não conhecerem dispositivos comunitários de atenção à saúde mental, como Centros de Atenção Psicossocial, ou mesmo Programas de Saúde Mental da Rede Básica, haja vista que a rede de assistência em saúde local não dispõe ainda destes recursos. O tratamento que conhecem (e que vivenciaram por tantos anos) para curar o problema dos nervos e para prevenir as crises é somente o da hospitalização no IPQ, em função da comodidade do processo de encaminhamento para este local, para a realização de consultas e exames necessários, por parte da equipe terapêutica do SRT.

Da mesma forma que o tratamento dos problemas dos nervos e das crises parece estar associado à hospitalização no hospital psiquiátrico, os problemas de ordem clínica também podem ser considerados um impeditivo para a condição de moradora, considerando a gravidade e o tempo de hospitalização.

A lógica binária da posição de residentes *versus* paciente (do hospital) revelaria que ainda não houve a oportunidade da assunção do papel de pacientes subordinado à condição de cidadãs.

A condição de ser moradora, além de requerer uma boa aptidão relacionada à disposição, autonomia e eficiência (para o cumprimento das tarefas necessárias ao bom funcionamento do lar, ao autocuidado e à preservação do grupo), deve ser reservada somente àquelas cujos laços familiares já foram rompidos e cuja problemática da ordem psicossocial as impeça de retornar à vida pregressa à da hospitalização. Talvez o rompimento com os laços familiares seja o que faz que as residentes prezem tanto uma organização, que leve em consideração o fortalecimento de uma nova identidade familiar, cujos laços se firmam a partir da habitação compartilhada.

O comportamento moralmente questionável, que caracteriza as pessoas que têm problema dos nervos, também pode ser prejudicial ao grupo e, portanto, na visão das residentes, pode colocar em xeque todo o esforço que demanda o fortalecimento da imagem de uma pessoa mentalmente saudável e, portanto, moralmente correta, cuidadosamente cultivada por elas.

Vasconcelos (1992) tem demonstrado que o movimento de usuários de serviços de saúde mental tem assumido uma estratégia política que valoriza o poder contratual das pessoas com sofrimento psíquico, resgata seus valores próprios, sua autonomia e a sua relação com os demais atores sociais. Essa estratégia estaria contribuindo para reverter a imagem de marginalidade e de baixo poder associada ao paciente psiquiátrico, determinada pela tendência à invalidação e à estigmatização.

Isso não se constitui uma tarefa tão simples, na visão de Velho (1987), haja vista que no Brasil as sociedades são marcadas pela cultura hegemônica da hierarquia, onde se entende que a pessoa se reconhece, primordialmente, a partir de seu pertencimento a uma rede de relações e suportes sociais familiares, de vizinhança, de compadrio.

Não é por acaso que, quando uma das residentes deixa de fazer a sua tarefa, esta passa a ser rapidamente acobertada pelas demais, que acabam assumindo o serviço da amiga que deixou de ser feito, a fim de não permitir a visibilidade do descumprimento da atividade, evitando, com isto, as consequências advindas deste ato. Isto parece implícito no poder contratual que se estabelece na rotina do SRT.

O almejado padrão moralmente correto do comportamento das residentes também parece estar associado ao padrão imposto pela Igreja Católica. Sendo assim, além de terem que controlar os sinais de uma possível crise, é necessário corresponder à imagem ideal da mulher cristã, imagem esta fortalecida no ambiente hospitalar, que ficou por muitos anos sob a responsabilidade das irmãs de caridade e, atualmente, nas missas das quais participam. Além disso, infringir o código comportamental, previsto para elas, poderia ser confundido com problemas dos nervos e, com isto, ocasionar a perda da condição de moradora.

Conforme foi possível constatar, os papéis tradicionais de mãe e esposa não fazem parte da vida dessas mulheres. Histórias de abandono, rejeição e violência exprimem as dificuldades encontradas em decorrência da manifestação da doença.

O preconceito em torno dessa condição de vida dificultou o cumprimento das suas responsabilidades, ocasionando um rompimento dos seus projetos de vida e das atividades que desempenhavam anteriormente, bem como a desvitalização das redes sociais, quando foram encaminhadas para tratamento e ali abandonadas à própria sorte por seus familiares.

No tempo em que permaneceram hospitalizadas, o resgate das habilidades dessas mulheres, em sua vida hospitalar, exigia eficiência e eficácia a ponto de se tornar imprescindível a participação delas nas atividades de serviços gerais da dinâmica nosocomial. A troca de amabilidades era tida pelas pacientes como uma estratégia política, sendo considerada, muitas vezes, a única possibilidade de poderem afirmar suas subjetividades, para que pudessem conseguir pequenos benefícios como o Passe Livre, por exemplo, em direção a tão almejada liberdade.

Uma vez que o parâmetro de saúde parece estar vinculado à qualidade e à efetividade da produção e ao bom comportamento feminino, nada mais justo que associar a cura destas mulheres, ou pelo menos, a prevenção de novos episódios de crise, à eficácia e à disposição para o bom cumprimento das competências previamente acordadas e que estão associadas às atribuições da "natureza" feminina: fazer faxina, cuidar dos outros, arrumar as camas, lavar a roupa, esfregar o chão, engomar a roupa dos outros. O emprego das atividades domésticas como recurso terapêutico, neste caso intitulado de *praxiterapia*, concernente às atividades da terapia ocupacional, de alguma forma na visão das residentes, favoreceu o resgate de sua cidadania, a ponto de transcenderem a condição de moradoras.

Por meio das narrativas dessas mulheres, foi possível observar a ruptura que tiveram em seu cotidiano quando apresentaram os sintomas da doença e foram hospitalizadas, desencadeando um sentimento de "falta de existência", como se estivessem à mercê das crises e da tecnologia que viria a ampará-las, e também o sentimento de se situarem à margem do mundo, onde se perdem pessoas e coisas: a família que se separa e se distancia, o travesseiro, o bairro, os amigos, a paquera local, o trabalho, o nome.

Conforme relatam as residentes, quase se perde a vida ao se experimentar um constante desfazer de suas certezas e identidades, deixando de terem direitos sobre si mesmas e sobre seus corpos, sentindo-se por vezes desamparadas, sem referência, sem nada. Nos corredores hospitalocêntricos nos quais passaram suas vidas, a impressão que tive em suas falas é que perderam o gosto, o interesse pelos detalhes dos rostos, das paisagens, dos objetos e as referências, gerando total sentimento de abandono.

Ao refletir sobre o caso das residentes, acredito que se trate de uma possibilidade que estas mulheres *pacientes* possuem de gozar de certa visibilidade, pelo fato de serem vistas como algo de "anormal" e, portanto, pouco conhecido, o que provoca nos olhares do *outro* certa estranheza, suficientemente capaz de aguçar uma aproximação dos mais aos menos curiosos. De uma posição de abjeção, conceito formulado por Judith Butler para se referir à situação de exclusão dos papéis de sujeito, as residentes buscaram caminhos para afirmar sua subjetividade, para contrapor o lugar social que ocupavam anteriormente.

Longe de parecerem cansadas de si mesmas, demonstraram que ainda possuíam forças para se tornarem proprietárias de si, no período em que se encontravam hospitalizadas. Como símbolo maior de civilidade, transformam-se aos olhos do outro em pessoas mais dignas socialmente, com toda a discrição que um bom estrategista requer em sua conduta, a ponto de gerar certo estranhamento por sua sutileza. Como sujeitos dotados de potencial de metamorfose, que já seria uma posição política que evidenciaria este certo estranhamento à condição de pacientes socialmente destinada a elas, (des) constroem a sua imagem de pessoa doente a partir da tomada de consciência sobre as suas diferenças.

Essas transformações passam a ser tão costumeiras quanto possíveis, servindo para realçar a percepção da dignidade necessária às modificações presentes. É o que poderia ser denominado de período de adaptação à nova situação. Esta *performance*[8] talvez possa ser considerada o primeiro passo do processo de empoderamento das residentes, que será abordado mais adiante.

Considerando as informações coletadas, é possível evidenciar que a *performance* das residentes reforce a todo momento uma imagem positiva que as representem como mulheres aptas para o trabalho, socialmente desejáveis, dispostas e moralmente corretas, buscando romper com a imagem anterior de pessoas doentes. Ao considerarem-se saudáveis, tomando emprestadas as contribuições de Canguilhem (2000), presume-se que reforcem a imagem de que se encontram adaptadas ao meio e às suas exigências, encontrando mecanismos que as possibilitem viver, conforme as exigências que a vida impõe.

Trata-se de uma posição frágil, pois caso não correspondam às demandas previstas para o lugar de "residentes" resta-lhes a de "pacientes de um hospital psiquiátrico", retroagindo à hospitalização com toda

---

8 O conceito de *performance* de Butler remete a uma das dimensões contingentes da corporeidade significante que sugere uma construção dramática e contingente do sentido. Neste caso, a identidade de gênero pode ser reconhecida como uma história pessoal/cultural de significados recebidos, sujeitos a um conjunto de práticas imitativas que se referem lateralmente a outras imitações e que, em conjunto, constroem a ilusão de um eu de gênero primário e interno marcado pelo gênero, ou parodiam o mecanismo dessa construção. Assim sendo, se o corpo mostra ou produz sua significação cultural são performativos, pois não há identidade preexistente pela qual um ato ou atributo possa ser medido (Butler, 1990, p. 198-201).

a carga advinda desta situação, cujo rótulo diagnóstico é apenas o início de uma jornada marcada pela mortificação do eu.

O retorno às afeições morais, dentro dos padrões permitidos, pode ser considerado a *performance* que assinala a aprovação de um comportamento moralmente próprio às mulheres que se encontram "bem das ideias", pois não dizem palavrão, não brigam, não contestam, não prejudicam ou depreciam ninguém.

Ao contrário, se envolvem com esmero nas tarefas domésticas que lhes são delegadas, participam na administração do lar, cuidam das outras residentes e se responsabilizam por si e pelo lar, contribuindo com a prevenção de qualquer episódio de crise, o que evidencia a aptidão necessária para a manutenção da condição de residente.

A demonstração de que estas mulheres contribuíram para o êxito dos papéis previstos parece repartir a responsabilidade por seu estado de saúde, como um dos indicativos de que realizaram tudo o que estavam ao seu alcance, incluindo a própria medicalização, o controle sobre a saúde e o comportamento moralmente correto das demais residentes.

O valor social de ser ativo e adequado aparece nas tentativas de rever no IPQ pacientes em condições de ir morar na casa. A ameaça do retorno delas para o hospital pode estar sendo sutilmente utilizada como estratégia de controle de poder. O comportamento reprovado pode sinalizar doença e a consequente hospitalização. Não é para menos que poderiam estar se esforçando para demonstrar disposição, autonomia e eficiência, com base no referencial que possuem de boas cidadãs que, nesse caso, se fundamenta nos estereótipos do papel tradicional de mulher engendrados pela equipe terapêutica, pela Igreja Católica, pela comunidade local, por seus pares e familiares.

De maneira geral, levando em consideração os diferentes graus de envolvimento, pode-se ousar afirmar, com base nas impressões obtidas, que as residentes constroem a imagem que têm de si mesmas como mulheres moralmente corretas e socialmente desejáveis, cuja saúde se caracteriza pelo fato de serem ativas, trabalhadoras, responsáveis por suas vidas, capazes de decidirem sobre seus corpos, dotadas de maior liberdade de ir e vir, com potencial para opinarem sobre o próprio tratamento, com a cabeça em ordem, respeitosas, disciplinadas e colaboradoras para com as demais. São capazes de cuidarem de si e das outras residentes, de desfrutarem dos mesmos privilégios e costumes da comunidade, além de se considerarem boas domésticas.

A identidade grupal, por sua vez, parece estar associada à organização familiar, que deve ser vivenciada sob as bases da cumplicidade, do respeito, da lealdade, do envolvimento e da vigilância de todas.

Capítulo 4

Construção da cidadania pelo gênero: uma questão de saúde mental

*A*mulher que toma a pena para lira a transformar,
É, para os falsos sectários,
   Um crime que os faz pasmar!
   Transgride as leis da virtude
   A mulher deve ser rude
   Ignara por condição!
   Não deve aspirar a glória!
   Nem um dia na história
   Fulgurar com distinção!
   Mas eu que sinto no peito,
   Dilatar-me o coração,
   Bebendo as auras da vida,
   Na sublime inspiração:
   Eu que tenho uma alma grande,
   Uma alma audaz que s'expande

No espaço a voejar.
Não posso curvar a fronte
Nesse estreito horizonte
E na inércia ficar![1]

4.1 GÊNERO, CIDADANIA E AUTONOMIA

Com base na análise do gênero, no que tange ao processo de transformações ocorridas na vida das residentes, foi possível verificar que o Serviço Residencial Terapêutico (SRT) funciona como dispositivo mediador de construção de uma nova identidade, redefinindo a posição das residentes na sociedade e favorecendo a transformação da estrutura social. Esse serviço de saúde beneficia a imagem das residentes, ao ganharem um *status* social mais elevado de pessoas que transcenderam a simples condição de pacientes para um papel mais ativo no seu próprio grupo e na sociedade, ampliando o campo de possibilidades e com isso alargando os espaços de conquista da cidadania.

Esse processo de busca por maior autonomia por parte das residentes parece ter sido deflagrado a partir do conhecimento sobre o Projeto da Pensão Feminina,[2] divulgada pelos profissionais do Instituto Psiquiátrico (IPQ). Foi no seio de uma enfermaria de mulheres, de cuidados contínuos em saúde mental, que surgiram diversas estratégias que evidenciam formas peculiares de se fazer política.

A partir do cotidiano hospitalar, ou seja, no âmbito das atividades diárias, das relações entre os pares e da troca de informações com

---

1 Poema de Luísa Amélia de Queiroz (1875, p. 1), impresso no jornal *Borboleta* (1904-1906), que marca a segunda metade do século XIX e primeiras décadas do século XX enquanto expressões da primeira onda feminista.

2 Refere-se ao projeto de implantação do SRT denominado de Residencial do Pomar.

terceiros é que se desencadearam lutas que tiveram como principais protagonistas as próprias pacientes, que vieram a se tornar moradoras.

O processo requereu uma série de desafios. Um desses pode ser percebido pela conduta da equipe com relação às pacientes, pois, na visão de uma das funcionárias entrevistadas, as mais trabalhadoras e em melhor estado de saúde/autonomia acabavam sendo pressionadas pelos próprios funcionários do hospital para não saírem de lá.

Isso acabou atrapalhando a qualidade do atendimento, uma vez que havia falta de pessoas no hospital especializado para dar conta dos serviços gerais. Somente com o tempo algumas moradoras começaram a se posicionar no sentido de se libertarem das atividades desenvolvidas no hospital e se posicionarem como moradoras de uma casa que precisavam cuidar. Trata-se de um esforço pessoal em busca da própria cidadania.

Nesse esforço por outra possibilidade de vida, as residentes revelaram, na época em que estavam internadas, sua competência política, demonstrando que possuíam fala própria, possibilidade de articulação, capacidade para sugerir, decidir, deliberar e participar da (re)construção de sua cidadania.

A convivência com outras mulheres, que tinham em comum o desejo de dispor de uma moradia, ou o fato da inclusão de novas residentes que contribuíram para divulgar a nova modalidade de assistência, serviu de motivação para um investimento pessoal capaz de sair da esfera de um projeto para se tornar realidade. O projeto da equipe terapêutica, neste caso, passou a se tornar, também, o projeto de vida de um grupo de pacientes.

Nesse contexto, as trajetórias de vida dessas mulheres ganharam consistência a partir do delineamento mais ou menos elaborado do projeto da equipe terapêutica que, por sua vez, se constitui num dos projetos da própria Reforma Psiquiátrica (RP). A viabilidade de suas realizações dependeu, então, da interação entre os projetos individuais e os coletivos, da sua natureza e da dinâmica do campo de possibilidades que, neste caso, favoreceu a criação desse serviço. A inserção mais completa, possível na vida social, demandou um movimento coletivo de novos valores e sentidos.

A reafirmação do resgate das habilidades pessoais e sociais e da cidadania pode ser evidenciada pela forma como se posicionavam ativamente, diante dos eventos de vida. Com base na fala de uma das profissionais entrevistadas, foi possível perceber sinais do processo de busca por maior autonomia, repleto de conflitos, resistências e rupturas. Apesar de parecerem sutis, evidenciam a reafirmação das habilidades citadas.

> *O fato da casa encontrar-se próxima de um rio ocasiona, a cada chuva, uma forte ameaça de enchente. Isso faz com que as moradoras fiquem preparadas para deixar a casa, numa situação de emergência para serem acolhidas na UGP (que fica próxima da pensão, porém numa região mais protegida), determinação esta previamente combinada com as residentes e a equipe. As condições de periculosidade, no entanto, não são suficientes para fazer com que elas abandonem temporariamente a residência, chegando a momentos em que a equipe do IPQ teve que recorrer ao Corpo de Bombeiros, com a finalidade de retirá-las da casa, sob pressão, garantindo a segurança das moradoras. Outra situação que marca o posicionamento delas em seu território pode ser evidenciada no episódio do fogão que quebrou na pensão, onde se negaram a comer a comida do hospital, pois não admitiam nem ter que ir até a instituição para fazer as refeições, nem sequer aceitar comer as marmitas. Preferiram passar a (sic) café e pão improvisado, mas feito na própria casa. (Profissional entrevistada)*

Essa ruptura com a situação de vida anterior fez que as residentes preferissem participar das atividades que não envolvessem o IPQ, preferindo serem tratadas em hospitais gerais. Na opinião de uma das profissionais entrevistadas:

> *esta escolha se daria pelo fato de perceberem a doença, o sofrimento e a condição de vida dos outros pacientes e não se sentirem mais como parte deste grupo, pois parecem se sentir bem e assim preferem evitar o contato com aquele local.*

Segundo esta mesma profissional:

> *Atualmente uma das residentes está com câncer e não aceita se internar no hospital, prefere os hospitais gerais do SUS. Só com muito convencimento aceita ficar na Clínica Médica do IPQ. Algumas residentes, entretanto, mantêm vínculos com pessoas no IPQ. Outras, é possível perceber que estão se afastando. Olham as fotos das moradoras que faleceram, olham para as fotos do hospital, tudo agora faz parte somente das histórias de vida de coisas que ficaram no passado.*

Voltando à disposição para a mudança retratada no depoimento de Hortênsia, fica evidente o que havia de especial nessas mulheres que despertou o interesse da equipe terapêutica a ponto de investir em um projeto de tamanha ousadia e visibilidade e que precisava dar certo, caso fosse levado a diante.

Parece que uma combinação de sucessivas reivindicações por liberdade, autonomia e direito à moradia conduziram algumas pacientes do IPQ a desenvolverem estratégias que as possibilitaram galgar à condição de moradoras. Essa foi uma possibilidade da qual elas conheciam pouco, mas que pelas breves informações obtidas na época da implantação do residencial parece ter sido suficiente, a ponto de demandar investimentos em prol do acesso a tal conquista. Aliás, como foi possível observar na história de Hortênsia no capítulo anterior, este projeto não se constituía como mais uma alternativa, mas era a única possibilidade existente para resolver o problema de moradia.

Esse processo teve início na luta pela aquisição de uma casa. O engajamento em prol da residência levou essas mulheres a mostrarem seu potencial e a sua disposição para o cumprimento das atividades que lhes eram delegadas, como parte do programa terapêutico.

A luta pela casa parece ter sido, então, o primeiro passo do engajamento político das residentes. A divisão de papéis e a ética do cuidado nesse processo de transformações contribuíram para o despertar da consciência política. Elas sabiam que o investimento da equipe teria que dar certo e que sua participação nesse processo seria fundamental para o êxito.

Esse processo de motivação, engajamento e reivindicação dos direitos por parte das residentes contou com o apoio de uma rede social que buscou integrá-las à comunidade a partir de um processo que lhes possibilitou outra forma de pertencimento.

O processo de transformações, que teve como estímulo a luta pela casa, parece ter se fortalecido ainda mais quando as residentes começaram realmente a habitá-la; a aquisição do espaço privado constituiu-se num elemento-chave de identificação e pertencimento, necessários ao enraizamento. Foi na convivência domiciliar que tais mulheres adquiriram a autoestima e a autoconfiança, necessárias para se afirmarem como sujeitos políticos. Na democracia das relações e no respeito à subjetividade de cada uma reconstruíram a sua imagem, identificando-se com a condição de residentes, condição esta que não é estática, tampouco segura, pois é preciso um esforço pessoal e coletivo para vencer os medos e as pressões, advindos da insegurança de terem de se afastar da casa e, com isso, perder o seu lugar conquistado.

Esse processo de mudanças tem sido vivido de forma diferente por cada uma das residentes, e a convivência entre elas vem sendo fortalecida na medida em que o tempo avança e por elas terem em comum, dentre outras semelhanças, o fato de terem permanecido a maior parte de suas vidas em confinamento, além de disporem de um perfil socioeconômico e uma história de vida muito parecidos.

O fato de terem participado desde a criação da casa as fez perceber que eram parte de um projeto coletivo, de cuja responsabilidade cada uma não poderia se redimir.

A criação de um nós, ou seja, de múltiplas subjetividades em constante interação se deu em função da convivência, num mesmo espaço geográfico: a casa, onde se fortaleceram os laços afetivos, a ponto de se firmarem como uma unidade familiar.

A tomada das decisões em conjunto, com o estímulo fundamentado na troca de experiências, o respeito ao jeito de cada uma, e o compartilhamento das obrigações e benefícios contribuíram, também, para o aumento da adesão na casa, requerendo democracia e equidade por parte de todas as residentes envolvidas, assim como por parte da equipe terapêutica.

Se por um lado a proximidade da casa com o hospital onde viviam dificultou o processo de descentralização das residentes, por outro, contribuiu para que servisse de apoio a uma série de situações emergenciais e conflitantes.

Nessa trajetória de vida, essas mulheres sofreram formas distintas de dominação e opressão, mas a positividade dos conflitos parece ter contribuído para a criação de formas de resistência, rupturas e inovações, remodelando o cotidiano das residentes, pois, como bem lembra Louro (1995, p. 121), *o poder é sempre relacional*. Este não é exercido em mão única, pois possui dois polos em relação, em que às vezes estão sujeitos capazes de reagir, com algum grau de liberdade. Essa positividade do conflito, observado no decorrer desse processo de conquistas, também pode ser explicada por Foucault (1999), que afirma que onde há poder há resistência.

O processo de resgate da cidadania das residentes se deu nitidamente nas bases da produção doméstica. Lá aprenderam a decidir e a refletir sobre seus direitos civis, sociais e políticos participando, inclusive, de reuniões na comunidade a respeito do pleito de determinada reivindicação comunitária. O encontro informal, que se deu para discutirem o conserto de uma ponte que caiu na última enchente, é exemplo disto. O fato acometeu o bairro onde fica situado o SRT, e pelo qual se tem acesso mais rápido até o hospital, que ainda provê a elas subsídios relacionados à alimentação, à equipe terapêutica e aos medicamentos, além de proporcionar-lhes acolhimento ou apoio numa situação especial.

Para Lisboa (2003, p. 26), o poder político diz respeito ao acesso dos membros individuais de unidades domésticas, ao processo pelo qual são tomadas as decisões que afetam o seu futuro como indivíduos, ou como membros individuais de uma mesma família. Dessa forma, o poder político é considerado o poder da voz e da ação coletiva, enquanto o poder psicológico decorre da consciência individual de força, que se manifesta na autoconfiança, e tem na casa (ou seja, nas relações familiares) o espaço primordial de seu desencadeamento, no espaço social político.

Os sentimentos de autoestima e de força pessoal exerceram efeitos positivos sobre as ações e lutas nos campos sociais e políticos dessas mulheres. À medida que elas eram reconhecidas, a participação na dinâmica da vida em comum aumentava, e novos desafios surgiam para, mais uma vez, serem repartidos entre todas, demandando um novo esforço pessoal em torno de um projeto comum: a manutenção da condição de moradora.

A visão otimista da própria vida e o resgate dos atributos relacionados aos direitos e deveres também se manifestaram quando da observação, com relação à satisfação das residentes.

A estabilidade do eu, ao envolver sentimentos de pertencimento e de compromisso, estimula a ligação com a unidade social, como uma espécie de afirmação da sua subjetividade. Assim, as moradoras do Residencial do Pomar, ao estarem situadas numa unidade social maior, partilham de uma série de sentimentos de ser e ter, assim como diversas formas de resistência, que merecem ser consideradas. A tônica da micropolítica parece ser, então, a forma mais vivenciada por elas, pois acreditam que a mudança se faz no cotidiano, e não no plano macro, que serve, prioritariamente, aos interesses de terceiros.

Ter boa saúde para poder desempenhar com a autonomia e a habilidade necessárias as tarefas do cotidiano, o reconhecimento entre os pares, o sentimento de poder habitar uma casa, de constituir uma família e de viver uma velhice digna são conquistas que sinalizaram o que deve ser preservado, enquanto projetos de vida.

Com relação à avaliação desses projetos de vida, as residentes disseram que a sua vida melhorou muito nos últimos anos após terem ido morar na casa. Dentre as principais mudanças percebidas em suas vidas, estão a conquista de maior autonomia, o ganho do poder contratual, o aumento da rede social, a possibilidade de terem um lar e uma família, o melhor estado de saúde, a conquista de independência social para poderem agir como desejarem; a possibilidade de inserção no âmbito comunitário; a independência para realizar as atividades do cotidiano; e a possibilidade de gozar de maior privacidade e liberdade.

Em uma das entrevistas realizadas com um dos membros da equipe terapêutica do residencial, foi possível observar que o processo de desinstitucionalização das residentes aconteceu quando elas conseguiram se cuidar sozinhas e cuidar umas das outras, ao começarem a usar o telefone e a tomar as medicações sozinhas. Neste momento, dispensou-se a presença dos funcionários, o que agregou maior autonomia às residentes, num processo que, na opinião do entrevistado, durou aproximadamente três anos, o que pode ser considerado o processo de adaptação à nova vida.

Esse ganho de autonomia pôde ser observado com resgate do poder contratual das residentes. Certa vez uma delas ficou doente e precisou ser internada, e as demais moradoras solicitaram cuidar da sua companheira, na própria pensão. Como se tratava de um câncer ginecológico, além dos cuidados primários, as residentes aprenderam a fazer higiene ginecológica na amiga doente e permaneceram ao seu lado até a última semana de vida, quando foi internada para tratamentos mais intensivos e veio a falecer. Segundo o depoimento de uma das profissionais da equipe técnica:

> *Elas provaram ter responsabilidade, mostraram que sabem fazer,*
> *e que são competentes.*

No que tange à percepção das próprias residentes com relação aos fatores que dificultam o processo de resgate de suas cidadanias, elas destacaram a limitação a que estão sendo submetidas no que diz respeito ao recebimento e ao gerenciamento dos seus próprios rendimentos; à insegurança com relação à manutenção da condição de moradoras; ao medo das consequências de adoecerem e, com isso, de serem afastadas do SRT; ao medo de desfazerem o núcleo familiar das moradoras do residencial, a qualquer situação que possa acontecer; ao receio de não poderem mais participar de atividades externas, como passeios a pontos turísticos, à praia, ou a outro local mais distante, na frequência que gostariam, por determinação de terceiros.

Para essas mulheres, viver no hospital, sem perspectivas de um lar e de uma família, sem expectativa de serem vistas de uma forma socialmente mais aceitável, ou de terem o direito de decidir sobre suas vidas; esse inconformismo, essa não aceitação por uma vida "esquecida", ao mesmo tempo que despertou sua consciência, sinalizou o potencial que possuíam para assumir uma nova identidade, traduzindo o contexto em que o potencial de metamorfose se mostrou emergente, a ponto de deflagrar o processo que as motivou a buscar uma outra condição de vida.

Dessa forma, o segundo passo desse processo de transformações foi o de lutar pela casa, motivado pelo conhecimento do projeto, pela percepção da capacidade das residentes, pela identificação dessas mulheres com outras pessoas que já se encontravam em situação social semelhante e que também tinham projetos de vida parecidos, pelo engajamento da equipe terapêutica em tornar possível a execução, e por causa do compromisso de todas de unirem seus projetos pessoais em torno de um investimento coletivo.

Nessa fase, aumentaram os contatos pessoais e a busca por informações que pudessem esclarecer os objetivos do projeto e o impacto deste para as suas vidas, bem como a procura por evidências que atestassem à possibilidade de sucesso do projeto. Nas atividades de horta, nas festas e nos bingos, trocavam informações com seus pares a respeito do assunto e construíam uma imagem do que poderia representar essa mudança para a vida delas.

Iniciada a moradia na casa, o processo de adaptação levou, aproximadamente, três anos. Esse período pode ser considerado curto, se comparado aos longos anos de hospitalização a que foram submetidas (algumas mais de 35 anos), mas foi considerado necessário para que essas mulheres se reconhecessem e se posicionassem nas diversas situações de vida que as consolidavam como residentes.

A partir do momento em que a motivação dessas mulheres se materializou a ponto de se engajarem no projeto, iniciou-se uma mobilização no sentido de mostrarem a sua competência. A *performance* das residentes parece ter sido talhada (e ainda parece ser) para demonstrar sua capacidade de adequação e autonomia e seu perfeito estado de saúde, e a política de contatos necessários à solicitação da condição de moradoras – junto a um histórico de bons antecedentes de comportamento – evidencia o quanto essas mulheres, longe de passar por uma imagem que as remetam à "incapacidade e inferioridade", sabem fazer política no cotidiano.

Além do mais, como a autonomia, a adequação e a capacidade produtiva estão intimamente relacionadas com o bom estado de saúde mental, nada mais justo que as residentes demonstrassem boa desenvoltura e envolvimento, necessários para o cumprimento das atividades realizadas por elas.

À medida que demonstravam suas habilidades, tornavam-se mais reconhecidas e adquiriam certas vantagens como o Passe Livre, por exemplo, que as fez perceber o quanto eram capazes de lutar por outros direitos. Como disse uma das profissionais entrevistadas, elas foram escolhidas porque provaram ser capazes e porque verbalizaram sempre que possível esse desejo por meio dos seus engajamentos.

Com respeito à criação do residencial, a única referência que a equipe terapêutica tinha sobre esse dispositivo assistencial era a de uma casa e de uma família que precisavam ser constituídas. Nesse momento, a rede de apoio social foi determinante para o processo de resgate da cidadania, e a equipe terapêutica parece ter tido a sensibilidade necessária para buscar estratégias locais que envolvessem a comunidade no processo de integração social das residentes. Buscaram apoio para integrarem-nas à comunidade, por meio de solicitação ao padre da igreja local, sendo uma chance de integrá-las em seu discurso comunitário.

Com a participação das residentes nas missas e festas da comunidade teve início o trânsito entre esses diferentes mundos e províncias de significados, o que contribuiu para a quebra de estigmas e preconceitos e favoreceu, assim, a inclusão social das residentes, sob as bases de uma imagem social (re)construída. Se antes eram vistas como pacientes, agora desfrutam do mesmo universo que os demais, como residentes.

Uma vez que se distanciaram da condição de pacientes e se assemelharam à dos membros de uma comunidade mais abrangente, essas mulheres foram se conscientizando de que não eram mais pacientes, mas moradoras de um bairro localizado em um município, sob uma ótica mais ampla. E a cada englobamento em que se sentiam pertencentes, conquistavam o direito de se conhecer melhor e de terem paciência para serem vistas e aprovadas, não mais como sujeitos abjetos, mas, sim, como mulheres de uma determinada comunidade. O período de convencimento da nova condição – a de moradoras – serve não somente à comunidade, mas, principalmente, às residentes.

O sucesso pelas conquistas obtidas e o compartilhamento da derrota de outros desejos não realizados parecem ser, frequentemente, partilhados com outros moradores, o que veio a fortalecer as múltiplas subjetividades que constituem os grupos de moradores de SRTs. Da mesma forma, serviram de referência para as questões pertinentes ao gênero, pois a noção de homens e mulheres atravessa todas as outras dimensões da vida humana.

Com relação à perspectiva histórico-econômica das residentes, a transformação parece abranger a lógica mercantil-capitalista. Antes e durante a internação eram extremamente pobres e sem recursos que pudessem prover mais do que o necessário para a sobrevivência. Na medida em que foram aposentadas e receberam outros adicionais pecuniários, como o programa De Volta para Casa, puderam dispor de dinheiro e iniciar o processo de gerenciamento de parte de seus benefícios, promovendo certa acumulação de riqueza, o que permitiu partilhar das mesmas regras de consumo impostas aos cidadãos considerados normais. Descobriram que o dinheiro que agora possuem tem o mesmo valor do dinheiro dos outros, o que as situou num mesmo patamar sociológico.

Mas, se por um lado, ao descobrirem que transitam no mesmo mundo da lógica mercantil-capitalista, por outro lado, parece que o gerenciamento dos próprios recursos se constitui em um tema polêmico, ambivalente, cujo assunto não se apresenta, aparentemente, no mesmo patamar de importância observado nas narrativas colhidas. Ao buscar maiores informações sobre o assunto, consegui descobrir na prática como ocorre o gerenciamento dos rendimentos das residentes atualmente.

Segundo informações coletadas em entrevistas com duas funcionárias que trabalham no residencial, antes as residentes não eram interditadas e administravam seu dinheiro, que permanecia na tesouraria do hospital com a finalidade de proteção. Como não gastavam tudo o que recebiam e como não sabiam lidar com o caixa eletrônico do banco, guardavam seus rendimentos na tesouraria e retiravam quanto queriam e quando precisavam, administrando a tesouraria como se fosse seu banco.

A partir de 2006, segundo as informantes, ocorreu uma centralização do dinheiro das pacientes, em função de uma interdição ocorrida por parte do Ministério Público no IPQ. Antes, o gerenciamento dos benefícios ficava a cargo de uma das profissionais do hospital especialmente designada para a função de curadora de um determinado grupo de pacientes, mas, por causa da interdição, essa atividade está sendo exercida somente por uma curadora nomeada especialmente para essa função, que além disso acompanha o processo de desinstitucionalização impulsionado pelas políticas públicas. Isso parece ter conduzido a uma série de mudanças no que diz respeito ao gerenciamento dos benefícios dos residentes. Na opinião de uma das profissionais entrevistadas:

Tudo funciona dentro da Lei, mas esta Lei não permite o entendimento de que essas pessoas possam exercer sua cidadania. O paciente é internado, tutelado, dependente e, assim, há necessidade de que uma pessoa dite as normas. Nós precisamos achar um meio termo, sem ferir a lei, e precisamos aderir a uma corrente como já acontece em outros estados, onde se achou brechas para que as residentes possam exercer a sua cidadania.

As residentes agora não precisam mais se submeter aos favores de terceiros, oferecendo o seu trabalho em troca de alguns objetos de consumo. Hoje em dia, pagam parte do que consomem e se sentem pertencentes a uma classe de pessoas que dispõem de certa segurança financeira, pois como bem disse Jasmim, com relação a uma das suas amigas que se tornou aposentada mais recentemente:

Agora ela está aposentada: é uma de nós.

Além de reforçar a posição social e política do grupo, isso fortalece as reivindicações pessoais, uma vez que constrói em conjunto os próprios projetos de vida, de modo que os seus projetos individuais estão em consonância com os demais projetos coletivos.

Por outro lado, como já foi visto em depoimentos anteriores, essa liberdade é controlada, uma vez que precisam de terceiros para dispor de seus benefícios, sendo considerada arbitrária na visão de algumas das residentes. Como disse Rosa:

Elas querem que nosso dinheiro vá para o caixão. Aí só vai servir para comprar as flores e o caixão quando a gente morrer porque não dá para gastar com mais nada!

O trabalho em conjunto, a cumplicidade entre elas, como os mutirões de limpeza da casa, a organização de festas e as idas às compras, dentre tantos outros exemplos, evidenciam o espírito de solidariedade e respeito do grupo.

A experiência do processo de reestruturação de suas cidadanias pareceu mais fácil graças ao trabalho de redes de solidariedade que contribuiu para o relacionamento das residentes com os demais moradores da comunidade, estimulando ações de ajuda mútua. A construção de vínculos parece ter sido essencial para os processos de mudança, implicando uma relação contratual, de direitos e deveres, entre todas as partes envolvidas.

Muitas residentes são madrinhas de filhos da comunidade e frequentam festas particulares. E essa ligação parece ser muito forte. Existe aceitação, o que vem contribuindo para a permeabilidade social. Com o tempo, a confiança alcançada torna-se parte das conquistas dessas mulheres.

Como sinaliza Melman (2001, p. 86), os limites da rede de relações sociais que sustentam uma pessoa na sociedade não se restringem à família, mas incluem um conjunto de vínculos interpessoais significativos do sujeito, como os amigos, as relações de trabalho, vínculos na comunidade, vínculos coletivos, sociais e políticos.

A rede social de sustentação (*social network*) pode ser definida como a soma de todas as relações que um indivíduo percebe como importantes ou diferenciadas da massa anônima da sociedade. Essa rede corresponde a um nicho interpessoal, uma microecologia na qual a pessoa desenvolve um modo particular de expressão da sua singularidade (Sluski, 1997, p. 42).

O uso operacional do conceito de rede social inscreve o indivíduo e sua família em um determinado território social, e favorece que os profissionais de saúde mental ampliem seu território de intervenção.

A presença de doenças de curso prolongado, como a esquizofrenia e os transtornos orgânicos, por exemplo, comprometem a qualidade da interação social, reduzindo o tamanho da rede social *a priori*.

Andrade e Vaitsman (2002) e Roeder (2003) têm demonstrado que o compartilhamento de informações, o auxílio em momentos de crise e a presença em eventos sociais contribuem para aumentar a confiança pessoal, a satisfação com a vida e a capacidade de enfrentar problemas.

O apoio social também contribui para criar uma sensação de coerência e controle da vida, beneficiando o estado de saúde das pessoas (Castel, 1998).

As residentes, ao se reconhecerem como tal, ao adotarem uma postura mais ativa em suas vidas, discutindo e fazendo perguntas, buscando informações e sugerindo mudanças, assumem a responsabilidade por sua própria condição de vida, contribuindo para o reconhecimento dos seus direitos e deveres concernentes ao processo de vivências de suas cidadanias.

Na visão de Vasconcelos (2000), o fortalecimento de uma rede social, contra o isolamento advindo do estigma e preconceitos relacionados à doença mental proporciona o acolhimento crucial para a retomada dos laços de sociabilidade.

A participação das residentes nas missas do bairro, nas lojinhas, supermercados, festas comunitárias, passeios a pontos turísticos e outros eventos comunitários as possibilitou conquistar laços sociais em situações que parecem ser de suma importância para sua ressignificação, desmistificando a ideia de passividade e fragilidade feminina.

Os laços de compadrio de algumas residentes também contribuíram para a consolidação das redes de relações solidárias, auxiliando a quebra de estigmas e de preconceitos em torno da loucura.

É como se tivessem reencontrado uma possibilidade de agir novamente no mundo. O sentimento de participarem de uma comunidade, que não a hospitalar, de se sentirem influentes, presentes e importantes, bem como de poderem gozar dos mesmos direitos e deveres, contribuíram para a elevação da autoestima das residentes e para que descobrissem um outro sentido na vida.

O processo de constituição das residentes, como sujeitos sociais, se deu ao se perceberem criticamente como corresponsáveis por um trabalho coletivo. Ao se colocarem como agentes de mudança e, portanto, dotadas de potencial de metamorfose, buscam ressignificar seu lugar na história.

Embora as residentes tenham encontrado em seu caminho algumas resistências a respeito de sua convivência na comunidade, na maioria das vezes foram acolhidas solidariamente. Alguns conflitos relacionados à alteridade existiram, mas as residentes encontraram mecanismos que possibilitaram vencer as resistências. Muitas vezes, essa rede social teve que ser intermediada pela equipe terapêutica, outras vezes a solução foi encontrada no próprio grupo.

Com a criação da primeira residência masculina, a proximidade das habitações e a igualdade de situações vividas geraram iniciativas associativas, com a finalidade de buscar soluções de maneira informal, porém coletivamente. O compartilhamento das soluções contribuiu para a consecução de soluções de enfrentamento durante as reuniões técnicas, nos bingos e na informalidade do cotidiano.

A troca de experiências e de sentimentos parece estreitar os vínculos afetivos e solidários que se firmam, e essa conduta passa a constituir parte da tradição e da história dessa comunidade, como uma modalidade de organização coletiva para a solução de suas carências.

Tomando o pensamento de Touraine (1989), as moradoras do residencial feminino e os moradores dos residenciais masculinos de Santa Catarina tenderiam a nuclear-se em torno de problemas comuns e imediatos, para além das suas diferenças. Ao habitarem o bairro Santana, na condição de moradoras, essas pessoas rompem com a imagem de pacientes, à medida que partilham dos mesmos interesses da comunidade, gerando, com isso, uma memória coletiva e um sentido de pertencimento comum, que passa a fazer parte da tradição oral. Cabe salientar que esse bairro possui muitos moradores que trabalham no IPQ e que acompanharam a trajetória de vida dessas mulheres.

O fato de serem vizinhas exemplares parece ter contribuído para superarem os problemas relacionados à alteridade, administrando alguns conflitos advindos dos problemas de moradia.

O envolvimento das residentes com outros membros de sua residência ou com os residentes de outros SRTs, além dos profissionais que trabalham no hospital onde viviam, contribuiu para continuarem a transitar tanto no universo hospitalar quanto no comunitário, alargando as suas fronteiras.

Além disso, a rede de solidariedade entre vizinhos na vida cotidiana parece contribuir para a reprodução de material social do grupo e a integração das residentes mais ativamente na vida cotidiana.

Nesse sentido, o trânsito entre províncias e mundos é uma das questões cruciais para a compreensão sociológica e antropológica das moradoras da casa, que passaram a transitar em distintos planos e níveis de realidade socialmente construídos. Como agentes sociais, essas residentes são dotadas de potencial de metamorfose, uma vez que podem se mover entre províncias de significados e serem capazes de passar de um mundo vivido num hospital psiquiátrico para o do residencial, tornando-se mais respeitadas e reconhecidas entre seus pares.

Cabe lembrar que a vida dessas mulheres é marcada por um forte sentimento de exclusão, sendo obrigadas a se internar e receber o rótulo de doentes dos nervos, o que, aliado a uma problemática social, as fez lutar por uma nova identidade, que fosse mais aceita e integrada socialmente do que a imagem que dispunham como pacientes.

Agora, na condição de moradoras, parece que não ocupam mais a posição de objetos, mas, sim, a de sujeitos que buscam ser aceitos como diferentes e capazes de lutar por um espaço.

Mas, se por um lado as residentes lutam para vencer as barreiras impostas pelo estigma e preconceito imputados ao problema dos nervos, por outro, evidenciam a ambivalência de seus comportamentos, ao se utilizarem dos mesmos mecanismos de exclusão a que foram submetidas, demonstrando o quanto também é difícil para elas conviver com o diferente.

O estigma e o preconceito estão instalados nas residentes, na equipe terapêutica e na comunidade. A reafirmação da subjetividade, em um outro patamar social, requer estratégias que envolvam participações em práticas concretas. À medida que a alteridade avança, a desconstrução do imaginário da "mulher louca perigosa" cede lugar à imagem que as coloca na definição que possuem sobre o que é ser moradora.

Essa destruição passa por estratégias múltiplas de mudanças pessoais, grupais, institucionais e comunitárias por meio de novas práticas, reafirmadas como resultados de inserção, tolerância, abertura e, sobretudo, disposição para ouvir o outro e conviver com as diferenças, que poderia ser denominada de disposição coletiva para a desinstitucionalização da "loucura".

Como parte das transformações ocorridas na vida das residentes não posso me furtar a discorrer sobre o significado da palavra família.

4.2 A família (re)configurada pelo gênero

A crença de que, na atualidade, a instituição familiar exerce grande influência na formação e na vida do indivíduo é defendida neste livro, assim como nos diversos campos do conhecimento de nossa sociedade (Pereira, 1997).

A família tem representado a principal instituição balizadora das relações sociais e da construção da identidade pessoal, funcionando como espaço de solidariedade e reprodução material e ideológica (Rosa, 2000), além de ser considerada a principal correia de transmissão dos sistemas culturais (Moraes, 2005).

Apesar da sua aparente universalidade, tal como é concebida nas convenções, a família é uma instituição que tem variado em algumas sociedades, consideravelmente, ao longo do tempo e em distintos lugares (Moraes, 2005).

Com base nas narrativas coletadas, a importância desse tema foi sinalizada em muitas das falas das residentes. A respeito de suas vidas, algumas delas revelaram que foram abandonadas por seus familiares ao apresentarem a doença, outras foram coagidas a aceitar o tratamento, ou mesmo deixadas à força (sob a consideração dos argumentos citados acima), na tentativa de restaurarem o comportamento convencional, ou ainda para amenizar o problema na cidade onde viviam grávidas e como moradoras de rua, restando a internação como única possibilidade de vida.

A referência *família* parece ter retornado à vida das residentes no momento em que foram morar na casa, e a convivência fortaleceu os vínculos afetivos a ponto de constituir uma identidade familiar. Isso pode ser visto na fala de Margarida:

> *Elas são minha família. São tudo o que eu tenho. Eu sinto amor*
> *por elas. Antes na internação eu nunca tive uma família.*
> *Agora tenho tanta gente.*

E também na fala de Rosa:

> *Aqui é tudo junto, partilhado. Quando uma come, a outra come, nós*
> *somos uma família mesmo.*

Mas a relação familiar no residencial é mais do que um compromisso ou afeto. Embora o fantasma da relação provisória lance a perspectiva do transitório, nesse cenário, a cumplicidade de trajetórias de vida e a necessidade de se viver essa realidade social contribuíram para reforçar a identidade familiar, em que se valoriza o pertencimento a uma determinada comunidade.

O cuidado familiar tem, na reciprocidade e no envolvimento de todas as residentes, o compromisso em manter e fortalecer os laços afetivos entre elas, uma ajudando a outra e se ajudando ao mesmo tempo. Isso parece fazer parte do poder contratual, resgatado conforme as normas antigas são cumpridas e as novas combinações tratadas, democraticamente, no grupo. Trata-se de uma relação antes mediada pela equipe terapêutica que parece ter tomado corpo a ponto de ser vista como algo tão *natural*.

Se uma delas adoece, as outras procuram cuidar da enferma e também fazer as suas atividades, para que não seja descoberta e não dê visibilidade para associar o fato a uma possível internação, caso seja evidenciado que se trata de algo que requeira maiores cuidados. Há uma preocupação com a saúde, com a afetividade, com a sexualidade, enfim, o núcleo familiar – se assim é possível denominar essa nova configuração familiar – parece ser muito prezado na vida das residentes. Atualmente, elas repartem toda a comida que recebem e tudo que adquirem é dividido entre todos como se fosse uma família. Repartir o que possuem não é problema, caso falte alguma coisa para uma delas.

Há que se considerar, entretanto, a ambiguidade da relação, pois ao mesmo tempo que se tratam como membros de uma mesma família, elas se veem, também, como amigas. Como relatou Rosa:

> *Eu não tenho família, eu não tenho nada. Elas são a família que Deus me deu.*

Segundo Vasconcelos (2000), a consciência sobre a necessidade de se investir nos vínculos familiares só aconteceu no campo da saúde mental mais recentemente a partir da Reforma Psiquiátrica.

A população mais pobre, pressionada pela crise econômica, pela precariedade e instabilidade em suas condições de vida, pelo trabalho e, ainda, diante da inexistência de uma rede de assistência e de políticas mais adequadas, voltava-se (e ainda o faz), com base nas considerações do autor, para o hospital psiquiátrico.

Isso funcionava como uma estratégia de sobrevivência para aliviar o peso temporal e psíquico dos cuidados com a pessoa dependente, e pode ser observado na trajetória de vida das mulheres deste livro, pois foram abandonadas em um hospital psiquiátrico assim que afloraram os sinais e sintomas dos problemas dos nervos.

O ato de internação e a alta hospitalar podem ter se constituído (e ainda se constituem), na maioria das vezes, em campos de forças, disputados numa arena de interesses antagônicos. De um lado, a luta pelos interesses institucionais, de outro, a luta pelos direitos sociais expressos no discurso familiar.

Como bem demonstra Vasconcelos (2000), a relação entre a família e o doente mental é complexa e vai além da mera necessidade de controle e repressão, envolvendo informações sobre outros fatores, como diagnóstico, número de internações, sexo, idade, condições materiais e psíquicas para seu cuidado.

A instituição psiquiátrica, constituída historicamente para o tratamento da pobreza, conduz a uma estigmatização não só do doente, mas também de sua família, acumulando o peso do capital simbólico negativo atribuído à loucura e à consignação de sua condição e posição de classe socialmente desvalorizada.

Dessa forma, forçando a internação de seu familiar, na maioria das vezes, as pessoas usam o argumento dos riscos impostos ao doente mental, por ele se constituir em uma ameaça aos bens e ao patrimônio familiar (Tsu, 1993).

Na condição de enferma a pessoa nem sempre aceita o tratamento ofertado, sendo quase sempre essa condição imposta, uma vez que a observação da ruptura com o comportamento convencional parece legitimar qualquer tipo de conduta que busque controlar aquilo que não é conhecido.

Com base nos argumentos de Vasconcelos (2000), quando se esgotam os esforços para convencer sobre o estado de "anormalidade comportamental", restam medidas mais eficazes de persuasão, ou mesmo de repressão, que deem conta de facilitar a tomada de uma decisão quase sempre questionada. Essa zona de tensão é permeada por sentimentos ambivalentes acompanhados de culpa, raiva e angústia, associados às atitudes de superproteção para com os enfermos. O mesmo estigma que associa o doente mental às imprevisibilidades de suas ações, também parece acometer seus familiares, que também sofrem com a discriminação social.

Segundo Bourdieu (1993), a noção de família é construída socialmente, constituída como entidade única, integrada, unitária, estável, constante, indiferente à flutuação dos sentimentos individuais.

Na visão de Uziel (2007, p. 21):

> Há um trabalho simbólico capaz de transformar o que poderia ser obrigação de amar em disposição para tal, dotando cada membro do grupo de generosidade, solidariedade, capacidade de doação, de ajuda. O sentimento familiar precisa ser constantemente reinvestido para que esta ficção possa se perpetuar, é necessária uma adesão à existência deste grupo.

Como fora abordado, histórica e ideologicamente e com um novo significado a partir da sociedade burguesa, o cuidado com as pessoas na família e na sociedade foi associado como atributo da capacidade da feminilidade, sendo utilizado para liberar o homem exclusivamente para o trabalho produtivo. Cabia à mulher corresponder às exigências de sua capacidade feminina, submetendo-a às exigências da reprodução do capital pela produção de valores vinculados à esfera da produção de cuidado. A maternagem se reproduz, portanto, no âmbito interno da casa, no espaço privado, na hierarquia entre a esfera pública e privada e na desigualdade sexual entre mulheres e homens.

Assim, o homem vem sendo associado ao espaço da rua, da política, da competição e do trabalho remunerado, e assume a condição de provedor da unidade doméstica e o *status* de autoridade moral da família. À mulher são atribuídas as funções de articuladora da coesão familiar, administradora do orçamento e consumo doméstico, educadora e prestadora de cuidados para terceiros. Desse modo, a mulher desenvolve-se com base na moralidade da responsabilidade, que a torna suscetível às necessidades pessoais dos outros.

Se por um lado o espaço privado fica sob responsabilidade da mulher, evidenciando seu papel de cuidadora, por outro, a crise econômica e as transformações no mundo do trabalho desencadearam mudanças na estrutura familiar, alterando a sua posição social na unidade doméstica. As mulheres se inseriram inicialmente no mercado de trabalho em setores correlatos às suas atividades do lar, no ramo da prestação de serviços e no setor terciário da economia.

As classes trabalhadoras urbanas do Brasil orientam-se por um código próprio, identificado e nomeado por Duarte (1986, p. 264) como *modelo do nervoso*. Para esse autor, a concepção de loucura estaria ligada a processos subjetivos que articulam as dimensões física e moral, conjugando-se à visão religiosa, holística e hierárquica do mundo e das relações. A loucura é qualificada no limite como uma reiterada manifestação pública da perturbação, que inclui o espetáculo associado à consciência, à agressão e à perda total de racionalidade. Nesse modelo, as relações de gênero são demarcadas territorialmente: o homem no espaço público e com suas funções correlatas e a mulher no âmbito doméstico, desempenhando atividades compatíveis com esse contexto.

Para as classes mais pobres, a inserção no mercado de trabalho apresenta maior instabilidade e precariedade nas relações familiares, tendendo à ruptura se a condição for prolongada, podendo também levar à perda da condição de gerador de renda.

As relações de parentesco, que se fundamentam sob a ética de obrigações recíprocas guiadas pelo dar-receber-retribuir parecem ser muito importantes para que as famílias pobres brasileiras possam suportar todas as funções sociais que lhes são atribuídas (Sarti, 1996).

Dessa forma, a família busca dividir com o Estado o encargo dos cuidados com o familiar enfermo, como estratégia de sobrevivência, uma atitude elaborada a partir da vivência cotidiana como o sofrimento.

No caso de algumas das residentes, as sucessivas internações fizeram que muitas delas perdessem seu espaço no domínio doméstico. Como o espaço doméstico é o lugar de trabalho, de vivências e de trocas, pois é considerado o território político em que a mulher exerce seus domínios e afirma a sua capacidade, o rompimento com essa esfera pode representar o símbolo do flagelo social e de conflito para com a sua própria identidade, o que pode ser identificado na fala de Rosa:

Eu de repente acho que não conseguia fazer mais nada direito.
Não conseguia mais trabalhar nem cuidar da comida ou das
crianças. (sic) quando vi, minha família me trouxe para internação.
No hospital eu comecei a fazer as coisas novamente e na casa eu já
sei fazer tudo novamente.

Conduzida ao processo de hospitalização, haja vista a sua produção não corresponder mais às expectativas do papel social delegado a Rosa, como condição da sua própria natureza, inicia-se a institucionalização psiquiátrica que torna a "paciente" tão distante do grupo familiar, a ponto de considerá-la uma estranha que mortifica e empobrece seu tempo, dando a impressão que no tempo da internação se vive uma vida anacrônica (Vasconcelos, 2000).

Ao adaptarem-se à vida institucional, as residentes buscaram construir um novo espaço social, um lugar de pertencimento, por meio das suas potencialidades no domínio das atividades que faziam parte do espaço doméstico. E, na medida em que aperfeiçoaram a sua capacidade produtiva, o comportamento apresentado revelava indícios de cura.

Os vínculos desgastados nem sempre foram reconstruídos durante o processo da hospitalização, pois muitas vezes as condições econômicas e organizacionais da família não permitiram a integração dessas mulheres de volta para seu lugar de origem. Com seus vínculos familiares primários perdidos definitivamente pelo tempo, acabaram sendo institucionalizadas.

Já na condição de moradoras do Residencial do Pomar aparentemente buscaram uma aproximação afetiva com as pessoas que o destino uniu, por se encontrarem na mesma condição de vida. Sendo assim, é válido refletir sobre a nova configuração familiar que se formou no residencial com a convivência entre os pares.

A manutenção dessa identidade coletiva requer um esforço constante, para que a atual realidade de fragmentação e diferenciação, produzida no contexto da hospitalização, não reproduza as tradicionais zonas de estigmatização e segregação que dificultam o exercício da cidadania na gestão cotidiana, haja vista a complexidade que se pode evidenciar nas trajetórias de vida. Trata-se de uma demanda que requer um olhar mais apurado, diante das contingências sociais, econômicas, políticas e culturais extremamente adversas, mas que nem por isso serviram de "camisa de força" a ponto de impedir a (re)construção de novos vínculos como um dos direitos a serem legitimados.

4.3 Afetividade e sexualidade como vivências do gênero

Ao analisar a sexualidade, sob um ponto de vista socioantropológico, é preciso fazê-la como qualquer outro domínio da vida social, pois depende da socialização, da aprendizagem de determinadas regras, de roteiros e cenários culturais. Para Gagnon e Simon (1973) é somente dessa forma que a atividade sexual pode ser significada e exercida. Ela se apresenta em convenções culturais e num só tempo, incrustadas em espaços sociais específicos e impregnadas de ideologias mais abrangentes, que circulam em múltiplas dimensões da realidade.

Com base nos dados levantados, as residentes parecem educadas num código moral bastante rígido, baseado no que é considerado próprio e impróprio, certo e errado, natural ou normal. Margarida relatou:

É possível namorar desde que tenha respeito.

Essa fala exemplifica como a sexualidade é tratada na casa. O fato de um dia Lírio ter levado um amigo para conversar em seu quarto já foi suficiente para gerar um conflito entre as residentes, quando ficou decidido, a partir deste episódio, que somente na sala de visitas e na presença de outras residentes é que se pode receber um amigo para visitas.

As condições socioeconômicas e educacionais desfavoráveis, os problemas advindos do sofrimento psíquico e a própria imagem social da mulher "louca" parecem dificultar a adesão e a formalização de qualquer tipo de relacionamento. E esse fato não é somente sentido pelas residentes, como também, pelos moradores dos residenciais masculinos.

Atualmente, apenas duas das residentes estão mantendo relações afetivas com namorados, sendo que só uma delas assumiu publicamente a relação. Isso reafirma as impressões descritas anteriormente.

Com relação à sexualidade, nenhuma das residentes possui vida sexual ativa ou relatou maiores intimidades com outras pessoas neste momento de suas vidas. A afetividade se encerra em beijos, palavras e carícias.

A atividade sexual, na visão dessas mulheres, só pode ser circunscrita à esfera do casamento. A relação a dois deve envolver cumplicidade num acordo *a priori* inviolável, assim como o respeito. Elas não estabelecem uma dissociação entre sexo, afeto ou vínculo. Sexo está, para elas, subordinado ao sentimento, e só pode ser exercido no contexto do vínculo com um significado mais relacional.

Nenhuma das residentes disse sentir falta de ter relações sexuais. Falam pouco sobre sexo e, ao relatarem experiências sexuais anteriores, as associam, na maioria das vezes, com gravidez indesejada, violência ou indiferença por não terem exercido a maternidade ou sequer opinado na decisão de poderem ou não criar seus filhos. Mesmo que quisessem, as condições de vida extremamente adversas, na visão das residentes, certamente tornariam essa tarefa uma coisa impossível de ser concretizada. As falas das residentes não revelam a pressão da reposição geracional.

Algumas residentes, no entanto, afirmam que ainda são virgens e filhas de Deus, o que as impedem de viver uma vida sexual que não seja condizente com os padrões estabelecidos pela Igreja Católica. Como não podem ter filhos, não veem a necessidade de sexo, pois sexo só tem sentido ao se falar em casamento, procriação ou em maternidade. Além do mais, já se consideram pessoas idosas e, assim sendo, o sexo também acaba por se distanciar ainda mais da vida delas.

A sexualidade parece ser algo a ser controlado entre elas com base na ideia de um comportamento moralmente correto, pois a saída dos padrões permitidos pode ser um fator de exclusão, para garantir e proteger a moral de todo o grupo. Em entrevista realizada com uma das profissionais da equipe terapêutica da residência feminina, ela informou que numa ocasião uma das moradoras, por causa de sintomas psiquiátricos, falava muito palavrão, desmoralizando todas as outras residentes. Na última crise, como esta moradora não melhorava e como as outras residentes estavam ficando extremamente incomodadas com seu comportamento, acabaram por não aceitá-la mais na casa. Diante disso, ela foi residir na UGP, pois afirmou que se não fosse para morar na pensão, não gostaria de retornar à enfermaria onde morava anteriormente.

Além disso, essas mulheres acreditam que se tivessem filhos poderiam passar a sua doença. Aliás, uma das residentes sofreu um estupro durante a internação e seu filho, ao nascer, foi adotado e criado por terceiros até sua família falecer e encaminhá-lo para a internação também, para tratamento psiquiátrico, onde permanece até hoje. Esta moradora tem conhecimento do fato, mas ao identificá-lo como um "erro" evidencia a distância afetiva entre ela e seu filho. Essa conduta reforça a crença do poder da hereditariedade, haja vista mãe e filhos terem sido tratados a vida toda como "loucos", numa mesma instituição psiquiátrica.

A concepção que possuem é que as mulheres ainda são vistas como objeto do desejo dos homens ou como sujeitos cujo desejo é moderado.

A relação afetiva, que deve ser necessariamente com outro homem, precisa estar associada ao compromisso, e isto passa a ser fator de preocupação das residentes, uma vez que envolve um limite que não pode ser ultrapassado, pois isso colocaria em risco a condição de moradora. A permanência no residencial está condicionada à impossibilidade de se ter um casal dividindo o espaço da casa, pois *a priori* foi criado para abrigar mulheres. Assumir um relacionamento significaria romper com o contrato social implicitamente adotado. Além do mais, acreditam que perderiam parte da sua autonomia e da sua independência cultivada com tanto esforço, pois como disse Lírio:

> *Trocar o certo pelo incerto nesta fase da vida não é uma atitude inteligente.*

A relação afetiva das residentes parece ser também tomada por ambivalências. Ao mesmo tempo que se veem como amigas, também são percebidas enquanto membros de uma mesma família.

O percurso biográfico das residentes as situa numa posição em que parece ser preciso uma contínua negociação, no sentido do compartilhamento de regras, obrigações e direitos itinerantes às integrantes do grupo familiar. Essas relações vêm passando por profundas mudanças. Muitas das residentes já moravam no hospital muitos anos juntas e numa mesma enfermaria, mas relataram que não sentiam que houvesse uma identidade familiar constituída a ponto de formarem uma família. Contudo, a ida para a casa em que já havia implícita a proposta da formação de um ambiente familiar acabou por se formar na convivência diária. E essa era uma convivência marcada por uma tensão constitutiva entre a necessidade de afirmação da subjetividade, liberdade e autonomia.

Em tais circunstâncias, o desafio de produzir uma *pessoa individualizada*, no decorrer do processo de socialização, requereu um delicado equilíbrio no aprendizado do domínio das regras sociais. A sexualidade no residencial, embora não seja alvo de constantes discussões (a não ser que as regras sejam infringidas), é certamente regulada pelas demais residentes, bem como pela equipe técnica e pela própria comunidade.

Os conflitos no âmbito doméstico estão ligados à percepção de que o comportamento da outra não condiz ou não se adapta ao tipo de relacionamento esperado.

A construção da cumplicidade está subordinada à formação do vínculo afetivo. A mudança das regras sociais envolve uma política cotidiana, impondo ampla negociação entre as partes, e nem sempre a unanimidade impera nas decisões finais, embora cada opinião seja objeto de reflexão do grupo. Essa interação no diálogo entre as residentes é muito complexa, no sentido de reafirmar as capacidades de autonomia.

O número de relatos sobre as relações afetivas nos demonstra que a constituição do par ideal seria um homem que também fosse paciente, ou melhor, ainda, um morador de SRT. Elas acreditam que seja mais fácil conseguir esse tipo de vínculo do que ter um compromisso com uma pessoa que não faz parte de seu universo e que poderia carregar, consigo, uma série de preconceitos, o que dificultaria a relação. O fato de ser um *paciente* já o coloca numa posição mais próxima a delas, só perdendo para aqueles que já conseguiram conquistar a posição de moradores. Além disso, é mais fácil namorar um morador que possui mais liberdade e mobilidade para sair para onde e quando quiser do que um paciente que está sob a tutela das duras regras hospitalares.

Outro fato que deve ser explorado é o *status* da condição de moradoras que também foi evidenciado, sendo esta condição um fator que vem contribuindo para que as residentes mantenham uma relação afetiva muito próxima com alguns moradores dos outros residenciais masculinos. Eles parecem conhecer a vida de moradores, partilham de problemas semelhantes, como os desafios encontrados no processo de se lidar com a conquista dos direitos e deveres concernentes à cidadania.

Lírio, por exemplo, atribui à sua condição de moradora o fato de que, ao ter se mudado para o Residencial do Pomar, aumentou o interesse dos homens por ela:

Não sei o que me aconteceu. Foi só vir morar aqui na pensão que parecia que todos os homens queriam me namorar. Isso foi lá mais no início quando vim morar aqui. Agora até parou, mas antes tinha até paciente brigando para ficar comigo. Briga eu não gosto.

Uma das residentes possui um vínculo estável com um namorado que é paciente do IPQ. O namoro começou quando ele estava na condição de residente de um SRT, embora a residente não saiba dizer o motivo do retorno do namorado para o hospital.

A relação afetiva entre um casal deve implicar certa negociação, na visão das residentes, denotando *compromisso* e *prova de afeto*. O respeito, a frequência e a qualidade dos encontros, a aprovação familiar e a ausência de sexo são combinações que se inscrevem como um processo de aprendizado e de tomada de decisões – individual e a dois.

Com a finalidade de compreender um pouco mais o significado da sexualidade na vida das residentes, é pertinente fornecer informações sobre como é tratada a saúde reprodutiva e a contracepção nesse cenário.

Verificou-se que três das residentes fizeram histerectomia total. Ao perguntar a elas o motivo da cirurgia, disseram que o procedimento foi feito para resolver problemas relacionados à menstruação.

Em função da faixa etária, a única ainda em período fértil está laqueada. Além disso, a menopausa é identificada com a interrupção da atividade sexual para as mulheres.

A mais jovem é a única que possui um diálogo mais aberto sobre a sexualidade, mencionando a necessidade do uso de camisinha para evitar a transmissão de doenças sexuais, ou mesmo uma gravidez indesejada.

Ao relembrarem assuntos sobre a sexualidade durante a hospitalização, falam de controle, vigília e opressão, relembrando episódios de violência a que eram submetidas, atribuindo às medidas de correção moral parte das condutas terapêuticas empregadas e que tinham como missão, na época, o objetivo de normalizar o que de bizarro não correspondia aos padrões morais delegados às mulheres consideradas loucas.

Dessa forma, é possível presumir que a importância da autovigilância moral sobre a sexualidade pode estar ligada, também, às violentas formas de repressão de que é objeto a atividade heterossexual.

Além disso, o Residencial do Pomar e os demais SRTs no estado foram criados num modelo que parece funcionar como espaços que segregam o sexo, haja vista não existirem modelos para atendimento concomitante de homens e mulheres no mesmo espaço, mas, sim, habitações destinadas somente a mulheres ou somente aos homens.

Nunca é demais lembrar que a própria medicalização tem servido ao objetivo do controle da sexualidade. Este progrediu no cenário nosocomial com base na ideia de que a sexualidade estaria associada com problemas do sujeito ligado à doença mental e também associado a problemas morais. Infelizmente, esse preconceito parece ter se arrastado para os residenciais.

Laqueadura, camisinha e pílula foram os contraceptivos mais citados por elas. Três das residentes se consideram "desligadas", distraídas. Elas atribuem a histerectomia ao fato de terem passado por problemas de hemorragias e de menopausa. Outras não sabem dizer o motivo. Somente uma delas já teve a oportunidade de fazer uso da camisinha masculina. Contudo, as residentes nunca ouviram falar da camisinha feminina.

O não uso de métodos anticoncepcionais deve-se à virgindade ou à inatividade sexual das residentes. Como visto anteriormente, elas pregam a fidelidade entre o casal como ideal a ser alcançado, sendo o marido o único papel que poderia justificar uma relação a dois. Como nenhuma delas pensa em casamento ou procriação, mais uma vez não se justifica a necessidade de sexo, tampouco de contracepção. Mas nem por isso justifica-se a necessidade de não se ter qualquer tipo de relação afetiva. Como disse Margarida:

> *Ele às vezes vem namorar aqui na casa, vê TV, a gente conversa, ele é meu amigo. Mas não quero me casar. Para que se assim é que é bom!*

E conforme exclamou Jasmim, ao contar um segredo em suspiros:

> *Eu tenho um namorado. Ele mora lá na casa masculina. Ele me beija no rosto e me abraça forte. Ele gosta de mim e eu gosto dele. Eu me apaixonei por ele. Eu gosto dele e nem acreditava que isso ia acontecer. Lá nas freiras não dava. Aqui na casa a gente pode namorar e ter amigos.*

4.4 Corpo, aparência e autoestima: rompendo as amarras

A possibilidade de decidirem sobre seus corpos também parece ser um dos direitos mais valorizados pelas residentes. Algumas relataram a dificuldade que passaram em suas vidas quando tiveram que morar nas ruas, onde não podiam se cuidar, ter hábitos higiênicos, trocar de roupa ou cuidar da aparência. Isso as afastava das outras pessoas, que preferiam permanecer a distância, pela aparência e a falta de higiene, assim como pelo preconceito e estigma associados ao contexto observado.

Ao serem acolhidas no hospital para tratamento acabaram tendo melhores condições de vida. Para Jasmim, o hospital também providenciou os cuidados necessários quando ela estava grávida, além de ter auxiliado na adoção do seu filho.

O hospital contribuiu também para a regularização da documentação civil, pois muitas residentes ao chegarem sequer portavam certidão de nascimento ou carteira de identidade, condição necessária à entrada no processo de concessão de benefício continuado.

Com relação à imagem pessoal, há anos a vestimenta adotada pelos *pacientes* era o uniforme. As mulheres usavam um vestido largo de sarja vermelho ou amarelo berrante (com o intuito de colaborar na recuperação de pacientes que fugiam do hospital) e os homens um uniforme estilo pijama. As sandálias de dedo eram os calçados fornecidos, sendo por vezes roubadas ou extraviadas por falta de local de armazenamento. O mesmo acontecia com os objetos pessoais dos pacientes, que se tornavam escassos por não existirem locais para colocá-los.

Há relatos de que os cabelos às vezes eram cortados sem permissão, sendo essa invasão de privacidade considerada por todas as residentes uma violência. Hoje em dia, residindo na casa, fazem questão de dizer que são responsáveis por suas aparências e pagam o salão de beleza de sua escolha e com seus próprios rendimentos. Como relatou Hortênsia:

> *Eu tinha pena de ver o cabelo das pacientes cortado e às vezes raspado por causa do piolho, e o pior é que eles cortavam o cabelo da gente e nem pediam. Quando a gente via, pronto. Depois melhorou, a Diamantina é que cortava o meu cabelo.*

O livre-arbítrio, entretanto, se restringe a um campo de possibilidades determinado pelo grupo. Preocupadas com o estado de saúde de uma delas, suas amigas a proibiram de pintar o cabelo até o restabelecimento da sua saúde. E como todas estão zelando pela saúde desta companheira, nada mais justo que ela colabore seguindo religiosamente o conselho do grupo: "tinta no cabelo só quando estiver boa!". Isto parece fazer parte da contratualidade do grupo.

4.5 Medicalização como forma de contenção

A medicação também tem um significado especial na vida das residentes, pois a permanência na posição de moradoras da casa está atrelada à qualidade da saúde e à preservação da imagem pessoal dessas mulheres. Se elas estão tomando a medicação corretamente, como parte da contratualidade do grupo, em sua visão significa que devem estar gozando de boa saúde. Mas esta posição também é ambígua, pois Rosa acredita que já está curada e não precisa tomar mais remédio, haja vista não se considerar mais paciente, e sim moradora.

O significado de tomar a medicação vai além de conter as crises, sendo entendida como medida preventiva destinada a controlar os sintomas da doença, que, por sua vez, pode ser inferido pelo comportamento que, no caso das mulheres, deve corresponder aos padrões moralmente aceitáveis da *condição* de ser mulher.

Nesse universo, alguns sinais de conflito são aparentes, pois ao se perceberem na atualidade como moradoras e não mais como pacientes, não veem sentido em continuar tratando algo que simplesmente não existe mais: o problema dos nervos. As histórias relacionadas aos episódios de crise, com cicatrizes marcantes como queimaduras e a perda de memória que as levou romper com a vida que tinham antes da internação, as conduzem a zelar pela manutenção da prescrição médica, assim como supervisionar a prescrição das demais companheiras.

Violeta e Margarida possuem cicatrizes de queimaduras que sofreram no fogão à lenha ao desempenharem suas atribuições domésticas. As crises convulsivas também deixaram lembranças e marcas que servem para lembrá-las o quanto é importante a prevenção. Dessa maneira, a maior referência que ainda possuem em termos de segurança é cumprir as determinações das prescrições médicas para que possam garantir a boa condição de vida.

Manter a boa condição de vida não se restringe somente ao uso continuado de psicofármacos. Existem outros fatores como o envelhecimento, por exemplo, que incidem na qualidade do estado de saúde das residentes, aspecto este que apareceu nas narrativas colhidas e que será explorado a seguir.

4.6 Envelhecimento como fator de risco

A questão do envelhecimento também parece se constituir como uma das maiores preocupações do contingente populacional brasileiro, sobretudo para as mulheres com mais de 60 anos. Em função da menor mortalidade feminina, constata-se uma feminização no envelhecimento do segmento idoso.

A definição de idoso varia entre os países e as sociedades. A Organização Mundial de Saúde define as pessoas com 60 anos ou mais para os países em desenvolvimento e 65 ou mais para os países desenvolvidos. Já a Política do Idoso no Brasil define como idosa a pessoa com 60 anos ou mais.

O significado da palavra "idoso", tanto para as residentes como para a população em geral, quase sempre tem conotações negativas, sendo relacionado a outros termos como incapacidade ou demência. É ainda habitual a crença, principalmente em nosso país, de que as pessoas idosas devem ser cuidadas, embora as suas opiniões nem sempre pareçam ser consideradas na formulação das políticas de saúde. No caso de mulheres idosas, isso é particularmente verdadeiro quando a combinação entre gênero e idade pode ter efeitos prejudiciais para a qualidade de vida, como é o caso da percepção do envelhecimento como um processo de deterioração mental e físico, observado no discurso das residentes.

Embora considerada uma conquista social, o aumento da longevidade traz consigo a ameaça do aumento das doenças crônico-degenerativas e seus consequentes processos de dependência. Esse dado, uma vez compreendido isoladamente, sem uma visão abrangente e crítica, parece ser suficientemente significativo na conceituação negativa das pessoas mais velhas como dependentes, funcional e mentalmente incapazes, solitários e infelizes (Neri, 2004).

Parece que os mitos e estereótipos sobre o envelhecimento atingem, principalmente, a velhice em sua fase mais avançada, pois ainda se sabe pouco a respeito, tendo em vista que representa um fenômeno novo na história da humanidade. Atualmente, o paradigma mais difundido na Gerontologia retrata o processo de envelhecimento como um processo marcado pela heterogeneidade, pela diversidade e por suas características dependentes de circunstâncias histórico-culturais, de fatores intelectuais e de personalidade, além dos fatores referentes à saúde física e mental.

A faixa etária de praticamente todas as moradoras do Residencial do Pomar remete à complexidade e o sentido do envelhecimento que essa população apresenta como base no seu sistema global de valores.

O sentido do envelhecimento para as residentes parece estar muito relacionado com a qualidade da capacidade funcional.

A rejeição do envelhecimento, que parece fazer parte da cultura ocidental contemporânea, cujos preconceitos vinculam a velhice à imagem de improdutividade e inutilidade, também parece se constituir numa das preocupações das residentes. Tal preocupação ocorre em virtude das consequências que poderão surgir diante da perda da autonomia, que poderia dificultar a permanência delas na sociedade, com a consequente exclusão do campo social.

Envelhecer também pode significar perder parte do poder conquistado na casa, pois se consideradas velhas demais tal estigma pode deixá-las à margem das decisões diárias e, com isso, distanciá-las das decisões familiares, dos amigos e da rede social oportunamente construída. A redução da mobilidade social poderia conduzi-las ao isolamento, pois a falta de oportunidades distancia as relações e tem sido associada ao sofrimento psíquico (Roeder, 2003).

O envelhecimento também pode estar relacionado à necessidade de cuidados contínuos e isso implicaria, consequentemente, na submissão do idoso aos cuidados de terceiros, como já está acontecendo atualmente.

Num universo simbólico em que todas no grupo envelhecem simultaneamente numa organização familiar na qual uma conta com a outra, mais cedo ou mais tarde as residentes desse residencial terão que aceitar a intervenção de terceiros e se adaptarem a um mundo em que a sua vida ficará a cargo dos cuidados de outras pessoas, o que reduzirá a sua independência. Ou ainda, na pior das hipóteses, voltarão a compor o quadro de pacientes de uma enfermaria hospitalar destinada às idosas ou serão transferidas para uma instituição de longa permanência para idosas.

O envelhecimento, associado ao aparecimento de doenças, também foi narrado ao expressarem o medo da perda do seu bom funcionamento físico e mental ou da presença de condição progressivamente degenerativa. Essas são preocupações que provêm do medo de perderem a condição de moradoras, e com isso reduzirem seus direitos de cidadania, pois elas associam a doença à obrigatoriedade do tratamento no hospital ou ao encaminhamento para uma instituição asilar. Com isso, percorreriam um caminho inverso ao da população brasileira de idosos, que na maioria das vezes é submetida às instituições de longa permanência para idosos e à sua consequente institucionalização. Talvez, essa visão possa ser reflexo da centralização da saúde das residentes ao hospital de origem, pois associam a doença ao tratamento psiquiátrico de outrora, por "não disporem" de outra possibilidade de atenção à saúde.

Com relação a morar numa instituição de longa permanência para idosos, as residentes ainda não conhecem de perto essa realidade, pois nunca moraram num asilo, mas com relação ao envelhecimento se recordam das idosas que partilhavam com elas a internação numa enfermaria de *crônicos*, cuja maioria da população era constituída por pessoas acima de 60 anos. Por isso, o envelhecimento também parece ser um fator de risco para a permanência dessas mulheres no residencial.

Abordada a questão do envelhecimento para as residentes, faz-se importante observar o tema *cidadania* a partir do conhecimento de como elas vivenciam o lazer, a cultura e a sua participação política, buscando realizar uma articulação com o gênero.

4.7 Um olhar sobre o gênero no lazer, na cultura e na participação política

É possível observar que o trabalho, na visão das residentes, também significa lazer, e que as atividades domésticas são consideradas as preferidas, assim como a ida às compras ou a realização de passeios na comunidade. O direito de ir e vir quando as moradoras bem entendem, a possibilidade de adquirirem coisas, a socialização, o cultivo à espiritualidade, assim como a própria permanência na casa são questões que evidenciam a gama de fatores relacionados à demarcação de um campo de possibilidades, que condicionam a tão almejada cidadania.

As principais atividades de lazer das residentes, na maioria das vezes, estão concentradas no âmbito doméstico, seja pela preferência por esse tipo de trabalho, seja pelo que ele representa. Assistir à TV, sobretudo às novelas e aos programas de auditório parecem ser os passatempos preferidos.

Duas das residentes apreciam dedicar o tempo livre às atividades sociais, participando de passeios a pontos turísticos, visitas a amigos da comunidade, festas e locais relacionados aos compromissos tidos como ocasionais, como enterros, velórios e missas.

São poucas as que participam de eventos noturnos, embora para elas não exista nenhum problema em realizar essa tarefa, pois se julgam preparadas para enfrentarem o trajeto sozinhas ou acompanhadas.

O passeio nas redondezas de mãos dadas com o namorado, as conversas com ele na sala de visitas sob a vigília das demais residentes, ou mesmo participando de lanches, bingos e almoços especiais evidenciam o elenco das atividades de lazer e culturais que são tidas como as mais apreciadas.

As atividades relacionadas às compras também foram muito relatadas por todas e sua importância pode ser observada pelo zelo com que as residentes se arrumam ao se programarem para passear e, na oportunidade, adquirirem algo de que necessitam.

A participação nas oficinas, embora tenha significado de emprego na vida dessas mulheres, transcende a esta simples função, servindo-se de uma das mais apreciadas opções de lazer. A lida no jardim do Residencial do Pomar e a plantação de frutas e chás, tão cuidadosamente cultivados por suas moradoras, evidenciam a apropriação do espaço pelas residentes, aparentemente materializado na reconstrução de suas vidas.

As atividades relacionadas à religião já foram mais preferidas pela maioria. Hoje, somente três delas dão maior valor à frequência nas missas. Há, no entanto, uma reclamação e uma reivindicação por parte de todas as moradoras: a vontade de voltarem a participar com maior frequência dos passeios anteriormente realizados e que agora foram suspensos por motivo de intervenção do Ministério Público, conforme elas explicaram. Da mesma forma, gostariam de voltar a trabalhar nas oficinas de panificação que deixaram de existir pelos mesmos motivos dos passeios.

A participação em casamentos, em batizados ou em outros eventos sociais com amigos(as) que residem na comunidade local é uma atividade que foi mencionada, embora realizada de maneira menos regular e destinada somente a algumas delas, por questão de preferência e de oportunidade.

A relação política se estabelece no cotidiano e se fortalece na medida em que aumenta o poder contratual das residentes. Quanto menor a intervenção por terceiros em relação a determinados aspectos de suas vidas, melhor a possibilidade de poderem articular, compartilhar ou tomarem decisões que dizem respeito a elas.

Sua percepção sobre a democracia no cotidiano, como forma de adesão, coesão e proteção do grupo, parece sempre melhor do que qualquer outra forma de participação social. Neste caso, o conceito de democracia está associado, sobretudo, aos direitos civis, com destaque para a liberdade de expressão, manifestação de ideias e reivindicação do que consideram como ideal. Isso envolve a interação de projetos pessoais com os locais.

Embora considerem que a ida para a residência tenha melhorado as suas vidas, acreditam que ainda é necessário que seus direitos de cidadania sejam mais respeitados.

Elas associam a cura com a ida para a casa em virtude da restituição de alguns dos seus direitos de cidadania, como poderem ir e fazer o que quiserem dentro do que é permitido, assim como ter acesso aos mesmos dispositivos da comunidade (participação em festas, lanchonetes, compras).

Nesse sentido, cria-se um paradoxo: se não se consideram mais como pessoas doentes, mas, sim, como moradoras, e não mais pacientes, nada mais justo que sejam restituídos todos os seus direitos de cidadania. Trata-se da velha questão ambivalente: ao mesmo tempo que as moradoras pedem que o Estado cuide de sua saúde, não querem que ele interfira em suas vidas. Uma situação ambivalente e que requer constante reflexão, que vai desde o processo de interdição às formas de gerenciamento da vida. Um processo de interlocução entre os direitos universais e a subjetividade de cada residente. Uma relação política que se trava na convivência e no cotidiano.

No universo da saúde mental da mulher existem mulheres de todos os gostos, de todas as formas e crenças, unidas pelo destino no mundo do residencial. Refletir sobre tais questões exige, entre outras coisas, um diálogo íntimo e político construído com outras ciências e disciplinas, sobretudo, com a participação das residentes desses serviços ou por meio da conscientização delas próprias sobre o que tais decisões podem acarretar para suas vidas.

Como a macropolítica, delineada pela legislação e pelos programas políticos, parece ser algo inalcançável na visão das residentes, resta na micropolítica (isto é, a do cotidiano) o sentido da possibilidade de se fazer política. A ambivalência pode residir no sentido de que elas sabem que, independente do que decidirem, as políticas são escritas e muitas vezes postas em prática, imprimindo mudanças severas na vida delas, muitas vezes positivas (como, por exemplo, a mudança para a condição de moradoras de um residencial), outras vezes nem tanto (exemplificado pelo longo processo de hospitalização a que foram submetidas).

Contudo, ao considerar a participação das residentes como imprescindível nas decisões políticas, é possível observar em algumas narrativas que elas ainda se sentem à margem das decisões tomadas, e muitas demonstram descrédito com relação à política adotada. Muitas vezes, há interferências negativas em suas vidas e, portanto, não as julgam suficientemente democráticas ou mesmo crédulas a ponto de serem levadas a sério, especialmente, quando isso tem um impacto direto sobre o significado de melhoria da qualidade de vida.

Capítulo 5

De volta ao mundo da vida

5.1 Habitando a casa, recuperando a cidadania

A luta pelos direitos sociais, ou seja, por condições materiais que permitem o exercício da cidadania, encontra no trabalho, na casa e na rede social um peso considerável no horizonte de valores das moradoras do Residencial do Pomar.

Dessa forma, a questão da construção dos direitos sociais no cotidiano da atenção é abordada, no sentido de trabalhar com esses valores no contexto das transformações ocorridas na vida das moradoras do Residencial do Pomar, sem deixar de considerar os direitos civis e políticos, que estão intimamente relacionados. Esse processo será compreendido como *a volta ao mundo da vida*.

Cabe salientar que não há a pretensão de interpretar os diversos domínios da vida ou da cidadania como estanques, mas como temas que se tocam e que se misturam, nessa eterna dinâmica da vida.

Por isso, é necessário voltar a atenção primeiramente para a casa e para o significado de habitá-la, como uma das referências que serão exploradas com relação à cidadania das moradoras do Residencial do Pomar.

Considero que a cidadania pressupõe a capacidade de autonomia e maturidade, para que a pessoa possa enfrentar situações de vida e criar vínculos solidários em seu espaço. O residencial, nesse caso, constitui-se uma experiência prioritária, quando se trata de cidadania que, por sua vez, permite alguma possibilidade de realizar projetos de vida.

Ao mencionar um Serviço Residencial Terapêutico (SRT) ou uma casa, ou melhor, uma residência ou residencial, uso conceitos como pensão protegida, casa, serviço ou simplesmente moradia. É citado também o Residencial do Pomar, que foi a denominação dada para o SRT onde moram as protagonistas desta obra, ou Residencial Antúrio e Residencial Atenas, quando se trata especialmente dos SRTs masculinos. Os residentes, masculinos e femininos, conhecem praticamente todas essas denominações, embora costumem usar mais frequentemente o termo casa.

As informações aqui contidas buscam fundamentar a análise das narrativas e desvendar o sentido de como as residentes habitam este local e de que forma este habitar se associa à cidadania. Por isso, faz-se uso das teorias de outros autores que permitiram realizar uma análise socioantropológica sobre os diversos significados que possam emergir das narrativas sobre o habitar a casa.

Para Saraceno (1999), "habitar" uma casa é diferente de "estar" no manicômio. Habitar a casa diz respeito à apreensão de uma nova realidade, na qual o sujeito atua de forma ativa em sua moradia e constrói uma nova referência social em seu novo território, ao passo que no manicômio esse sujeito se colocava apenas de forma passiva.

A perda da casa e a ruptura profunda entre o mundo externo e o mundo do internado são descritos por Goffman (2005) como um rito de passagem, uma despedida e um novo começo. Os procedimentos realizados na entrada da hospitalização implicam a perda do nome, da roupa, dos bens materiais, do eu civil e psíquico, da liberdade, com o objetivo de re-educar os pacientes.

Com base nos mais de 20 anos que trabalhei em uma instituição hospitalar, pude observar que as pessoas, há aproximadamente 20 anos, usavam uniformes, dispunham do mesmo cardápio alimentar imposto pela hospitalização, permaneciam muitas vezes sem contato com seus familiares que lhes serviam de referência com o mundo exterior, desenvolviam todas as tarefas que lhes eram impostas, e, muitas vezes, seus nomes eram substituídos por apelidos ou pelo número da cama ou do prontuário médico.

Agora, de volta ao mundo da *vida*, retomam valores deixados para trás, num esforço de restituir as cidadanias daqueles que passaram anos de suas vidas hospitalizados. Nesse caso, a metáfora *retorno para casa* pode ser considerada como a primeira referência simbólica de um novo rito de passagem, que sinaliza uma nova vida, uma nova identidade, uma nova referência. O significado de se habitar o SRT não significaria, portanto, somente o uso da casa, mas um processo de (re)apropriação da própria vida pelas residentes.

A concepção ampliada do habitar a casa me permitiu adentrar outros mundos, ampliando a compreensão do resgate da cidadania das residentes, sobretudo no reconhecimento desses múltiplos significados, em se tratando da percepção da sua vida social e do próprio discurso sobre o social.

Habitar constitui uma dimensão antropológica e sociológica. Tomando os estudos de Kasper (2006) para compreender o significado de habitar o SRT, é preciso, na vida das residentes, ter o cuidado para não identificar o *habitat* como uma das suas manifestações históricas – a casa –

nem defini-lo em termos de suas funções (suprir necessidades corporais como alimentação, sono). O funcionalismo carrega uma visão normativa do *habitat*, mas o significado da palavra extrapola tal compreensão.

A respeito da apropriação do espaço, Krista (1999, p. 61) faz algumas colocações importantes:

> [...] nosso ambiente é a extensão de nós mesmos. A organização do espaço onde vivemos é uma forma de auto-expressão, uma demonstração pessoal de identidade e um sentido de propriedade, que tem influência sobre o estado de humor, intimamente associado ao estresse. Fatores de estresse geral ou ambiental, como barulho, má iluminação, cheiros desagradáveis, desorganização, cores inadequadas, falta de espaço, mobiliário inadequado, dentre outros, influenciam no estado emocional, na concentração e na energia do indivíduo.

Ao se tratar de um ambiente coletivo, esse espaço "pessoal" passa a ser dividido com diversas pessoas e o cuidado na sua administração precisa ser redobrado, para garantir que as instalações facilitem a privacidade, o reconhecimento das preferências pessoais e a socialização, promovendo um senso de apropriação e identidade coletiva e, consequentemente, bem-estar (Roeder, 2003).

O reconhecimento do espaço e a limpeza podem ser vistos como um rito de purificação, que consiste em parte do processo de tomar para si o seu espaço. A instalação, por sua vez, como parte do *habitat*, consiste em adequar o espaço que se pretende ocupar as práticas cotidianas. A espacialidade do *habitat*, além do caráter cotidiano, demarca distâncias e proximidades, umas escolhidas e, outras, impostas pela configuração do local. A apropriação do espaço habitado, por meio da tomada de um caráter mais íntimo, passa a ser visto para Kasper (2006) como uma incorporação, na qual se habitua ao ambiente e à disposição das coisas; então, o hábito amplia o poder de dilatar nosso ser no mundo.

É fundamental que o ambiente onde se vive permita mobilidade, ao mesmo tempo que proporcione um sentido de unidade familiar. É possível observar, na dinâmica da casa, como funcionam as interações familiares, a linguagem e as formas diversas de associação consideradas determinantes para o exercício dos direitos de cidadania. Esses quesitos contribuem para a autoafirmação da subjetividade, para a tomada de consciência de si mesmo, para o sentimento de valor próprio e para a segurança do conhecimento da própria subjetividade, caracterizada por sentimentos de aproximação de si mesmo (Roeder, 2003).

O *habitat* não começaria então com a construção da casa, mas pela domesticação do espaço e do tempo das residentes. Segundo Kasper (2006), a ordenação cotidiana do espaço doméstico envolve atribuições de lugar às coisas e às pessoas, e a solidariedade busca preservar o bem comum.

Antes de ser funcional, a habitação é territorial, pois existem diversas maneiras de se marcar um território (Kasper, 2006). A colocação de limites (meras barreiras) define um território, na medida em que a área delimitada está topologicamente fechada, distinguindo um *dentro* e um *fora*. O acolhimento é uma conduta territorial e, pelo gesto, ainda na visão de Kasper (2006), é possível compreender a sua intenção. Ao oferecer um assento para um visitante, por exemplo, é possível verificar a ambivalência desse gesto, pois, se por um lado, esse aspecto do controle proporciona conforto ao visitante, por outro tem o efeito de fixá-lo no lugar atribuído, reduzindo a mobilidade de quem vem de fora.

Aproveitando a dupla missão que a legislação do SRT impõe ao seu funcionamento, esta seção visa resolver os problemas de moradia, como também os decorrentes do estado de sofrimento psíquico, sinalizando que as residentes necessitam algo além da simples moradia. Sendo assim, sob a ótica de um *serviço* (cuja missão está centrada numa determinada ação terapêutica), é possível identificar o *grupo* – ou seja, as relações afetivas, sociais, econômicas, culturais e simbólicas que ali se estabelecem – como o maior recurso terapêutico empregado nesse tipo de dispositivo, pois cada uma das residentes pode servir de agente terapêutico para as demais.

Embora sirva a dois propósitos, na visão de Saraceno (1999), é preciso atentar para o caráter residencial desse dispositivo de cuidado, pois para ele o SRT é, acima de tudo, uma moradia, um lar que estimula a convivência social, a liberdade e a construção de novas possibilidades de vida, ou seja, a construção de um novo espaço subjetivo, diferenciando-se, assim, dos demais serviços substitutivos oferecidos atualmente.

Ao falarem sobre os residenciais, Fassheber e Vidal (2007, p. 206) acreditam que estes "não são [serviços] clínicos por excelência, mas sim, locais em que novas experiências são vivenciadas, a partir de uma apropriação do novo espaço e de uma relação de proximidade e pertencimento".

Para Saraceno (1999), a apreensão do novo espaço de moradia é uma construção subjetiva e, portanto, estritamente individual, pois cada morador constrói o significado do novo lar a sua maneira, mesmo em contato com outros residentes nesse mesmo espaço físico.

Por meio das construções subjetivas do cotidiano torna-se possível recuperar a identidade deteriorada por anos de confinamento no manicômio. Nesse sentido, a residência, além de servir de abrigo, é o local onde se torna possível resgatar a cidadania e reconstruir a identidade como um sujeito ativo (Fassheber e Vidal, 2007).

Ao considerar o SRT como moradia, é preciso levar em consideração o seu espaço íntimo pois, na concepção de Lisboa (2003), é nele que se desenvolve um conjunto de relações parentais e anímicas, que se caracterizam pela privacidade e espontaneidade que não ocorre fora dela. É no interior da casa que se inicia o processo de socialização primária, matriz básica da sociabilidade marcada pela afetividade, pela confiança e pelo sentimento de pertencimento a uma determinada cultura.

Em estudo anterior, observei que cada residente pôde habitar a casa a sua maneira, de acordo com suas histórias de vida, com seus gostos e costumes e por meio das relações que se estabelecem, cotidianamente, na casa ou com outros moradores da comunidade em que vivem. À medida que constroem a apropriação do espaço em que residem, isto pode contribuir para o aumento de sua mobilidade na vida cotidiana, assim como ampliar a complexidade dos papéis exigidos para a manutenção da casa (Roeder, 2001).

Segundo Kasper (2006), é no espaço da casa que as diferentes concepções e práticas relacionadas à saúde e aos problemas dos nervos são percebidas, criadas e recriadas por meio da interação dinâmica estabelecida entre as residentes, dos conflitos e negociações, em um contexto das redes de relações socioculturais que compartilham.

É nesse contexto da pluralidade dos acontecimentos e das relações sociais que referências culturais são estabelecidas e permitem um suporte necessário para a superação do estigma e, também, a adesão a determinadas formas de tratamento, numa constante troca e negociação dos significados compartilhados.

De acordo com Mendonça (2006), a aquisição do espaço de moradia pode ser considerada uma questão primordial no que tange ao resgate da autoconfiança e da cidadania de residentes de um SRT.

Complementando de alguma forma essas ideias, Lisboa (2003) observa que conforme outras conquistas vão se efetivando, o sentimento positivo passa a contribuir para o aumento da autoestima, reforçando a autonomia do sujeito.

Como foi possível observar nas trajetórias de vida das moradoras do Residencial do Pomar, elas eram responsáveis pelas atividades domésticas e de cuidados com terceiros. Mas, no momento que a produção do lar começou a ficar comprometida em virtude do problema dos nervos, a ponto de não corresponder mais à realidade prevista aos papéis da normalidade feminina, restava-lhes o alto preço da condenação moral, da segregação e do abandono à sorte dos hospitais psiquiátricos.

Mas, se por um lado essa internação expôs tais mulheres a episódios de opressão e violência, por outro, esse mesmo hospital garantia às mais infortunadas economicamente a alimentação, o abrigo e a segurança, pois a vida na rua já registrava em sua história o lugar socialmente permitido. Além do mais, o fornecimento de remédios e de outras terapias tidas como necessárias eram privilégio somente daqueles submetidos aos cuidados do estado.

Cabe ressaltar que, iniciado o problema dos nervos, o tratamento em hospital psiquiátrico era considerado como a única possibilidade terapêutica de outrora. Ao se submeterem à hospitalização, com o consequente afastamento de suas moradias, da rede social, enfim, das referências que as ligavam a um determinando mundo, deixaram para trás seu nome, suas roupas, seus bens materiais, seus amores, suas redes de relações, e tantas outras coisas, como um *rito de passagem*.

Conforme foi abordado no capítulo anterior, as residentes permaneceram num hospital psiquiátrico, considerado por Goffman (1974) uma instituição total, grande parte de suas vidas, algumas para mais de 35 anos. Elas não gostam muito de falar desse período, mas foi possível resgatar algumas lembranças daquele tempo da internação. Muitas eram recordações felizes, outras, nem tanto.

Com base no entendimento desse autor e nas conclusões de Teixeira (1993) é possível presumir, pelo silêncio das residentes, que antes de serem transferidas para o residencial elas viviam em contato com um grande número de pessoas. Todas eram tratadas do mesmo modo e obrigadas a fazer as mesmas coisas, e todas as dimensões da vida aconteciam num mesmo lugar e eram reguladas por uma autoridade. As diversas fases das atividades diárias eram rigorosamente organizadas, conforme um ritmo preestabelecido e de acordo com um plano racional, cuja finalidade parecia ser, precisamente, a de cumprir a função social da instituição.

As anotações em prontuários e alguns depoimentos das residentes e profissionais demonstram que há quase 20 anos, tempo no qual as residentes ainda viviam hospitalizadas, ainda eram usados uniformes. Era preciso se sujeitar a mesma alimentação fornecida para todos os pacientes. O contato com familiares era muito difícil, por causa de toda uma problemática sociofamiliar. Além disso, muitas vezes os pacientes eram conhecidos somente por apelidos ou pelo número da cama, e o cabelo podia ser cortado ou raspado sem o consentimento do paciente para se evitar a disseminação de piolhos.

O retorno para casa, a (re)apropriação da imagem do *lar* e da *família* remetem à ideia da (re)conquista desses valores deixados para trás, sendo a casa a primeira referência simbólica desse novo rito de passagem, que sinalizaria a nova vida, a nova identidade e a nova referência. Não é para menos que de *pacientes* passaram a se autodenominar *residentes*. E parece ser nas pequenas coisas que se faz a diferença. Como disse Hortênsia:

> *Nós é que escolhemos o que vamos cozinhar. Cada dia nós comemos uma coisa diferente. Está quase no dia de ir ao mercado fazer compras e vem tudo junto, nada separado. Nós escolhemos o que queremos, marcamos no papel e compramos.*

É desta forma que Hortênsia demonstra como se dá a organização da casa. O Instituto de Psiquiatria (IPQ) fornece, semanalmente, os gêneros alimentícios necessários às residentes, que complementam o rancho com a renda que recebem do governo. A fartura observada nas prateleiras dos armários da cozinha é uma das coisas que mais apreciam, embora em momento algum tenham se queixado que se alimentavam mal no período que permaneceram no hospital. A única reclamação está no fato de, no tempo da internação, não terem tido a oportunidade de escolher o que comer, e esse livre-arbítrio é sinalizado a todo tempo como uma das maiores conquistas adquiridas ao se mudarem para o residencial.

Como residentes, tomaram a casa como sua propriedade. Como informou uma das funcionárias do Residencial do Pomar:

> *Elas têm o SRT como a casa delas. Uma vez elas reclamaram com a vinda de funcionários do IPQ para cuidar das pragas e jogaram veneno no jardim matando os chás que elas plantaram, e isto gerou um problema, pois as mesmas não aceitaram a intromissão em suas coisas. (sic) Hoje em dia elas é quem cuidam do jardim. Algumas cuidam mais da parte de fora, outras ficam como a parte de dentro. Outras cuidam mais da roupa. Algumas trabalham nas tarefas diárias em conjunto. Hoje em dia não existe mais a necessidade de organização para a realização das atividades da casa. Tudo acontece naturalmente.*

Esse sentido de propriedade – própria do enraizamento – cria um paradoxo, pois as residentes dispõem da casa como uma residência, mas sabem que na verdade esta residência não é sua propriedade, e sim do governo. De qualquer maneira, a apropriação, que está associada à delimitação que define um lugar como território, parece se fazer presente no caso do residencial, assim como a demarcação de fronteiras territoriais, como o domínio do quarto e a extensão deste território conquistado para outras áreas que são compartilhadas pelo grupo.

Como observei e foi destaque nas narrativas, Jasmim é uma das residentes que mais vem se apropriando dos espaços simbólicos da casa. Possui o maior número de objetos pessoais e conta com a colaboração de suas amigas, no sentido de negociarem seus espaços para que possa abrigar aquilo que já não é mais possível guardar com ela pelo acúmulo de coisas que já possui. Ela está com muita vontade de reformar a casa para poder comprar um armário bem grande e fechado, que comporte todas as suas coisas e que garanta maior privacidade.

Assim como Jasmim, cada uma das residentes possui um sentido próprio de apropriação de seu território, construindo nichos simbólicos que marcam sua presença, como o cultivo dos chás, a horta, os porta-retratos, o espaço da costura, e assim por diante. São espaços que buscam dar conta da singularidade de cada uma dessas mulheres, ao mesmo tempo que são criados locais que contribuem para a vivência de todas elas em grupo, como a sala de visitas, a cozinha e, nos dias de compras, até o banheiro, onde ficam juntas se esmerando para ficar cada uma tão bonita quanto as outras.

O retorno ao zelo pelas coisas do lar, a possibilidade de juntar objetos que contenham suas histórias e armazená-los num espaço cuidadosamente arranjado, o cultivo da privacidade, a possibilidade de comer algo diferente, de saber que elas têm um espaço para receber amigos ou de se sentir pertencente, ou ainda, de poderem decidir sobre a própria *beleza* exemplificam como se deu o processo de adaptação e de apropriação da vida das residentes.

Além da apropriação de espaços pessoais, é possível verificar a apropriação dos bens coletivos, ou seja, uma apropriação do grupo.

Com os rendimentos das aposentadorias já compraram máquina de lavar e outros benefícios para a casa.

O reconhecimento do espaço com a ida regular a casa – onde realizavam limpeza, planejavam como seria a decoração, arrumavam os móveis e a disposição dos pertences, cuidavam do jardim, iniciavam a acumulação de bens simbólicos e demarcavam suas fronteiras – foi a maneira pela qual as residentes se apropriaram da casa e iniciaram o seu processo de instalação.

Na época em que foram morar na casa algumas dividiram o quarto com outra residente por afinidade, no entanto, algumas ficaram sozinhas, respeitando a singularidade[1] de cada uma.

Além do mais, habitar a casa requer que seus moradores sigam as regras de convivência impostas ao grupo, como não falar palavrão, respeitar as demais e se comportar dentro dos padrões de decência. E isso impõe também ser uma boa vizinha, exigindo, com isso, uma política de boa vizinhança.

Pelo fato de as residentes começarem a transitar no espaço público (que compreende o hospital, parques, bares, *shopping centers* etc.), passando a ter mais contato com a sociedade para fora dos muros do hospital psiquiátrico e do SRT, a imagem de "mulheres loucas" vem sendo desmisfiticada. O trânsito dessas mulheres para além do espaço privado pode ser considerado, então, como uma dissolução de fronteiras simbólicas. À medida que a convivência permite desconstruir a imagem que as pessoas tinham por terem sido moradoras de um hospital psiquiátrico, aumentam os sentimentos de segurança, pois, diante de

---

1 Singularidade que é apreendida aqui como uma individualidade em processo permanente de subjetivação, atrelada ao gênero e, portanto, à trajetória de vida do sujeito. E este processo de subjetivação nunca deixa de se fazer, não para de renascer e de se metamorfosear (Melman, 2001, p. 101), por meio de sucessivas repetições de *performances* que se afirmam na prática concreta do dia a dia (Butler, 1990).

algo que agora conhecem e que, aparentemente, não se constitui uma ameaça, nada mais resta à sociedade do que aprender a viver com as diferenças; ou seja, trata-se de uma questão de alteridade.

Neste mundo de ajustes, essas mulheres aprendem a criar a sua própria linguagem e procuram se libertar das categorias e interpretações médicas, das visões masculinas e das próprias femininas imbuídas de preconceitos. Isso exige um aumento das exigências pessoais e sociais sobre elas, em prol de uma reconfiguração mais positiva da imagem que possuem socialmente. A tarefa recai, então, desde o bom funcionamento do lar à qualidade das tarefas assumidas, bem como à qualidade da interação com seus pares, com membros da equipe terapêutica ou com terceiros, do cuidado consigo mesmo e para com as outras à boa condição de saúde e capacidade de independência, não se esquecendo do cuidado de não escapar à normatividade das interpretações de terceiros.

Assim, é possível presumir que o modelo panóptico de Foucault parece transcender os muros das instituições psiquiátricas, agora com roupagem nova: o controle social da mulher louca vinculado ao gênero.

Para se ter uma ideia da estrutura físico-funcional do Residencial do Pomar, este possui um total de seis dormitórios de aproximadamente 8 m², cada um com uma janela que dá para os jardins e uma porta que dá acesso para uma área de circulação interna, onde encontra-se uma sala de estar de aproximadamente 11 m² e um banheiro dotado de bacias e pias com um pequeno espaço, que serve de depósito de material de limpeza (DML).

A sala de visitas é considerada uma área nobre na residência, pois lá as moradoras se encontram para conversar, ver TV, receber amigos e guardar os objetos pessoais nas prateleiras de uma estante, onde fica a TV, ou para mostrar os diversos certificados de cursos profissionalizantes que participaram.

A casa possui também uma cozinha de aproximadamente 13 m², que comporta armários, mesa, cadeiras, equipamentos e demais mobiliários brancos, em perfeito estado de conservação e limpeza, além de serem novos e muito bonitos. Foi na cozinha que permaneci muitas vezes conversando, e é na porta dela que as residentes costumam receber visita de alguns dos seus amigos de outros residenciais masculinos, que de vez em quando vão tomar um café, cuidadosamente preparado pelas mãos dessas mulheres.

Embora a casa propicie conforto às residentes, ela precisa de uma série de consertos, pois o telhado necessita de reparos, é possível observar sinais de infiltração e umidade, a lavanderia precisa ser reformada, além de necessitar de uma boa pintura. Como relata Hortênsia:

> *A casa precisa de uma reforma porque o telhado está danificado e com goteiras e o cupim está comendo solto.*

E Violeta completa:

> *Os armários e camas estão com cupim.*

Os problemas relacionados à necessidade de conservação da casa possuem impacto direto na vida das residentes, embora a sutileza das pequenas coisas da vida ainda pareça insignificante, não sendo levadas em consideração. Foi por causa do cupim na cama de uma delas e da goteira que duas das residentes deixaram de dividir o mesmo quarto, a contragosto.

A necessidade de arrumar a casa também parece ser uma preocupação de todas as residentes, a ponto de afirmarem que a casa é uma das coisas mais importantes em suas vidas. Além disso, elas têm planos de comprar armários com portas e mobiliário mais adequados às suas necessidades, quadros e outros acessórios decorativos, o que requer que as obras necessárias aos reparos aconteçam para, posteriormente, darem andamento à segunda meta prevista: a nova decoração.

Cabe salientar que conforme o tempo passa, novas necessidades vão aparecendo. Quando saíram do hospital, parecia que qualquer coisa que fosse oferecida às residentes, no sentido de abrigá-las garantindo o suprimento das suas necessidades básicas (como ter um quarto e viver com maior liberdade, por exemplo), já era considerado o que de melhor havia naquele momento. Atualmente, além das conquistas obtidas, elas almejam por outras ainda mais sofisticadas, que lhes proporcione mais conforto e segurança, pois a necessidade de apropriação daquele espaço já se faz diferente neste momento.

O toque especial nos detalhes decorativos, como as cortinas de renda nas janelas e as camas cuidadosamente arrumadas com as colchas nas suas mais diversas estampas, dão um tom de acolhimento e revelam junto à decoração dos quartos o toque pessoal de cada uma, com os tapetes que elas próprias confeccionaram e colchas de crochê que teceram. As imagens sacras e outros adornos religiosos revelam a importância da espiritualidade para o grupo.

Além dos ambientes internos, a casa é cercada por um amplo terreno com 7.000 m^2 de área verde e pomar, onde são cultivados os chás e as verduras para consumo próprio. Existe também uma lavanderia improvisada, que dá de fundos para o quarto de Jasmim, e é nos jardins que uma família de cachorrinhos, que são tidos como os filhos de Jasmim,[2] permaneceu por um determinado tempo.

---

2 Neste momento os "filhos de Jasmim" já estão ficando grandes, roubam a roupa que cai do varal para brincar, fazem buracos na terra e estão criando um certo conflito entre as moradoras, que além de terem de conviver com as peripécias dos bichinhos, têm de cuidar deles em virtude da doença da amiga que por vezes a faz se afastar da casa.

Uma grande muralha de pedra também delimita a parte posterior da casa, impedindo a invasão dos vizinhos, muito comum nas terras do hospital naquela região, e proporciona maior respeito à propriedade demarcada, maior privacidade e segurança às residentes. Já as laterais e a frente da casa são cercadas com fios de arame, folhagens e flores, que revelam a fachada e ao mesmo tempo demonstram o quanto as suas moradoras são caprichosas. Aliás, não são nada modestas, pois mostram com orgulho o fruto de tanta dedicação aos cuidados do lar.

A ética do cuidado com o lar, para as residentes, aparentemente não é considerada somente um trabalho, mas também uma necessidade que faz parte da *natureza* da mulher, da qual ela retira a satisfação de ver a casa arrumada, limpa, a roupa bem lavada, a comida bem preparada, proporcionando uma forma de demonstrar certa proteção e afeto por meio dessas ações. Como bem disse Rosa:

Aqui na casa é tudo com amor, arrumadinho!

O enclausuramento, como foi observado sobretudo no comportamento de Rosa, pode servir de estratégia para impedir ou dificultar a entrada de estranhos, que podem ser considerados invasores, e para afirmar seus domínios a partir do seu forte senso de propriedade, demonstrando que aquele lar lhes pertence.

A adaptação que se dá durante o processo de habitar a casa não parece ser algo tão fácil para aqueles que permaneceram institucionalizados, pois viviam numa forma de vida muito diferente da atual. Isso pode ser constatado pelo fato de outros pacientes terem ido morar no residencial, mas por diversos motivos não conseguiram se adaptar à nova vida.

Habitar a casa as permitiu um suporte necessário para que pudessem retomar experiências e planos pessoais, além de favorecer sua independência. Na casa podem receber amigos e até se isolar das companhias indesejáveis.

Segundo o Projeto Terapêutico do Residencial do Pomar (Santa Catarina, 2002a), é na casa que se dá o acompanhamento e a supervisão do programa, feito por meio de reuniões semanais, com a presença dos técnicos envolvidos e todas as residentes. Na supervisão realizada são abordados assuntos e problemas de toda a ordem, conteúdos estes que emergem do próprio grupo. Nessa oportunidade são discutidos problemas do cotidiano e suas soluções, é oferecido apoio psicológico, são distribuídas as escalas das tarefas, os passeios são organizados, bem como as autorizações de saídas, participações em oficinas, discussões das relações pessoais e papéis desempenhados pelo grupo, relacionados com o próprio grupo e com a comunidade, entre outros aspectos.

É no residencial que o programa se desenvolve, num processo educativo de resgate das habilidades pessoais e sociais, respeitando a individualidade, ritmos e potencialidades das moradoras e buscando o fortalecimento das possibilidades pessoais no enfrentamento das dificuldades que se apresentam diariamente. As residentes que habitam a casa fazem compras, são responsáveis pelas tarefas domésticas como cozinhar, lavar, passar, organizar e limpar, consertam roupas, fazem trabalhos manuais, promovem o cuidado de si e das outras moradoras, além de participarem de oficinas terapêuticas localizadas próximas à residência.

Dessa forma, é possível constatar que a residência se estabeleceu e parece se desenvolver como um espaço em que o cotidiano, os tempos, os ritmos e boa parte das ações necessárias para a manutenção de seu funcionamento foram (e ainda o são) construídos com a participação de todas, portanto, numa relação democrática.

Nos dias atuais, a interação para as atividades de cunho organizacional se dá como se fosse algo "naturalmente" delegado às mulheres, que não veem sentido de tornar este momento sociativo algo mais formal, como por exemplo, ter de participar de reuniões com a equipe técnica para intermediar questões que elas próprias julgam ser capazes de resolver. Esse é um sinal de que estão se dando *alta pedida*,[3] uma vez que buscam demonstrar que são capazes de assumir suas vidas e também os bens dispostos aos cuidados delas, pois ainda se julgam competentes para tal.

Com relação à apropriação da casa, pude observar que durante o ensaio etnográfico que fiz em anos anteriores no Residencial do Pomar, se comparado ao funcionamento da casa atualmente, houve uma diferença significativa nas relações sociais estabelecidas nesse espaço. Antes da estante das residentes que abriga diversos objetos pessoais na sala, como imagens de santos, enfeites e porta-retratos, esses objetos ficavam dispostos em compartimentos separados, em que cada moradora possuía de uma a duas prateleiras.

Os objetos pessoais parecem contar as histórias de vida por meio de imagens. Passeios ao santuário de Nossa Senhora de Aparecida, a visita do prefeito às imediações da casa, tudo cuidadosamente registrado. Hoje em dia, a estante parece socializada. Como o número de objetos aumentou sensivelmente, as moradoras tiveram que tomar emprestado o espaço de suas amigas e, no final, separar as coisas de cada uma perdeu o sentido.

Os enfeites são de todas, e essa relação de troca parece muito segura entre elas. Antes, havia certa restrição na entrada das residentes nos quartos de outras companheiras, mas, atualmente, elas até arrumam

---

3 *Alta pedida* é um termo genérico utilizado quando um paciente internado em um serviço de saúde solicita a sua alta, mediante a assinatura de um termo de responsabilidade, uma vez que tal decisão não veio de ordem médica, mas, sim, por solicitação do próprio "paciente".

o espaço umas das outras. Agora, após o almoço, a funcionária da pensão tem como planejamento de suas atividades fazer uma limpeza no quarto de uma das residentes que está afastada por problemas de saúde, o que a impede de se deslocar até a casa, em virtude de uma ponte de acesso ter caído em uma chuva. Esse espírito de equipe pode ser observado também pela preferência que as residentes manifestaram em conversar sobre suas vidas na frente das outras. Isso aconteceu com a maioria, com exceção de duas das moradoras, que sinalizaram preferir uma conversa em caráter mais privativo.

Quando se refere ao funcionamento do residencial, o grupo parece sobrepor a individualidade de cada uma, e é sempre no plural e na terceira pessoa que as residentes constroem as suas narrativas. A casa parece funcionar como um espaço de acolhimento para a emergência das experiências de vida de cada uma das moradoras e possibilita um suporte individual para que elas superem barreiras, ao mesmo tempo que possibilita o confronto de questões pessoais com as de outras participantes do grupo.

Foi namorando na sala, e não mais conversando com seus amigos no quarto, que Lírio resolveu o conflito com as demais moradoras do serviço, que se sentiram desrespeitadas ao constatar o que havia acontecido. Dizem que namorar na casa só com respeito e na presença das outras, que representam, neste caso, a referência familiar que deve contribuir para a preservação da moral da mulher cristã, tão sinalizada nas narrativas e na conduta das residentes.

Aproveitando a dupla missão que a legislação do SRT impõe ao seu funcionamento, ao mesmo tempo que resolve os problemas de moradia das residentes, possui função terapêutica, pois cada uma dessas mulheres parece servir de agente terapêutico para as demais. E na medida em que a maturidade do grupo aumenta, menos parecem precisar da equipe terapêutica, a não ser para a preservação dos fortes laços afetivos.

Somente quando o grupo não dá conta de resolver determinado assunto é que partilha com a equipe terapêutica a questão, e os profissionais, por sua vez, parecem atribuir ao grupo a responsabilidade pela superação do conflito. A formação desse espaço parece envolver um processo de construção, passo a passo, de uma ambiência protetora e receptiva entre todos os integrantes, pois, como afirma Bachelard (2000), todo espaço verdadeiramente habitado traz a essência da noção de casa, e a noção de casa das residentes parece ser bem tradicional: tudo no seu devido lugar, todos partilhando de quase tudo, e todos vivendo como se fossem uma família.

As residentes encontram na casa proteção, abrigo, acolhimento e estabilidade, sentem segurança, servindo como lugar de recolhimento e de sonhos. Neste local demonstram a capacidade que possuem para o cumprimento das atividades previstas, reforçando a imagem de pessoas saudáveis e produtivas.

Cada residente habita a casa a sua maneira, de acordo com suas histórias de vida, com seus gostos e costumes e com as relações que se estabelecem, cotidianamente, na casa ou com outros moradores da comunidade em que vivem. À medida que constroem a apropriação do espaço em que residem e isso aumenta sua mobilidade na vida cotidiana, a complexidade dos papéis exigidos para a manutenção da casa se amplia.

O resgate da autonomia social das residentes é claramente perceptível pelas mudanças ocorridas no clima familiar. Além da conquista da própria casa, puderam dispor de bens simbólicos e de um espaço capaz de abrigá-las; capaz de abrigar as "coisinhas" de Jasmim, Violeta, Rosa e todas elas. Nos inúmeros porta-retratos contam parte de suas histórias de vida e, por detrás das histórias, as articulações políticas. São pessoas simples, mas que carregam em suas narrativas projetos e promessas, como as feitas por políticos, por exemplo, que prometeram-nas algumas coisas que até hoje não foram cumpridas, como uma ponte de concreto, mais segura, que poderia melhorar suas vidas.

E, na medida em que outras conquistas vão se efetivando, como o gosto de poder ir para além dos domínios que lhes eram permitidos em tempos pregressos, ou de participar dos bailes, não mais como *paciente*, ou de afirmarem que são capazes de si, esses sentimentos parecem reforçar outras conquistas, mesmo dentro de um campo de possibilidades ainda restrito.

5.2 DA TUTELA À AUTONOMIA

Como foi possível constatar na fala das moradoras do Residencial do Pomar e em seus prontuários, todas as residentes são aposentadas pela Lei Orgânica da Assistência Social e recebem o benefício do Programa De Volta para Casa.

Além dos auxílios pecuniários, três delas complementam a renda com o pagamento que recebem pela produção de panos para limpeza ou tapeçaria desenvolvida nas oficinas de laborterapia em que participam no IPQ. Outra residente trabalha, informalmente, para uma pessoa na comunidade e recebe uma pequena quantia em troca dos seus serviços.

Com relação à condição civil, somente três das residentes não estão sob a curatela do Estado. As demais dependem de uma profissional, especialmente designada pelo Ministério Público, para receber e gerenciar seus benefícios. Elas recebem no mês, em três semanas, a quantia de R$ 20 reais (em cada semana), e tudo o que as residentes adquirem deve ser previamente acordado e apresentar nota fiscal, para comprovar se a compra foi realmente feita. Já as não curateladas recebem R$ 30 reais por semana e não necessitam apresentar nota fiscal.

Ao perguntar para as residentes como fazem para comprar algo, Hortênsia disse que antes recebia o dinheiro que tinha na poupança, mas que agora é aposentada, embora isso não adiantasse muito porque segundo ela:

> *Eu não pego um tostão. Até a Maria Emília, que recebe a aposentadoria de São Paulo, está trancada! (sic) Não dá para tirar o dinheiro. Para tirar dinheiro ela tem que ir lá no diretor e fazer uma folha. Tudo parece trancado, tem outros pacientes na Ana Teresa e no IPQ, tudo está trancado. As outras não precisam da advogada mas precisam do hospital. Antes não tinha problema. A gente tirava o dinheiro do banco.*

Segundo informações de uma das funcionárias sobre o gerenciamento dos benefícios das residentes:

> *Elas recebem e deixam no banco e vão pegando o dinheiro com base nas necessidades delas. É bom deixar no banco o dinheiro senão não corre juros e elas perdem dinheiro. Violeta, Jasmim e Margarida não são curateladas. Elas tiram trinta reais para passar a semana para comprar o que quiserem. As outras que não são curateladas ganham de quinze a trinta reais por semana para gastar sem nota fiscal.*

Segundo outra funcionária entrevistada:

> *O posicionamento da equipe foi o de defender o fato de que elas recebem um benefício e, portanto, têm o direito de cuidar do dinheiro delas. Por conta disso as moradoras do SRT reivindicam a retirada do seu dinheiro da tesouraria, pois querem ficar com o*

Trata-se de uma questão, por vezes, conflituosa e ambígua, pois nem todas as residentes estão de acordo com a interdição para os atos da vida civil, ao mesmo tempo que reivindicam os cuidados do Estado para com a manutenção da sua situação de vida. Hortênsia sinaliza a todo momento que não gostaria de ficar dependente de outras pessoas para gerenciar o seu benefício e que também não acha correto que façam isso com seus amigos. Ela se acha em condições de gerenciar a sua vida e acredita que todas as pessoas que estejam "bem das ideias" sejam capazes de fazer o mesmo.

Na visão de Hortênsia, não há diferença entre as interditadas ou não. Na visão dela: *"É tudo a mesma coisa"*. Talvez, o fato de que, atualmente, tanto as curateladas como as não curateladas estejam sendo tratadas quase da mesma forma em relação ao gerenciamento dos benefícios, a fim de se evitar maiores problemas, esteja criando certo descontentamento por parte de algumas das residentes. De uma forma ou de outra, o que parece consolar Hortênsia é o fato de que, segundo ela: *"O dinheiro volta para a casa"*, seja o dinheiro das curateladas ou das não curateladas. No entanto, Lírio não coaduna com a mesma opinião de Hortênsia e da maioria do grupo. Segundo essa residente: *"Do jeito que está, está bom"*.

Quando as residentes precisam comprar algo de maior valor necessitam pedir com antecedência, num processo que, de acordo com elas e com uma das funcionárias entrevistadas, leva mais ou menos um mês. A respeito dessa organização, perguntei o que as residentes pensavam sobre o assunto, e Hortênsia respondeu:

> *Eu mesma queria ir lá no banco tirar o dinheiro e não queria que alguém viesse me dar. Eu não queria que ninguém ficasse cuidando do meu dinheiro. Eu mesma queria cuidar. Eu sei cuidar.*

A solicitação do benefício continuado se deu em razão de todas as residentes serem pobres e de terem permanecido muito tempo institucionalizadas, o que contribuiu para que ficassem à margem do mercado de trabalho. A internação psiquiátrica, para muitas pessoas, incluindo as protagonistas desta pesquisa, significa um lugar onde comer, dormir e receber algum tipo de atenção e medicamentos.

Como bem demonstra Da Matta (1990), os grupos sociais pobres e segmentados, subalternizados, necessitam de um bom investimento na luta pelos direitos sociais básicos, em que a estratégia de sobrevivência está fortemente assentada nas redes pessoais de suporte pessoal e mútuo, naquilo que caracteriza as estruturas hierárquicas da sociedade.

A situação socioeconômica e toda a sua problemática social fizeram que boa parte dos hospitais psiquiátricos fosse destinada à internação de pessoas pobres, e a população institucionalizada de cuidados contínuos fez que muitas assistentes sociais recorressem ao Benefício de Prestação Continuada, para amenizar a falta de recursos da clientela que por muito tempo ficou esquecida nos *porões da loucura* (Faleiros, Alves e Diniz, 2001).

A situação de pobreza, para esses autores, envolve indivíduos abandonados, sem teto, excluídos. Trata-se de uma exclusão que é cumulativa, em virtude da baixa escolarização, de internamentos, reagudizações, abandono do mercado de trabalho, ausência de renda, rompimento de redes primárias e secundárias e estigmatização.

A falta de uma renda mínima estável dos usuários dos serviços de saúde mental obriga os assistentes sociais a mobilizar, repetitivamente, redes emergenciais de assistência, caso a caso. Como se trata de uma pobreza crônica e cumulativa, deve ser mobilizado um grande e variado número de recursos (para alimentação, habitação, vestuário, medicação, transporte, cuidado dos filhos e muitos outros, segundo a situação de pobreza em que o usuário se encontra), e isto não é tarefa fácil.

Sem renda mínima garantida que dê conta de tantas necessidades, a concessão de benefícios é tida ainda como uma medida emergencial, embora tenda a se perdurar por prazo indefinido, pois é difícil um usuário dos serviços de saúde mental dispor de meios necessários ao gozo de autonomia, a ponto de lhe permitir acesso a um outro tipo de renda que o beneficie.

Em todo caso, isto não é uma coisa impossível de acontecer, e a autonomia financeira parece ser conquistada aos poucos, pelo menos no que diz respeito à complementação dos benefícios. No Residencial Atenas, por exemplo, o espaço de moradia da casa é um local que extrapola a função de domicílio e consumo, pois ainda parece servir como espaço de produção e geração de renda. Nesse residencial são confeccionados tapetes com tear para venda, e os negócios são fechados na própria residência e produzidos com equipamentos doados por terceiros. Além disso, foi com base nos cursos profissionalizantes que um dos residentes iniciou o seu negócio, o de fazer tapetes com tear, que segundo ele é muito lucrativo.

Contudo, na maioria das vezes, a relação com o trabalho é complexa, especialmente no caso de ser um residencial em que se estimula a retomada da vida, num mundo onde as regras econômicas, sobretudo as capitalistas, realizam uma seleção que, muitas vezes, deixa de fora os menos afortunados financeira e economicamente. Resta ao Estado acolhê-los por meio da concessão de benefícios pecuniários.

As residentes recebem, de forma concomitante, tanto o benefício De Volta para Casa quanto o benefício instituído pela Lei Orgânica de Assistência Social (LOAS – Lei nº 8.742/1993). Essa lei reconhece a assistência como uma política de seguridade social não contributiva, sendo um direito do cidadão e dever do Estado.

O benefício assistencial prevê a garantia de um salário-mínimo mensal à pessoa incapacitada para a vida independente e para o trabalho e que comprove não possuir meios de prover a própria manutenção e nem tê-la provida por sua família. Dentre seus objetivos, visa promover a integração social do beneficiado, bem como sua inclusão social. Essa renda mínima possibilita o acesso ao universo da saúde, da vida, do futuro projetado, da realização dos sonhos, das trocas sociais, da dignidade e da identidade de cidadãos, ou seja, da inclusão social.

Com base nos estudos de Faleiros, Alves e Diniz (2001), a renda mínima propicia uma grande melhoria na saúde mental dos usuários e a concessão do benefício continuado tem contribuído, dentre outras coisas, para o desenvolvimento da cidadania, pela consciência de seus direitos individuais, sociais e políticos, bem como para ampliação de aspirações e perspectivas e construção de projetos de vida, inclusive de trabalho e geração de renda.

Mas se por um lado o benefício continuado tem um impacto positivo na vida daqueles que dele necessitam, a exigência da interdição e da curatela para o recebimento deste constitui uma violação dos direitos dos usuários dos serviços de saúde mental.

A interdição e a curatela perpassam a noção de incapacidade civil da pessoa acometida pelo sofrimento psíquico. Essas medidas são tomadas como recursos de abuso de poder, tanto por parte de instituições como por familiares que, por preconceito ou desinformação, consideram esses sujeitos como não cidadãos. Isso significa desprovê-los de qualquer ato civil cabível ao cidadão comum, como o direito de gerir seus recursos, de adquirir seus bens, enfim, de decidir sobre sua própria vida.

A tendência da discussão desse tema tem sido pauta das agendas nesse campo e tem apontado para a necessidade de revisão acurada das interdições já realizadas pelo INSS, e a criação de dispositivos de acompanhamento e revisão das futuras interdições, dissociando a concessão do benefício de prestação continuada da exigência de interdição (Brasil, 2002).

5.3 O SIGNIFICADO DO TRABALHO NOS SERVIÇOS RESIDENCIAIS TERAPÊUTICOS

Ao abordar o tema cidadania, a experiência do trabalho adquire uma posição central no modelo de reabilitação psicossocial proposto pelo Movimento da Luta Antimanicomial (MLA) e pela Reforma Psiquiátrica.

O trabalho, ao longo do tempo, parece ter adquirido vários significados para o homem, pois, segundo Dejours (1990), os analistas sociais o consideram uma categoria central para pensar a vida. Ele já foi interpretado como castigo e penitência no início do cristianismo, e na reforma protestante o trabalho era visto como virtude e salvação, visões estas que ainda incidem no imaginário popular.

Do ponto de vista do autor, a organização do trabalho, como resultado das relações intersubjetivas e sociais no ambiente de trabalho, envolve uma série de fatores, como criatividade, capacidade de detecção da variabilidade e reinterpretação das tarefas. O fluxo da produção requer o esforço de seus operadores, que investem sentido em sua relação com o trabalho, de acordo com sua história pregressa, com suas experiências afetivas anteriores, bem como com suas expectativas atuais.

Além disso, o trabalho envolve uma série de regras éticas denominadas por Dejours (1990) como *regras de ofício*, que são as formas de trabalhar em conjunto e que passam, fundamentalmente, por relações de confiança entre os trabalhadores.

Para o autor, o trabalhador necessita perceber o sentido do trabalho, cujo bem está geralmente associado a uma ressonância simbólica entre o que considera como os dois teatros da vida: o da vida amorosa e o da vida laboral. A validação social do trabalhador contribui para o aumento de sua autoestima, haja vista o reconhecimento da utilidade do trabalho e da habilidade, inteligência e originalidade do sujeito por seus pares.

Sendo assim, o trabalho pode ser considerado como um organizador da vida social, pois por meio dele os trabalhadores compartilham ideias, submetem-se a regras e, ao mesmo tempo, resistem à dominação do capital, reivindicando melhorias nas condições de vida e no próprio trabalho.

Com base na história de vida de cada indivíduo, o trabalho propicia também uma diferenciação dos sujeitos, pois cada um dispõe de seu próprio sistema de referência. Com relação ao coletivo, as formas de trabalhar em conjunto também envolvem regras que fornecem as bases necessárias para as relações de confiança, e o não cumprimento delas pode significar entrar em um processo de exclusão do coletivo.

Segundo Fraser (1997), as regras produzidas pelo coletivo, além de serem interiorizadas e respeitadas pelo grupo, são defendidas de ameaças internas, como por exemplo a oposição de uma pessoa, de um pequeno grupo ou mesmo de sua situação de hierarquia, adaptando-se às inovações que acontecem no processo laboral. Além de sinalizar a existência de um saber comum, contribuem para a constituição e para o desenvolvimento de uma habilidade desempenhada.

Fraser (1997), semelhantemente a Dejours (1990), entende que a autoestima social do indivíduo está ligada à oportunidade de desempenhar uma ocupação econômica remunerada e, assim, socialmente regulada.

Apesar das conquistas sociais das mulheres, a literatura sobre o assunto mostra que o trabalho feminino é ainda hoje desvalorizado, mesmo que seja resultado de anos de treinamento e aprendizado. As mulheres se adaptam facilmente aos regimes e às péssimas condições de trabalho, e suas habilidades e destrezas não são valorizadas socialmente, pois são consideradas próprias à sua natureza e, portanto, algo à margem da qualificação profissional, o que legitimaria a divisão sexual do trabalho (Kergoart, 1986; Hirata,1986).

Segundo Kergoart (1986, p. 84), as mulheres "não são operárias não qualificadas ou ajudantes porque são mal formadas pelo aparelho escolar, mas porque são bem formadas pelo conjunto do trabalho reprodutivo".

Beneria (1994), por sua vez, afirma que o aumento de mulheres assalariadas é fruto da demanda por mão de obra barata com pouca ou nenhuma qualificação e, na visão de Brito (1996, p.19):

> [...] o trabalho remunerado pode representar para as mulheres um espaço alternativo ao confinamento doméstico, uma necessidade, um espaço de criação e de socialização ou de um caminho de resistência à dominação de gênero. Assim, o trabalho das mulheres pode ser visto como particularmente contraditório, no sentido de estar relacionado à vivência da exploração, da dominação e da penosidade e à percepção da

possibilidade de conquistas e de prazer, ou seja, pode ser visto como espaço de reprodução das relações de gênero, ao mesmo tempo que um canal para desconstrução dessas relações.

Como foi apontado anteriormente, a doença mental é vista como algo que provoca improdutividade e incapacidade, sendo o trabalho interpretado como algo que remete à autonomia, à saúde e, portanto, à cura. Com o propósito de fazer uma intersecção do tema aqui trabalhado com o campo da saúde mental, Maia e Fernandes (2002) avaliam como restritiva a organização do trabalho nos hospitais psiquiátricos, pois limitam as habilidades dos indivíduos ao manter as características do confinamento disciplinar. Para que o doente mental se torne produtivo, as autoras acreditam que é preciso haver uma reintegração desses sujeitos com o contexto profissional.

Nas palavras de Maia e Fernandes (2002, p. 166):

> As atividades de terapia ocupacional, realizadas em clínicas e centros de referência, propõem reabilitar o doente por meio de suas características próprias, sem que isso se configure uma profissionalização. Muitos pacientes têm uma habilitação profissional constituída e podem continuar trabalhando com responsabilidade e probidade. A capacidade de trabalho pode ser constantemente reavaliada.

Os doentes mentais só poderão fazer parte dos quadros funcionais do setor empresarial quando houver um discurso capaz de quebrar o estigma de periculosidade e incapacidade para o trabalho que os reveste. A participação em políticas públicas que visam à descriminalização, à revisão de aposentadorias por invalidez e à criação de bolsas de trabalho poderá, na visão de Maia e Fernandes (2002), mudar a imagem da loucura, mostrando que essas pessoas são capazes de trabalhar com criatividade e profissionalismo.

Nesse sentido, Reis (2000, p. 217) acredita que "a busca da autonomia exige que a esfera da vontade livre e a da deliberação reflexiva se expanda até o próprio plano da definição pessoal". Para tanto, é preciso ouvir os doentes mentais, que têm o direito de opinar sobre as medidas de internamento, os procedimentos de tratamento, as definições de autonomia sobre o próprio corpo e o trabalho.

A ampliação de pontos de vista sobre os problemas enfrentados é gerada pelo conflito existente entre a tentativa de defender interesses particulares com a resistência de testar novas visões. As leis, as políticas públicas, a comunicação e a rede de assistência não são fruto de tomada de decisão individual, mas sim de um conjunto de debates e discussões que se estabelecem num dado período de tempo.

Como bem lembram Maia e Fernandes (2002, p. 168):

> Para o doente mental ter condições efetivas de definir o que fazer ou com quem interagir, desde o plano de mero intercâmbio econômico, profissional, médico-hospitalar, até as relações de amor ou de amizade, é preciso que as condições para a autodefinição individual sejam sustentadas pelos sistemas de serviços especializados, bem como pelas relações que acontecem nos diversos ambientes da sociedade, públicos e privados.

Andrade e Vaitsman (2002), ao se reportarem ao projeto Alpviver,[4] mostram que as ações de apoio social possibilitaram a formação e o estreitamento de uma rede de relações sociais e de ajuda mútua. Segundo os autores, tais ações aproximaram os "pacientes em direção

---

4 A Associação Lutando para Viver (Alpviver) atua no Instituto de Pesquisa Clínica Evandro Chagas em Manguinhos, Rio de Janeiro.

a objetivos comuns, contribuindo para seu *empowerment* no sentido do desenvolvimento e da descoberta de capacidades individuais, do aumento da autoestima e de um papel mais ativo no tratamento" (Andrade e Vaitsman, 2002, p. 932). O sentimento de participar de uma comunidade ou de se sentir importante e/ou influente ilustram os diversos significados atribuídos ao trabalho, que permite ganhos relacionados à autoestima para além da concepção funcionalista, bem como ao sentimento de enraizamento.

No universo do chamado trabalho produtivo, a faxina e a limpeza geralmente são consideradas as atividades mais exercidas pelas pessoas mais pobres e mais desqualificadas por serem identificadas com o trabalho doméstico, e, portanto, como sinônimo das atribuições femininas (Guimarães e Medeiros, 2003).

A concepção de indivíduo moderno e a nova definição de trabalho nessa nova organização social trouxeram para o centro da vida social a noção de indivíduo como autônomo em relação ao seu grupo. Ao mesmo tempo, o trabalho passou a ter um papel central na organização societária, marcado por ideais de utilidade e produtividade, onde a noção de indivíduo autônomo se estabelecia em relação à percepção do seu grupo.

Nessa perspectiva, o trabalho deixa de ter apenas a finalidade normativa em relação à constituição de identidade do louco, com o único objetivo de inseri-lo em uma sociabilidade de produção, negando singularidades, surgindo como atividade que possibilita a produção de valor social e promove movimentos de expressão do sujeito.

O trabalho no século XX passou a ter um papel central na sociedade ocidental contemporânea, na qual o ócio passou a ser visto como uma falta moral contra a própria natureza humana. A saúde mental, por sua vez, passou a ser relacionada com autonomia, produtividade e sociabilidade, sendo esses fatores avaliados como atributos que indicam "cura", pois quem se encontra doente não deve trabalhar para poupar a saúde que lhe resta (Jardim, 1992).

Ainda para esse autor, o trabalho na vida social relacionava-se com as doutrinas religiosas da Igreja Católica, como uma forma de agradar a Deus e de glorificá-lo. Assim, o trabalho passou a ser o fundamento ético e econômico da mentalidade capitalista e, para esse autor, o pilar da civilização funciona como obrigação moral, e não apenas como forma de subsistência, ocupando lugar central na construção da noção de sujeito moderno, de onde se originam as configurações culturais identitárias.

No campo da saúde mental, Saraceno (1999) demonstra que a centralização do trabalho na sociedade capitalista moderna foi fundamental na constituição do campo psiquiátrico como ciência, bem como no estabelecimento das práticas asilares. O trabalho vem sendo empregado como recurso fundamental na recuperação e reabilitação psicossocial dos pacientes, cuja recomendação como terapia se organiza em torno do ambiente considerado como local produtivo. A sua dimensão reabilitadora está vinculada ao processo de reinserção social, promovendo maior autonomia ao indivíduo e possibilitando, com isso, sua inclusão num circuito social não estigmatizado (Saraceno, 1999).

Como revela Birman (1992), a centralidade do trabalho e seus aspectos de utilidade social e de produtividade na modernidade foram um dos principais alicerces da prática asilar na transformação do paciente em um *sujeito da razão e da vontade*.

A sua função reabilitadora convertia-se em uma prática normatizadora, com a finalidade de transformar indivíduos improdutivos em força de trabalho mantenedora do modelo político-ideológico capitalista. Com a Reforma Psiquiátrica e a proposta de mudança das antigas práticas asilares, na direção do resgate da cidadania, o trabalho passou a ser concebido como um recurso que poderia possibilitar uma efetiva inclusão social do paciente. O desafio nessa lógica é fazer da atividade laborativa um meio de reabilitação psicossocial, uma vez que ela se fundamenta na produtividade.

Segundo Birman (1992), a praxiterapia trouxe para a prática psiquiátrica a ideia de que o trabalho faz que o paciente se torne um indivíduo responsável, ativo, *sujeito da razão* e, assim, inscrito em ordem da *sociabilidade da produção*.

Na dimensão clínica, o trabalho surge como atividades que possibilitam a produção de valor social, promovendo *movimentos de expressão do sujeito*. Relacionado ao processo de reinserção social, Saraceno (1999) acredita que o trabalho promove maior autonomia e possibilita a inclusão social da pessoa com sofrimento psíquico em um circuito não estigmatizado.

A relação entre trabalho e terapia é complexa e parece estar fundamentada no crescimento da produtividade, engendrada a partir de uma organização social disciplinar capitalista (Foucault, 1989b). Isso provocaria um cenário privado das subjetividades e intersubjetividades, como demonstram Guimarães e Medeiros (2003), em função da negligência de valores éticos, bem como da sensibilidade humana pelo ritmo acelerado da produção, da comunicação e da competição, que gera hostilidade, agressividade e preconceitos.

O trabalho pode ser considerado uma via de contato que aumenta a permeabilidade social, em que residentes e pacientes poderiam se encontrar num determinado local onde houvesse trocas de informações e experiências. Ali se daria um trabalho cotidiano, de forma não sistematizada, no qual seria possível partilhar inúmeras informações diárias. Pode-se presumir que ali se estabeleceria algum tipo de vínculo, transformando o local em espaço de encontro, convivência e política.

O fortalecimento de uma rede contra o isolamento proporciona o acolhimento crucial para a retomada dos laços de sociabilidade. Na visão de Lisboa (2003), isso pode facilitar o empoderamento, que diz respeito ao aumento da capacidade dos indivíduos sentirem-se influentes nos processos que determinam suas vidas.

Segundo Andrade e Vaitman (2002), o trabalho serve como espaço de oportunidades, que facilita a ação do sujeito novamente no mundo. Ainda na visão dos autores, para algumas pessoas fragilizadas pela condição de saúde/doença, que provoca a retirada dos processos produtivos, ou mesmo para as que já se encontravam excluídas desse sistema (afetadas ainda pelo agravamento da situação econômica, pelo preconceito, estigma e isolamento social), a participação num grupo e a entrada em uma rede de apoio social – pela via do trabalho – pode contribuir para a retomada dos laços sociais.

No Residencial do Pomar, como abordado anteriormente, a capacidade de organização local para o trabalho se dá por meio das atividades de cuidados do lar e para com as próprias residentes, além da participação de algumas das moradoras em oficinas terapêuticas oferecidas ainda no IPQ.

A colaboração no trabalho de terceiros, como a limpeza de um ateliê de costura ou pequenos pagamentos de serviços relacionados a pequenos consertos de roupa, também apareceram nas narrativas. Talvez isso ainda seja resquício da cultura hospitalocêntrica de outrora, que empregava mão de obra "barata" (a dos pacientes), por ser menos qualificada, com a finalidade de suprir o *deficit* de profissionais dos serviços gerais, assim como os serviços básicos de enfermagem. Além das atividades de organização e limpeza, os pacientes participavam da lavagem e do processamento de roupa, ou até mesmo das atividades de banho, auxílio na alimentação de outros pacientes, dentre outras atividades.

Algumas residentes relataram que foi graças ao desempenho das responsabilidades delegadas a elas durante a hospitalização que puderam provar seu valor e sua competência e, com isso, iniciar um longo percurso de negociação da realidade, com a finalidade de pleitear a condição privilegiada de moradoras. Essa oportunidade de poder participar de alguma forma do mundo do trabalho parece ter contribuído para aumentar a integração e a mobilidade social dessas mulheres.

Com relação às atividades de ocupação, antes da internação somente duas das residentes tiveram a oportunidade de trabalhar com carteira assinada, cuidando de crianças e dos afazeres domésticos ou trabalhando em uma indústria alimentícia. As demais trabalhavam na lavoura ou ajudavam em casa nas tarefas do lar, e uma das residentes considerou como sua ocupação anterior o fato de ter sido moradora de rua. Como revela Violeta:

> *Você sabia que eu já fiz curso de doméstica na Trindade e eu fiquei assinada por doméstica há mais ou menos 28 anos atrás? Eu não me lembro das coisas de antigamente. Só as coisas da casa.*

Ao apresentarem a doença foram hospitalizadas e, durante a moradia no hospital psiquiátrico, participavam de mais de uma atividade ocupacional. Todas contribuíam para a organização e limpeza da enfermaria. Outras atividades relacionadas à horta ou ao grupo de limpeza no hospital também foram citadas por um número menor de moradoras. Na visão das residentes, as atividades de que participavam no hospital eram na maioria das vezes de atribuição feminina, pois estavam relacionadas à limpeza, à organização do lar, à lavagem e ao processamento de roupas ou ao cuidado com outros pacientes, como dar banho, vesti-los e levar da enfermaria para o banho de sol.

Se por um lado a participação nas atividades hospitalares contribuiu para o resgate da cidadania das residentes, por outro, serviu de obstáculo para a saída dessas mulheres do âmbito hospitalar, justamente porque a carência de recursos humanos na área dos serviços gerais fazia que a mão de obra empregada no hospital fosse complementada com os serviços realizados pelos pacientes.

O trabalho também propiciou um sentimento de (re)construção de suas vidas e de enraizamento. Como disse Jasmim:

> *Eu fui a primeira moradora da casa. Trabalhei na horta, criava galinha e plantei muitas árvores. No hospital não era possível eu plantar flores. Aqui eu tenho muitas plantas e muitas flores.*

Com relação à ocupação atual e aos hábitos do cotidiano, a transferência para o SRT aumentou o número de opções dessas mulheres, embora seja preciso considerar um influxo na quantidade das atividades que elas exercem atualmente (cerca de um a dois anos) por deixarem de fazer muitas das atividades que antes eram oferecidas, em razão da interdição do Ministério Público, o que dificultou que as residentes recebessem honorários pelos trabalhos realizados.

Existe um predomínio das atividades de manutenção do lar, como as mais desenvolvidas e apreciadas pelas residentes, assim como os trabalhos de tapeçaria ou oficinas de panos de limpeza ou trabalhos manuais.

Outras atividades relatadas dizem respeito a atividades de capacitação, que foram realizadas anos atrás, com o objetivo de profissionalização, como as oficinas de panificação e de corte e costura, cujos certificados estão expostos aos transeuntes que por ventura sejam convidados a conhecer a sala do Residencial do Pomar.

A participação em atividades de horta e de jardinagem, o cuidado com animais domésticos, a realização de consertos da casa, a ida às compras e as atividades de manutenção do lar ilustram a retomada de funções concernentes às responsabilidades e deveres daquelas que agora ocupam a condição de moradoras. Mas elas parecem conceber o ato de *trabalhar* de uma forma diferente. Como disse Rosa:

> *Aqui o trabalho é bom porque é para gente.*

E, nas palavras de Lírio:

> *Morar aqui é bom e vai bem ser moradora porque a gente trabalha,*
> *e morar na rua não dá.*

Com relação à participação em trabalho remunerado, três das residentes alegam que a doença e a falta de oportunidades de emprego foram as principais razões imputadas ao fato de nunca terem trabalhado com carteira assinada.

Atualmente, o trabalho remunerado foi citado somente por três das residentes por meio das oficinas terapêuticas realizadas no IPQ, às quais ainda participam com o objetivo de geração de renda, e esta remuneração é destacada como de suma importância na vida dessas mulheres. É a única remuneração obtida que se relaciona com sua capacidade de produção, e a única fonte de renda que não precisa passar pelo crivo dos olhos do Estado, no sentido de verificar se o projeto de consumo a ser materializado pelas residentes, com o dinheiro recebido por seu trabalho, encontra-se de acordo com as normas da casa.

Essa organização é que dita o que é possível ou não de ser adquirido e/ou consumido de acordo com o planejamento inicial feito pelas residentes, pois a mudança de planos na aquisição de bens de consumo parece requerer uma exposição de motivos por escrito, principalmente quando isso envolve comprovação por meio de nota ou outro comprovante fiscal.

A distribuição dos psicofármacos, considerada uma atividade de maior complexidade, também foi mencionada como sendo uma ocupação de responsabilidade de somente duas das residentes, pois as atividades possuem níveis de complexidade diferentes, sendo a responsabilidade pelos medicamentos uma das que demanda maiores cuidados e capacidade de organização mais apurada.

A união em torno de objetivos comuns, a transmissão de informações, o compartilhamento de problemas e o sentimento de pertencimento, advindos dos processos de convivência, parecem ter corroborado para elevar a autoestima das residentes. Ao passarem a ser reconhecidas por seus pares, ao permanecerem mais informadas e atualizadas sobre as coisas da vida, evidenciam seu potencial de metamorfose e contribuem para a afirmação de uma imagem positiva, de pessoas autônomas e capazes de constituir uma rede de contatos e de se responsabilizarem por ela.

A proposta de inserção social por via do trabalho engloba muitos aspectos, como a apropriação da comunidade, que se dá por sua circulação nos ambientes transitados. Foi assim que Hortênsia, ao trabalhar informalmente em um ateliê de costura na comunidade, conheceu muitos amigos e tem sido convidada a participar dos eventos locais ao se manter informada a respeito da agenda social da sua rede de contatos. As informações que adquire passa rapidamente à sua amiga Margarida, que a acompanha na maioria dos eventos, na medida em que também acaba sendo convidada.

Outro aspecto a ser considerado em relação ao trabalho é que as suas formas podem produzir um determinado potencial de benefícios, assim como um determinado potencial de riscos à saúde das residentes. No polo negativo, os acidentes de trabalho durante a realização das atividades domésticas, advindos do envelhecimento, são cuidados que merecem ser tomados quando se trata de preservar a integridade física das residentes.

À medida que estão envelhecendo, cresce o número de relatos sobre os acidentes domésticos acontecidos na casa, como pequenas queimaduras, tombos, torções e escorregões. Tal constatação vem reformulando a atenção dispensada às residentes, que agora contam com uma funcionária com maior tempo do que contavam antes de apresentarem esse tipo de problema. Antes dos acidentes, a supervisão realizada pela funcionária se dava apenas em um dado período do dia, uma vez por semana, mas agora se estendeu para duas visitas diárias, no sentido de poder suprir a demanda requisitada.

Esses processos indicam mudanças culturais que fazem que as residentes, que têm um histórico de dificuldades econômicas e baixa escolaridade, tenham um lugar de sujeito mais ativo no processo de construção das suas vidas, apesar de constatar que não existe uma descentralização das atividades prestadas, pois algumas ainda continuam sendo realizadas em hospital psiquiátrico, sob as limitações impostas por um campo de possibilidades extremamente adverso.

Com relação às atividades de trabalho doméstico e de cuidado familiar, as residentes demonstram que gostariam de continuar se dedicando a tais atribuições, pois se sentem úteis, felizes e, com isso, gratificadas, pois é justamente por meio dessa forma mais simples de organização – o trabalho – que conseguiram provar o quanto são capazes.

Além dos significados relatados é preciso dizer que o trabalho também tem a função de lazer e que as atividades domésticas são consideradas as preferidas. As residentes acreditam que é por meio dele que também têm a possibilidade de se distrair e de trocar ideias com outras pessoas. Além do mais, é um bom indicativo do estado de saúde, pois, para as residentes, estar com boa saúde necessariamente tem a ver com a disposição para o trabalho e com a qualidade do trabalho produzido. Conforme diz Hortênsia:

Trabalha quem está bem das ideias.

E, ao realizar uma análise socioantropológica, sobre o significado do trabalho para as residentes, passo a descrever a importância do resgate do poder contratual, quando se trata do tema cidadania no SRT.

5.4 Gênero e o resgate do poder contratual

Alguns estudos, como o de Roeder (2001) e Fassheber e Vidal (2007), têm demonstrado que o SRT emerge como espaço potencializador de trocas e de relações sociais, permitindo que o indivíduo recupere o seu poder contratual.

O poder da contratualidade social pode ser aferido a partir de sua possibilidade efetivada de realizar trocas econômicas e afetivo-relacionais, socioculturais e atividades produtivas (Tykanori, 2001).

Para Saraceno (2001, p. 15), a reabilitação psicossocial é uma abordagem ou uma estratégia que implica cenários como o *habitat*, o mercado e o trabalho, pois se configuram como espaços de troca. É dentro desses cenários que ocorre o desenrolar de cenas, histórias e efeitos de todos os elementos: afeto, dinheiro, poder, símbolos.

É nesses cenários que os indivíduos se apoiam a partir das relações sociais. A contratualidade de cada indivíduo é constituída, desenvolvida ou aprimorada. Isso implica a subjetividade do sujeito, em seus aspectos motivacionais que contribuem para o ganho de autonomia, como o desenvolvimento de recursos concretos para cuidar de si ou negociar as ajudas necessárias.

Na visão de Costa-Rosa (2000), esse processo de *implicação subjetiva* se transforma em uma das características fundamentais das práticas da transição paradigmática do modo hospitalocêntrico rumo à atenção psicossocial, no que diz respeito aos meios de tratamento, ao tornar-se um imperativo ético e político, e subjetivo a ser implementado, quando se trata de produzir poder de contratualidade de um indivíduo ou subgrupo pessoal.

O aumento da contratualidade pessoal visa ao reposicionamento do sujeito, com a reconstituição do seu poder de contrato, para aumentar a autonomia do indivíduo por meio da constituição de relações sociais, experiências e vínculos que o tornem independente dessas relações, a fim de traduzir-se em referências como, por exemplo: uma casa, amigos, familiares, capacidade de trocas comunicacionais e relacionamento socioeconômico e afetivo.

A esse respeito, Nicácio (1994) comenta que o processo de alcance de validação do sujeito se dá quando o indivíduo sente-se pertencente a um lugar, casa, cidade; quando se reconhece em alguma atividade que se propõe a fazer e que ao mesmo tempo lhe dá prazer quando possui responsabilidade em relação a uma tarefa, que poderá ser doméstica, trabalho comercial, realização de um pagamento de conta em determinado dia, ou compras ou em qualquer outra tarefa do cotidiano que ninguém precise lembrá-lo; e, por fim, quando o indivíduo sente-se protagonista de sua vida, e por isso lhe oferece um lugar de valor.

A passagem do indivíduo diagnosticado como psicótico do hospital para a comunidade inclui trocas em termos comunicacionais, relacionamento socioeconômico e relacionamento afetivo, pela capacidade de manter intercâmbio de bens, afetos e mensagens.

Segundo Tykanori (2001, p. 10), o sujeito é constituído por um *valor pressuposto*, que seria responsável por seu poder contratual. Ao adotar a definição desse autor, entendo que o poder contratual é um conjunto de recursos/potencialidade (materiais, psíquicos, culturais e físicos) que o indivíduo possui para participar do jogo de trocas (de bens, de mensagens, de ideias e afetos) da trama social.

Os locais de possibilidade de trocas e relações sociais são considerados por esse autor como *dimensões* proporcionadas da construção de valores, anulados pelo estigma da *doença mental*. São dimensões capazes de "produzir dispositivos, em que se possa passar de uma situação de desvalor quase absoluto (pressuposto) para experimentações e mediações que busquem adjudicar valores aptos para intercâmbio" (Kinoshita, 1996, p. 56).

A invalidação, como sujeito observado nas condições de ser paciente de um hospital psiquiátrico, decorre da anulação do seu poder de contrato. Essa invalidação do sujeito faz parte das representações sociais dominantes associadas à loucura, fazendo que os bens dos loucos sejam suspeitos, suas mensagens incompreensíveis e os afetos desnaturados, o que torna impossível de se prever as possibilidades de trocas.

O poder contratual parece buscar no SRT uma possibilidade maior de se fazer exercitar por causa da própria necessidade do desejo do sujeito achar-se merecedor de um lugar na sociedade, ao sentir-se verdadeiramente como um dos elementos constitutivos do desenrolar histórico e social, principalmente quando o tema diz respeito ao resgate da cidadania.

Quando se trata de mulheres, o resgate do poder contratual parece se constituir num desafio de levar em consideração a história de sua situação social na cultura ocidental e está relacionado, por vezes, ao preconceito e à discriminação de gênero como expressões de violência.

Considerando as informações coletadas, foi possível constatar que o poder contratual no contexto do SRT demonstra fortalecer-se pelas escolhas por tarefas determinadas por gostos, disponibilidade e disposição para seu cumprimento. A participação das residentes vai sendo acertada diariamente e o respeito à subjetividade de cada uma é prerrogativa na maioria das vezes, desde que as escolhas não afetem a integridade ou o equilíbrio da identidade grupal.

As habilidades de cada uma parecem ser evidenciadas e aproveitadas ao máximo, com vistas a valorizar e dar visibilidade ao que já existe de mais precioso em cada uma, a saber, a sua habilidade pessoal e a sua autonomia.

Se uma das moradoras se ausenta e não pode cumprir as funções que assumiu anteriormente, uma outra residente faz as atividades da companheira de maneira a não evidenciar a sua ausência. Isso é parte do poder contratual e da ética domiciliar, em que todas se ajudam na medida em que também recebem auxílio das outras; trata-se de uma relação que associam à vida em família.

Dessa forma, dividem opiniões, afirmam os cuidados necessários ao bom funcionamento do grupo, sobretudo em relação aos relativos ao lar e à saúde das residentes, subentendendo-se que cabe a todas elas à responsabilidade sobre si mesmas, sobre o grupo e sobre a manutenção do próprio lar.

A primazia pela organização do lar por meio das atividades domésticas reflete o esforço por uma vida saudável, aspecto indispensável para a manutenção dessas mulheres na condição de moradoras. Trata-se de uma cidadania que luta para não ser confiscada, ou destituída.

Nas palavras de Margarida:

> *Nós fazemos a comida dela quando está doente, cuidamos das coisas dela. Então, se a gente está cuidando dela, ela tem que nos respeitar. Quando ela estava doente no hospital eu também fazia o serviço dela.*

O fortalecimento do poder contratual pode ser interpretado como algo que preserva a integridade de cada residente e do grupo, podendo ser considerado um mecanismo que as preserva de situações de violência, tema este que será abordado na sequência.

5.5 Preconceito e discriminação em torno do gênero como expressão de violência

Todas as residentes entrevistadas relataram episódios de violência em suas vidas, seja antes da internação, como disse Violeta:

> *A minha mãe judiava de mim, e meu pai sofria de úlcera de estômago.*

Ou por abandono, como relatou Lírio:

> *Minha família foi embora com minha irmã e eles me abandonaram.*

Há ainda relatos de violência sexual e brigas ocorridas antes e durante a hospitalização por motivos como cigarro, agressão que foi sofrida por outra pessoa internada, violência por não se sentirem respeitadas por outras pessoas (violência na violação do SRT pela comunidade), violação dos seus direitos civis, a violência sofrida pelo emprego do eletrochoque (ECT) ou mesmo o corte de cabelo sem o consentimento das pacientes.

Agressão verbal com palavrões, violência física na forma de tapas, socos e empurrões, violência psíquica em razão da opressão, sentida pelo abandono de familiares e amigos, assim como o uso de eletrochoque e roupas rasgadas foram as formas de violências citadas. Desrespeitos e desqualificação da capacidade de gerenciar suas rendas, juntamente com o medo de voltarem a residir no hospital numa situação de crise, dentre outros, foram os episódios, sentimentos e lembranças que apareceram com mais ênfase nas narrativas coletadas.

Durante o período de pré-internação, a violência foi relatada por meio das lembranças de brigas na família, mas, principalmente, quando algumas das residentes tiveram que morar nas ruas, associando a situação de abandono ao início dos problemas dos nervos.

A humilhação por se encontrarem na condição de pacientes, além de todo o tratamento e das formas de opressão a que foram submetidas, revelam o quanto foi difícil aceitar toda a violência sofrida e transcender a uma condição cuja negação parece servir de proteção a sentimentos, que revelam dor e despeito.

Já na condição de moradoras, uma das residentes se referiu ao ciúme dos namorados como uma das violências a que foi submetida por meio de agressão verbal e restrição social. A restrição social imposta pelo namorado serviu de estímulo para que a moradora não pensasse mais em casamento e rompesse o seu vínculo com o parceiro, pois isso se constituía como um obstáculo à sua tão almejada independência.

A invasão de privacidade também foi relatada num episódio em que um dos funcionários do IPQ foi cuidar do jardim do Residencial do Pomar. Muitas delas se sentiram invadidas. Como disse Rosa:

Cada um tem o seu chá que plantou no jardim e elas não gostam que mexam!

As residentes também não gostam de ser tratadas de forma diferente dos homens dos outros residenciais, porque, segundo Hortênsia, nos serviços masculinos eles guardam seus documentos, saem sozinhos, embora não saibam fazer os serviços domésticos tão bem quanto elas.

Além das questões relacionadas às assimetrias de gênero, que serão exploradas posteriormente, outra questão levantada pelas residentes é a forma pela qual resolvem os assuntos mais complexos e/ou emergenciais. Numa situação de violência, tem-se como a primeira instância a proteção das demais moradoras do residencial, e numa situação ainda mais delicada, recorrem a uma intervenção mais complexa, pelo IPQ, cujo vínculo parece ser acionado numa situação de maior vulnerabilidade. Essa proteção e coesão grupal dependem do poder contratual entre as partes e do cumprimento fiel das recomendações do grupo, sempre atento e vigilante em relação à preservação de um comportamento moralmente correto.

Até pouco tempo, manter as pessoas com problemas dos nervos para tratamento em hospitais psiquiátricos era uma prática considerada corriqueira no campo da saúde mental. Mas com a promulgação da Lei Federal nº 10.216/2001, que dispõe sobre os direitos das pessoas com transtornos mentais e redireciona o modelo de assistência, agora de base comunitária, defende-se a primazia pela igualdade de direitos e a equidade como traço ideológico dominante.

Com a criação das residências estima-se que os seus moradores possam viver livres de uma série de violências produzidas no âmbito manicomial, ao mesmo tempo que, ao moldarem suas vidas à nova ordem, aprendem a lidar com situações adversas, como o controle e a discriminação, que ocorrem de forma direta e indireta, como mecanismos sutis de violência.

O sentimento de vergonha por ser doente mental, ou velho, ou mulher, entre outras categorias, segundo Bandeira e Batista (2002, p. 125), revela "a luta contra a atribuição social de um valor negativo à diferença do outro: o preconceito". Para essas autoras, o preconceito acarreta diferentes maneiras de abordagem e tratamento, e traduz o "risco" que esses indivíduos potencialmente representam. Trata-se de um "mecanismo eficiente e atuante, cuja lógica pode atuar em todas as esferas da vida" (Bandeira e Batista, 2002, p. 126).

A respeito da alteridade, esta pode ser considerada como a capacidade de conviver com o diferente, como um olhar interior a partir das diferenças; trata-se do reconhecimento que "o outro" também tem direitos iguais.

Nesse sentido, essas autoras acreditam que a noção de diferença se manifesta no dia a dia como uma atitude política, que preza por mudanças positivas na vida de uma forma geral. Embora seja considerada como um simples instrumento de manipulação ou dominação, é por meio dela que se reproduz a discriminação, a exclusão e, portanto, a violência.

Na visão das autoras:

> [...] a eficácia e a ubiqüidade do preconceito levam à dominação e à subordinação, em todas as categorias sociais. Manifestam-se como produtor e reprodutor de situações de controle, menosprezo, humilhação, desqualificação, intimidação, discriminação, fracasso e exclusão do gênero, na esfera do

trabalho, nas posições de poder, nos espaços morais e éticos e nos lugares de enunciação da linguagem. E vêm, muitas vezes, minadas pela chantagem afetiva, ou disfarçadas por aparências afetuosas que atingem, mais dramaticamente, a auto-estima e a condição sócio-moral daqueles(as) que são alvos do preconceito. (Bandeira e Batista, 2002, p. 127)

As autoras assinalam que o preconceito como forma de reconhecimento do outro pode ser abordado como problema sociomoral e, de uma forma ou de outra, é exposto pelos indivíduos nos processos de socialização e nas interações sociais, podendo ser considerado como uma forma violenta de se relacionar com o outro "diferente", imposta pela modernidade.

Sabe-se que na produção da identidade são gerados sentimentos de inclusão e exclusão em relação ao coletivo, com base em semelhanças e diferenças. Se existe uma identidade baseada na *normalidade* que define o que é ser doente, o simples fato de pertencer ao grupo dominante implicará ser valorizado por sua saúde. A relação social, a atribuição identitária e a autoidentificação são atravessadas pelo preconceito, que negam a alteridade como negação do outro ou como autonegação. Para Bandeira e Batista (2002, p. 132), "[...] cada vez mais a diferença acaba sendo sinônimo de marginalidade, e o outro, a alteridade, torna-se estrangeiro dentro de seu próprio meio e passa a constituir-se em uma ameaça".

Dessa forma, as práticas e as relações sociais constituem-se como marcações simbólicas que definem quem é excluído e quem é incluído, por meio da diferenciação social vivida nas relações sociais.

Considerando que a imagem do outro, baseada em uma ideia e considerada uma narrativa, sempre tem algum signo de poder, cria-se uma percepção formulando uma representação. E a atribuição de valores negativos (cujo preconceito é fruto da racionalização do outro, a partir da configuração de uma imagem corporal e linguística) sempre precisa ser alimentada. Mesmo que a forma de se relacionar com o outro não esteja fundamentada em valores inalteráveis, a negação da alteridade exercida por aqueles que têm algum tipo de poder na sociedade é considerada uma forma de violência, pois define o que o outro diferente deve ser ou não.

A luta contra uma autoidentificação pode redefinir os valores na sociedade. Os que possuem uma identidade ferida precisam se metamorfosear para ter liberdade de negar o dever/ser e os valores que lhe foram atribuídos historicamente, abrindo espaço para a construção de novos valores (Bandeira e Batista, 2002).

5.6 Assimetrias de gênero no contexto dos serviços residenciais terapêuticos

Com relação às assimetrias de gênero, com base no depoimento de uma das residentes, foi possível constatar que havia determinadas diferenças que mereciam ser conhecidas, com a finalidade de averiguar até que ponto essas diferenças existentes entre os serviços estariam reproduzindo desigualdades de oportunidades, mesmo reconhecendo que homens e mulheres têm experiências diferentes e que devem ser tratados não como iguais, mas, sim, como equivalentes.

Considerando os residenciais do Pomar, Antúrio e Atena, salvo as diferenças pessoais encontradas, alguns homens parecem mais independentes do que a maioria das mulheres. Os residentes guardam consigo seus documentos, e alguns são capazes de se locomover sozinhos para maiores distâncias. Um dos residentes do residencial Antúrio, por exemplo, se desloca até o centro de Florianópolis para comprar peixe fresco no mercado público, outros recebem seu dinheiro no banco e administram suas rendas, com exceção dos curatelados que dependem de um valor que recebem por mês da curadora (R$ 20,00 reais) para as suas despesas, embora não necessitem apresentar nota fiscal, como no caso das residentes.

Cabe ressaltar que não existe residente interditado no Residencial Antúrio. Do auxílio que recebem do Programa De Volta para Casa, pagam o aluguel da casa, conta de luz e água e dividem as despesas que por ventura surgirem. Um dos residentes vai ao banco realizar os pagamentos das despesas da casa e todos gerenciam seus benefícios, adquirem coisas em conjunto, como móveis para a sala de visitas e máquina de lavar, dentre outros utilitários do lar.

Um dos residentes se matriculou, por conta própria, em uma academia de ginástica na comunidade, e a mobilidade nas diversas áreas do cotidiano como trabalho para terceiros, jardinagem e serviços de pedreiro, por exemplo, parecem se fazer mais presentes nos residenciais masculinos do que no feminino.

Com relação à interdição, as mulheres demonstraram maior descontentamento com o fato de não poderem administrar seus benefícios, assim como julgam acontecer com os moradores dos residenciais masculinos.

É possível constatar que existem diferenças com relação ao gerenciamento do dinheiro dos residentes. As mulheres produzem tapetes e paninhos de limpeza, mas parecem necessitar da mediação de terceiros (no caso, dos terapeutas ocupacionais) para vender o seu produto nas oficinas terapêuticas de geração de renda que participam no IPQ. Alguns homens, no entanto, produzem e comercializam sem a intervenção de terceiros.

Talvez isso seja o reflexo de como a equipe terapêutica concebe a questão do gênero. Se pensar que as mulheres são mais dependentes do que os homens, é possível que se esteja investindo mais na independência dos homens do que na das residentes.

A própria diferença na administração dos rendimentos evidencia sinais de assimetria de gênero. É preciso considerar, no entanto, que as equipes terapêuticas são diferentes, assim como o campo de possibilidades dos agentes aqui pesquisados. Mesmo assim, não posso deixar de registrar impressões que não são somente minhas, mas que foram sinalizadas tanto pelas residentes quanto pelos moradores das unidades masculinas, assim como por membros da equipe terapêutica.

Com relação às diferenças percebidas entre o residencial feminino e os masculinos, uma das funcionárias entrevistadas acredita que isso aconteça em virtude de certas particularidades. As mulheres, por exemplo, gostam de ir às compras com o carro do hospital. Os homens, por sua vez, negam-se a ir com o carro da instituição, e preferem deslocar-se de ônibus. Eles exigem que os documentos pessoais fiquem consigo, enquanto elas só o solicitaram depois que souberam que os homens guardam seus documentos. Na visão de uma das funcionárias entrevistadas, tal fato é cultural, pois os homens estão mais na rua e as mulheres, em casa. Em compensação, as mulheres fazem melhor os serviços da casa, não carecendo da presença de funcionários para as atividades domésticas, pois os homens são muito mais dependentes com relação às tarefas do cotidiano de cuidados com a residência e com relação a si mesmos.

A percepção da funcionária é a mesma de Hortênsia, que também relatou as impressões acima, ressaltando, no entanto, que as residentes são capazes de fazer consertos na casa, enquanto muitos dos residentes não fazem os serviços domésticos, o que em sua visão trata-se de uma superioridade feminina.

Pude observar, também, que as residentes não têm o desejo de se afastar do SRT e consideram a sua permanência na casa algo definitivo. Contudo, grande parte dos homens almeja conquistar uma residência particular, construir uma família e se responsabilizar pelo provimento desta, considerando que o SRT é somente uma etapa a ser percorrida até a realização de seus projetos de vida, que passam pela aquisição de uma propriedade e de bens de consumo até a constituição de uma família.

Na percepção dos residentes, a diferença entre os residenciais masculinos e o residencial feminino está no fato de as mulheres serem mais dependentes em razão de terem ficado mais tempo institucionalizadas. Já na visão das residentes, os homens são muito mais dependentes do que elas.

Para outros funcionários entrevistados, o recorte de gênero pode estar influenciando um tratamento diferenciado, uma vez que as mulheres requerem maior cuidado do que os homens, por serem "naturalmente" mais dependentes. Com base no depoimento de uma das profissionais entrevistadas:

> *As mulheres são mais dependentes e requerem maiores cuidados do que os homens, que naturalmente possuem maior autonomia.*

Além do mais, os homens parecem não possuir tanta preocupação com o envelhecimento em relação às mulheres, que, por sua vez, demonstram certa apreensão por não terem familiares que cuidem delas e pelo fato de que as demais residentes, que agora constituem sua família, também se encontram em situação semelhante, pois também estão envelhecendo, restando, com isso, a possibilidade futura do retorno para o hospital psiquiátrico ou para uma instituição de idosos, como já mencionado anteriormente.

Considerações finais

Pouco importa que se trate ou não de utopia; temos aí um processo bem real de luta; a vida como objeto político foi de algum modo tomada ao pé da letra e voltada contra o sistema que tentava controlá-la. Foi a vida, muito mais que o direito, que se tornou o objeto das lutas políticas, ainda que estas últimas se formulem através de afirmações de direito. O "direito" à vida, ao corpo, à saúde, à felicidade, à satisfação das necessidades, o "direito", acima de todas as opressões ou "alienações", de encontrar o que se é e tudo que se pode ser, esse "direito" tão incompreensível para o sistema jurídico clássico, foi a réplica política a todos esses novos procedimentos de poder que, por sua vez, também não fazem parte do direito tradicional da soberania. (Foucault, 2007, p. 136)

No que diz respeito às residentes, em primeiro lugar, é incontestável que ocorreram grandes mudanças em suas vidas ao irem morar em um Serviço Residencial Terapêutico (SRT). Desde que retornaram ao convívio social, fora dos muros hospitalocêntricos, em uma outra situação de vida, o exercício dos direitos relativos à cidadania vem sendo ampliado.

Mesmo com todos os avanços conquistados, observa-se que a moralidade ainda parece embasar os parâmetros científicos que engendram a percepção sobre essas mulheres, e o seu comportamento fundamentado no seu estado de saúde tem, no gênero, um dos seus marcos norteadores.

O SRT carrega consigo a ambiguidade de pretender tratar e proteger suas residentes, ao mesmo tempo que lhes incentiva e limita os direitos de cidadania. A própria denominação configurada na legislação atual é ambígua, no sentido de se pretender ser tanto um serviço que se propõe a determinadas terapias quanto um residencial com a finalidade de garantir os direitos de moradia. Assim, o SRT tem colaborado para uma visão comunitária, contribuindo para o acolhimento e para a reintegração de seus residentes. Ele supre a carência de moradia, ao mesmo tempo que dá suporte ao acompanhamento psiquiátrico e clínico.

Ao habitarem a casa, as mulheres parecem iniciar o seu processo de transição do papel de institucionalizadas para o de moradoras, revelando o quanto são dotadas de potencial de metamorfose.

O retorno ao zelo pelas coisas do lar, a possibilidade de poder juntar objetos que contenham suas histórias e armazená-los em um espaço cuidadosamente arranjado, o cultivo à privacidade, a possibilidade de comer algo diferente, de saber que tem onde receber amigos ou de se sentir pertencente, ou ainda, a possibilidade de poder decidir sobre a própria *beleza* exemplificam como pode se dar o processo de adaptação e de apropriação de vidas.

O trânsito entre províncias e mundos pode ser considerado, então, como uma das questões cruciais para que haja a compreensão socioantropológica dessas residentes, que passaram a transitar em distintos planos e níveis de realidade socialmente construídos ao irem morar em um residencial.

Em segundo lugar, torna-se possível concluir que, apesar das passagens e trânsitos entre domínios e experiências, as residentes ainda mantêm a sua identidade vinculada a grupos de referência, no caso, a própria instituição psiquiátrica ou mesmo os outros moradores com os quais mantêm profundos laços afetivos, operacionalizados por meio de mecanismos socializadores básicos, pois uma tendência à fragmentação parece não anular completamente certos pontos fundamentais, que podem ser utilizados em momentos estratégicos.

Assim, embora o trânsito das residentes entre domínios e experiências tenha lhes possibilitado melhores condições de vida e ampliado a alteridade, a nova ordem social parece impor limites que servem de contenção à ampliação do que se preconiza em termos de libertação das *amarras*, que constituem o imaginário social.

Com relação às estratégias sutis de controle permanente sobre os corpos de mulheres, a partir do modelo panóptico desenvolvido por Foucault (1999) e sintetizado no Capítulo 1, foi possível concluir que a *performance* do tipo exemplar, pela qual as residentes reafirmam que sempre estão bem e tudo está sob controle, também pode ser interpretada como se tivessem a necessidade de demonstrar que internalizaram a sensação de bem-estar, em parte por se sentirem observadas o tempo todo.

A *performance* das residentes parece talhada, então, para demonstrar sua capacidade de adequação, de autonomia, seu perfeito estado de saúde, em consonância com a política necessária à solicitação da condição de moradora, ou seja, um histórico de bons antecedentes, evidenciando o quanto essas mulheres, longe de serem "incapazes e inferiores", sabem fazer política no cotidiano e como transformaram suas vidas por meio dessa atitude política.

Outro fato constatado é que o próprio envelhecimento vem instalando sentimentos de insegurança, diante da ameaça da incapacidade de as residentes poderem gerenciar suas vidas. Sendo assim, a preocupação com a reposição geracional deve ser levada em consideração, com a finalidade de propiciar maior segurança às moradoras.

Essa sensação de insegurança gera uma busca pela segurança acentuada. Há, entretanto, um preço a ser pago, pois quanto maior a intervenção de terceiros, no sentido de suprir o *deficit* encontrado, maior será o grau de dependência das residentes.

A própria imposição de normas aos corpos das residentes, como o controle sobre a sexualidade, sobre o direito de ir e vir sem restrições, ou a obrigatoriedade do uso da medicação, dentre outras medidas, exemplificam que nem sempre a própria negociação sobre o seu estado de saúde é algo tão democrático quanto aparenta, funcionando como dispositivo biopolítico de poder. Há que se considerar que alterações no comportamento previsto podem desencadear uma ação que as faça perder a condição de moradoras, com o consequente retorno à hospitalização psiquiátrica, haja vista não disporem de outros serviços de saúde mental ou de uma rede de assistência capaz de satisfazer, integralmente, às suas necessidades.

A *performance* talhada para não evidenciar sinais de conflito observáveis pode servir como fator de prevenção de uma série de medidas, que colocam em risco as conquistas que galgaram com tanto sacrifício.

Isso é engendrado nas residentes e alimentado por elas como um processo de responsabilização sobre a própria saúde, como também pelo cuidado com a saúde das demais companheiras, cuidadosamente vigiadas.

Além disso, o próprio equilíbrio, ou seja, a boa saúde, é que vai lhes garantir a permanência nesse lugar social. A preservação da imagem pessoal parece se estender para todo o grupo de residentes, além de fazer parte dos projetos de vida vigentes.

Com relação ao processo de mudanças e à subjetividade, a *performance* das residentes parece se fundamentar na representação de si mesmas como *residentes*, e é justamente na opressão e na negação da própria imagem – de *pacientes* – que elas parecem ressurgir no cenário social como pessoas que têm condição de assumir suas vidas, de participar e contribuir com a comunidade, tornando-se mais respeitadas na condição de residentes. Esta é uma posição construída socialmente e inventada por sucessivas práticas, que se afirmam diariamente.

Mas, conforme mencionado anteriormente, a luta pela superação da posição de pacientes tem seu preço, pois a construção de sujeitos singulares, neste caso, parece ser feita com base em essências naturalizadas e fundamentadas na imagem tradicional de mulher.

Dessa forma, nas trajetórias de vida das residentes há situações de submissão, reclusão e violência. Em troca da proteção oferecida, o Estado as submete à ideologia da fraqueza e da incapacidade natural, como se a sua subjetividade requeresse a constante intervenção de terceiros, para existir e se manifestar.

Mulheres pobres, "doentes", sem educação, sem família, improdutivas, idosas e institucionalizadas são demarcações sociais, que contêm algo que para a sociedade ainda pode ser considerado ameaçador. Algo que contém essa "natureza" aparentemente tão diferente e que de alguma forma alimenta a ideia de que existe uma ausência de alternativas de expressão das suas experiências de vida.

Passividade, desdobramento, disponibilidade, capacidade para o trabalho doméstico bem como demais tarefas consideradas "femininas" correspondem, então, ao ideal de saúde mental para as residentes. A sexualidade e a maternidade tornam-se algo impróprio ao lugar que ocupam socialmente.

Com todos os esforços e os avanços conquistados, ainda é possível verificar que não existe uma descentralização da saúde, do trabalho e do gerenciamento dos benefícios, e que o processo de desinstitucionalização não vai além da noção de desospitalização, em alguns aspectos da vida das residentes. A hospitalização ainda está presente em seu imaginário, a ponto de converter-se em um dispositivo de poder.

Embora essas limitações persistam, percebe-se a conquista de alguns direitos cujo exercício se dá na micropolítica do cotidiano, pela qual parecem exercer sua autonomia e emancipação. Esse ganho de autonomia se torna visível também pelo esforço em validar suas experiências singulares na vida cotidiana, buscando ampliar seu campo de possibilidades.

À medida que tomam consciência de suas capacidades e importância social, buscam decidir mais sobre a própria vida, demonstrando que são capazes de tomarem conta de si, de trabalhar e de ter acesso a outras esferas da vida fora do contexto hospitalar ou residencial, ampliando as disposições do contrato entre o que é permitido e o que é possível, inclusive ao demonstrarem que são candidatas a gozarem de certos prazeres da vida.

Por meio do SRT, elas conquistam maior privacidade, adquirem a noção de propriedade, constroem um universo simbólico por meio dos objetos que obtêm e formas próprias de autodeterminarem suas vidas, demonstrando que, mesmo imersas em uma roupagem essencializada nos moldes do "feminino tradicional", são dotadas de potencial de metamorfose e capazes de contribuir com um projeto coletivo, com vistas a colaborarem com a gestão de problemas sociais. É um projeto no qual as partes aprendem a conviver com as diferenças, num esforço do grupo que investe na melhoria da qualidade de vida de pessoas que viveram confinadas por anos em instituições psiquiátricas.

Por fim, a construção da cidadania, enquanto um projeto de cura, ainda parece ser algo predominantemente regulado e outorgado. O acesso à educação é precário e a centralização das atividades de trabalho e saúde dificultam a desinstitucionalização das residentes, num sentido mais abrangente.

A insegurança com relação a uma velhice tranquila e a própria manutenção do lugar de *moradoras*, assim como a impossibilidade de administrarem seus benefícios, são impedimentos ao que consideram como *cidadania plena*.

A ampliação de direitos é incontestável, assim como os seus limites, pois os conceitos de periculosidade e imputabilidade ainda parecem rondar, de alguma forma, a clínica do sujeito. Tais limites são contestáveis para as residentes, pois o fato de terem conseguido galgar tal posição significa que possuem capacidade de ampliar o pleno gozo de alguns aspectos da vida civil, embora algumas decisões ainda passem por outros agentes, que se interpõem nesse cenário.

Mas, ao mesmo tempo, esta pode ser adjetivada como uma situação ambivalente, pois, por um lado, busca-se incentivar a ampliação de tais direitos, e, por outro, eles só podem ser gozados até certo limite do que se entende que seja possível galgar na "condição essencializada" de ser "mulher com problemas dos nervos", sobretudo sendo pobres, sem instrução, sem família, sem lar.

A partir das contribuições do Relatório Final da III Conferência de Saúde Mental (Brasil, 2002), considero que é necessário que as políticas de saúde notem certos abusos de poder, ampliando a noção de capacidade civil das residentes, num esforço para que possam ter o direito de gerir seus recursos, adquirir seus bens e decidir sobre a própria vida, a fim de romper, definitivamente, com a mesma lógica que age sobre as "mulheres com problemas dos nervos", sustentada sob os alicerces da opressão, da violência, da exclusão e da segregação social.

Acredito que seja necessário investir em uma política feita com e por todos os atores, sendo preciso buscar fundamentações teóricas que orientem formas possíveis de se fazer a prática.

É preciso instituir uma convenção discursiva, que invista na transversalização das políticas públicas, esforçando-se para ocupar muitos lugares ao mesmo tempo, de forma que se promova uma interlocução entre residentes, gestores, profissionais, representantes do Ministério Público e interessados sobre o tema. É necessário que se invista nessas mulheres, e que elas participem desse processo como sujeitas de direitos e protagonistas de sua própria vida.

Resgatar essas mulheres para o convívio na vida social e para a cidadania, enriquecendo sua subjetividade no marco da emancipação, e não no da regulação, envolve a necessidade constante de revisão de conceitos, dispositivos jurídicos e políticos ligados à incapacidade civil, tutela, periculosidade e imputabilidade, bem como o próprio questionamento sobre as desigualdades e estereotipias de gênero. É preciso muito empenho por parte dos(as) gestores(as) das políticas de saúde, no sentido da superação das formas tradicionais de atendimento, possibilitando que as/os residentes possam assumir--se enquanto sujeitos de direitos participativos no processo de reconstrução de suas vidas.

O Residencial em Saúde Mental também favorece o processo de reintegração das residentes na comunidade. Trata-se de um espaço cuja relação entre os pares é democrática, incentivando gostos, hábitos e a dinâmica de seus residentes.

Mas, ao mesmo tempo que incentiva a expressão da subjetividade, o residencial parece ainda tímido em relação a ousar algo que proporcione às residentes enfrentarem as dificuldades de viver em um mundo voltado para o mercado, para o desemprego e para o desprezo daqueles que são considerados *dependentes*, não tendo, aparentemente, a pretensão de ampliar os limites do itinerário terapêutico.

Seus objetivos ainda são modestos, como o investimento na alfabetização, a qualificação para o trabalho e a mobilização de recursos comunitários, pois o residencial parece não permitir às moradoras ocuparem diferentes lugares além daqueles tradicionalmente autorizados e que se fundamentam na visão tradicional dos papéis femininos.

Parece que não se tem investido na igualdade de oportunidades, nem na independência em todas as dimensões da vida. Por isso, é necessário haver a construção de uma política de governo que articule gênero e saúde mental, uma política transversal que possibilite a comunicação com as diversas áreas do conhecimento, que é tão importante para dar conta das inúmeras necessidades que reivindicam um projeto; trata-se de uma política que leve em consideração os princípios da equidade e da integralidade nas ações.

No caso das residentes, são muitos os campos de forças que invadem o processo de construção de sua cidadania. Elas parecem resistir à intervenção do Estado em suas vidas, por meio do viés institucional, do Ministério Público e da própria comunidade.

Mesmo com toda a restrição presente, ressalto que a liberdade para escolherem e controlarem suas vidas foi ampliada, mas o controle impõe limites ao próprio livre-arbítrio, pois a todo o momento existe um campo de possibilidades que precisa ser negociado, a fim de se ampliar os direitos, as trocas e a circulação das diferenças.

Se por um lado isso dificulta a cidadania das residentes, por outro parece estimulá-las, no sentido de resolverem seus problemas. Se ainda são vistas pelas lentes dos papéis tradicionais femininos, é pelo reforço a essa mesma imagem que reforçam a sua *performance* diária, demonstrando suas habilidades femininas e valorizando suas competências, o que é deveras necessário à presença da imagem de boa saúde.

Esse desempenho resulta na abertura de espaços de negociação, que, em virtude da necessidade de proteção do grupo, ainda ocorre com base na imagem de quem necessita de cuidados.

O incentivo às escolhas pessoais e à independência foram observados, mas o controle sobre a autonomia e sobre a liberdade parece fazer que elas não assumam o risco de ousar a desfazer a própria imagem de residentes.

Dessa forma, ressalto o paradoxo existente entre as intersecções de gênero, sofrimento psíquico, cidadania e subjetividade, com base naquilo que observei pessoalmente e, sobretudo, com base nas falas das residentes e profissionais complementadas pela leitura de diversos autores.

A luta pela cidadania parece incluir, de forma tradicional, a dimensão do gênero, pois as residentes não apenas são orientadas para o desempenho de funções femininas tradicionais, como também os seus próprios discursos e os da equipe terapêutica enfatizam e reforçam os estereótipos. As falas sobre as relações afetivas, namoros, funções exercidas no cenário doméstico estão impregnadas de uma carga moral e ética, pautada na religião e na estereotipia de gênero, que é altamente reforçada no cotidiano.

Acredito que essa seja uma das conclusões mais importantes da pesquisa realizada. Quem sabe as residentes procurem ser tão "boazinhas" tanto para manter uma tradição cultural quanto para servir de estratégia de sobrevivência, na condição de moradoras, utilizando as estratégias descritas ao longo deste livro.

Nesse contexto, presumo que as mulheres precisem mostrar o potencial e a disposição ao cumprimento das regras sociais estabelecidas no mundo considerado "normal" dentro e fora do SRT para poderem *desconstruir* a imagem de pessoas "diferentes", com base nos parâmetros de *normalidade* da cultura vigente.

Esse conhecimento deve ser constantemente partilhado e relembrado por todas as residentes do serviço, como uma forma de garantirem uma convivência mais harmoniosa, diante das pressões sociais vigentes e em prol da própria sobrevivência da residência.

A preocupação com a reabilitação psicossocial das mulheres, nesse caso, pode ser interpretada como uma atividade que funcionaria como mecanismo autorregulador, de forma que, mesmo distante da moradia e dos olhos da equipe terapêutica e de seus pares, elas manteriam, *espontaneamente*, os padrões preestabelecidos, cuidadosamente vigiados e controlados por todos e a todo o momento. Cabe ressaltar que, no meu entendimento, coexistem o mecanismo autorregulador e a resistência a formas peculiares de existência, que se alternam, se misturam e vivem em conflito, provocando inúmeros posicionamentos e diversos deslocamentos.

Uma outra reflexão, que pode ser feita para compreender os meandros que permeiam o mundo das residentes, é o fato de supor que, ao compartilharem a cultura do mundo original do hospital e da cultura social externa, representada tanto pelo residencial como pelos membros da comunidade local, poderiam estar contribuindo para aumentar a permeabilidade dessas instituições totais, servindo de um canal de comunicação entre o grupo de pessoas internadas e o mundo externo.

Nesse contexto, é possível observar que existe um circuito de agentes e agências que participariam, de maneira decisiva, na passagem do *status* civil de paciente para o de residente, de forma que as pessoas mais próximas, a equipe terapêutica e a comunidade local estejam intimamente correlacionadas a esse projeto de metamorfose.

Uma outra forma de apreender esse mundo é observar que o fato de terem sido vistas como ex-doentes mentais faria que essas mulheres evitassem o contato com pessoas e acontecimentos que possibilitassem ligá-las ao hospital.

Apesar das considerações formuladas, é preciso também ressaltar o quanto o SRT reforça um projeto coletivo, em que as residentes colaboram entre si, além da importância que elas atribuem ao fato de se considerarem apoiadas, no sentido de dar continuidade a esse sentimento de pertencimento, que serve como restaurador das convivências.

A condição de moradoras ainda carrega consigo vestígios da estigmatização, impostos pela condição anterior, e isso às conduz a seguirem seu caminho com muita parcimônia, pois qualquer deslize pode colocar em risco a condição de moradora. Elas sabem que tal condição não é algo estático, requerendo a emergência de novos modos de ser, de novas possibilidades de interpretação, de ressignificação e de problematização, que agora envolvem, sem dúvida, a própria cumplicidade, no que tange às decisões da própria vida.

A importância da participação das residentes estaria, assim, à altura da qualidade de interação que devem ter com outras pessoas, que as percebam como sujeitos particulares, socialmente localizados e dotados de capacidade para retomarem a sua saúde em defesa da vida.

Certamente, trata-se de uma tarefa complexa, pois quando incluo as residentes no processo de conquista de seus direitos, muitas vezes, elas podem colocar em xeque a própria instituição, com reivindicações que enunciam desejo, interesse e necessidade, e talvez possam dizer coisas que as pessoas não queiram ou não estejam preparadas para ouvir.

Por isso, é preciso aprimorar nossa capacidade de incluir os problemas que o outro traz, ampliando a nossa capacidade de lidar com o conflito, para que possamos construir possibilidades de solução, como um projeto comum, nos corresponsabilizando pelos acertos e desafios a serem vencidos e ampliando, com isso, nossa alteridade.

Isso envolve caminhar no campo da subjetividade, detectar coisas que as residentes julgam importantes e oferecer condições para que tais coisas se concretizem, dando oportunidades para uma nova possibilidade de realização.

Trata-se de uma relação que não pode ser confundida com uma política de reeducação moral, mas como uma forma de reorganizar as relações de poder, num processo que defende a vida. Quiçá dando visibilidade a certas questões possa favorecer um contato necessário, que venha a estimular formas diversas de participação na resolução dos problemas sociais. Nas palavras de D'Ambrósio (2001, p. 173):

> É necessário facilitar o aparecimento de uma nova consciência através da qual o homem poderá encontrar a plenitude de seus direitos ligados à sua dignidade de ser vivo, num quadro de solidariedade e responsabilidade que comprometem o Estado, cada grupo social e cada indivíduo.

Referências

ADAMS, R. D.; VICTOR, M. *Neurologia*. New York: McGraw-Hill Inc., 1996.

ALVES, P. C. A experiência da enfermidade: considerações teóricas. *Caderno de Saúde Pública*, Rio de Janeiro, v. 3, n. 9, p. 263-71, jul./ set. 1993.

AMARANTE, P.; GULJOR, A. P. Reforma psiquiátrica e desistitucionalização: a (re)construção da demanda no corpo social. In: PINHEIRO, R.; MATTOS, R. A. (Org.). *Construção social da demanda*: direito à saúde, trabalho em equipe, participação e espaços públicos. Rio de Janeiro: Abrasco, 2005.

AMARANTE, P. *Loucos pela vida*: a trajetória da Reforma Psiquiátrica no Brasil. Rio de Janeiro: SDE/ENSP, 1995.

ANDRADE, G. R. B.; Vaitsman, J. Apoio social e redes: conectando solidariedade e saúde. *Ciência e Saúde Coletiva*, Rio de Janeiro, v. 7, n. 4, 2002.

ASSOCIAÇÃO PROTETORA DOS INSANOS. *Serviço Residencial Terapêutico Jardins das Acácias*. 2007. Disponível em: <http://paginas.

terra.com.br/saude/acacias/residencias%20terapeuticas.htm>. Acesso em: 7 jun. 2007.

BACHELARD, G. *A poética do espaço*. São Paulo: Martins Fontes, 2000.

BALLONE, G. J. *Perícia psiquiátrica*. Disponível em: <http/sites.uol. com.br/forense/perícia.html, 2004>. Acesso em: 7 jun. 2007.

BANDEIRA, L.; BATISTA, A. S. Preconceito e discriminação como expressões de violência. *Estudos Feministas*, v. 10, n.1, 2002.

BASAGLIA, F. *A instituição negada*. Rio de Janeiro: Graal, 1985.

BENERIA, L. Mujer, salud y trabajo: una vision global. *Quadern Caps.*, n. 21, 1994.

BENTON, M. K.; SCHROEDER, H. E. Social skill training with schizophrenics: a meta-analytic evaluation. *Journal Psychology*, n. 22, p. 741-7, 1990.

BIRMAN, J. A cidadania tresloucada. In: BEZERRA, Jr. B.; AMARANTE, P. (Org.). *Psiquiatria sem hospício*. Rio de Janeiro: Delume-Dumará, 1992.

BIRMAN, J.; COSTA, J. F. Organização de instituições para uma psiquiatria comunitária. In: AMARANTE, P. (Org.). *Psiquiatria Social e Reforma Psiquiátrica*. Rio de Janeiro: Fiocruz, 1994.

BRASIL. Ministério da Saúde. *Relatório Final da II Conferência Nacional de Saúde Mental*. Brasília: Ministério da Saúde, 1994.

BRASIL. Sistema Único de Saúde; Conselho Nacional de Saúde; Comissão Organizadora da III CNSM. *Relatório Final da III Conferência Nacional de Saúde Mental*. Brasília: Conselho Nacional de Saúde/Ministério da Saúde, 2002.

BRASIL. Lei Federal nº 10.216 de abril de 2001. In: _____. Legislação em Saúde Mental 1990-2004. Brasília: Ministério da Saúde, 2004a.

BRASIL. Portaria GM nº 106 de 11 de fevereiro de 2000. In: _____. Legislação em Saúde Mental 1990-2004. Brasília: Ministério da Saúde, 2004b.

Brasil. Ministério da Saúde. Secretaria de Atenção à Saúde. Departamento de Ações Programáticas Estratégicas. Residências terapêuticas: o que são, para que servem. Brasília: Ministério da Saúde, 2004c.

Brasil. Ministério da Saúde. Secretaria de Atenção à Saúde. DAPE. Coordenação Geral de Saúde Mental. *Reforma psiquiátrica e política de saúde mental no Brasil*. Documento apresentado à Conferência Regional de Reforma dos Serviços de Saúde Mental: 15 anos depois de Caracas. Brasília: OPAS, 2005a.

Brasil. Sub-Secretaria de Planejamento e Orçamento. Plano Nacional de Saúde: um pacto pela saúde no Brasil – Síntese. Brasília: Ministério da Saúde, 2005b.

Brasil. Ministério da Saúde. *Saúde mental em dados – 8*, ano VI, n. 8. Informativo eletrônico. Brasília: janeiro de 2011.

Boaventura, P. T. F. *Estigma na epilepsia*. 2005. 222 p. Tese (Doutorado em Ciências Médicas) – Universidade Estadual de Campinas, Campinas, 2006.

Borenstein, M. P et al. Historicizando a enfermagem e os pacientes de um hospital psiquiátrico. *Revista Brasileira de Enfermagem,* Brasília, v. 56. n. 2, mar./abr. 2003.

Bourdieu, P. *A economia das trocas simbólicas*. São Paulo: Perspectiva, 1993.

Brito, J. C. *Trabalho e saúde nas indústrias de processos químicos e a experiência das trabalhadoras*. 1996. 269 p. Tese (Doutorado) – Escola Nacional de Saúde Pública, Fundação Oswaldo Cruz, Rio de Janeiro, 1996.

Brito, M. N. Gênero e cidadania: referenciais analíticos. *Revista Estudos Feministas*, v. 9, n. 1, 2001.

Butler, J. *Gender trouble*: feminism and the subversion of identity. New York: Routledge, 1990.

Butler, J. *Problemas de gênero*: feminismo e subversão da identidade. Rio de Janeiro: Civilização Brasileira, 2003.

CABRAL, S. *Análise de alguns tipos de resistência*. Educação do PAIGC. Bolama: Imprensa Nacional, 1979.

CANGUILHEM, G. Diagnosis of disorder. *The Journal of the American Academy of Psychiatry*, 1990.

CANGUILHEM, G. *O normal e o patológico*. Rio de Janeiro: Forense Universitária, 2000.

CAPRARA, A. Médico ferido: Omolu nos labirintos da doença. In: ALVES, P.; RABELO, M. C. (Org.). *Antropologia da saúde*: traçando identidade e explorando fronteiras. Rio de Janeiro: Relume Dumará, 1998.

CASTEL, R. *A ordem psiquiátrica*: a idade de ouro do alienismo. Rio de Janeiro: Graal, 1991.

CASTEL, R. *As metamorfoses da questão social*. Petrópolis:Vozes, 1998.

CASTEL, R. *La inseguridad social*: qué es estar protegido? Buenos Aires: Manantiel, 2003.

CASTORIADIS, C. *A instituição imaginária da sociedade*. Rio de Janeiro: Paz e Terra, 1982.

CAVALCANTI, M. T.; VILETE, L.; SZTAJNBERG, T. K. Casa e/ou serviço? O dilema das moradias assistidas e/ou Serviços Residenciais Terapêuticos no contexto da Reforma Psiquiátrica brasileira. In: *Cadernos IPUB*, v. 12, n. 22, nov. /dez. 2006.

CHESLER, P. *Women & madness*: when is a woman Mad... and who decides whether she is? New York: Copyright, 1975.

COELHO, M. T. A. D.; ALMEIDA FILHO, N. de. Health concepts in current science-oriented discourse. *História, Ciências, Saúde – Manguinhos*, Rio de Janeiro, v. 9, n. 2, maio/ago. 2002.

COHN, A. Mudanças econômicas e políticas de saúde no Brasil. In: LAURELL, A. C. (Org.). *Estado e políticas sociais no neoliberalismo*. São Paulo: Cortez, 1997.

CORRIGAN, P. W. Social skills training in adult psychiatric populations: a meta-analysis. *Journal of Behavior Therapy and Experimental Psychiatry*, n. 22, p. 103-10, 1991.

COSTA, A. M.; SILVESTRE, R. M. Uma questão sobre poder, mulher e saúde: dilemas para a saúde reprodutiva. In: VENTURI, G.; RECAMAM, M.; OLIVEIRA, S. (Org.). *A mulher brasileira nos espaços público e privado*. São Paulo: Fundação Perseu Abramo, 2004.

COSTA-ROSA, A. Modo psicossocial: um paradigma das práticas substitutivas no modo asilar. In: AMARANTE, P. (Org.). *Ensaios*: subjetividade, saúde mental, sociedade. Rio de Janeiro: Fiocruz, 2000.

DAGNINO, E. Os movimentos sociais e a emergência de uma nova noção de cidadania. In: _____. *Os anos 90*: política e sociedade no Brasil. São Paulo: Brasiliense, 1994.

DALLARI, D. A. Da fundamentação natural da lei à conquista dos direitos fundamentais. In: *Saúde mental e cidadania*. São Paulo: Mandacaru, 1987.

DA MATTA, R. *Carnavais, malandros e heróis*: para uma sociologia do dilema brasileiro. Rio de Janeiro: Guanabara, 1990.

D'AMBRÓSIO, U. Por uma nova consciência. In: BRANDÃO, M. S.; CREMA, R. (Org.). *Visão holística em psicologia e educação*. São Paulo: Summus, 2001.

DEJOURS, C. *A loucura do trabalho*. São Paulo: Cortez, 1990.

DELGADO, P. G. G. *As razões da tutela*: psiquiatria, justiça e cidadania do louco no Brasil. Rio de Janeiro: Te Corá, 1992.

DEMO, P. *Cidadania tutelada e cidadania assistida*. Campinas: Autores Associados, 1995.

DESVIAT, M. *A Reforma Psiquiátrica*. Rio de Janeiro: Fiocruz, 1999.

DOUGLAS, M. *La aceptabilidad del riesgo según las ciencias sociales*. Barcelona: Paidós, 1996.

DUARTE, L. F. D. *Da vida nervosa nas classes trabalhadoras urbanas brasileiras*. Rio de Janeiro: JZE/CNPq, 1986.

DUARTE, L. F. D. A outra saúde: mental, psicossocial, físico moral? In: ALVES, P. C.; MINAYO, M. C. de S. (Org.). *Saúde e doença*: um olhar antropológico. Rio de Janeiro: Fiocruz, 1994.

FALEIROS, E. T. S.; ALVES, M. A. S. C.; DINIZ, S. P. A prestação continuada como recurso de inclusão social. *Revista da Saúde*, v. 2, n. 2, p. 17-8, 2001.

FARIA, A.. *Anotações pessoais sobre Hospital Colônia Santana*. 1942. (não publicado).

FASSHEBER, V. B.; VIDAL, C. E. L. Da tutela à autonomia: narrativas e construções do cotidiano em uma residência terapêutica. *Psicologia: ciência e profissão*, Brasília, v. 27, n. 2, jun. 2007.

FLAX, J. Pós-modernismo e relações de gênero na teoria feminista. In: HOLLANDA, H. B. de (Org.). *Pós-modernismo e política*. Rio de Janeiro: Rocco, 1992.

FLEURY, S. T. (Org.). *Reforma Psiquiátrica*: em busca de uma teoria. São Paulo: Cortez-Abrasco, 1989.

FONTOURA, A. *Por entre luzes e sombras... Hospital Colônia Santana*: (re) significando um espaço de loucura. 1997. Dissertação (Mestrado em História) – Departamento de História e Filosofia, Universidade Federal de Santa Catarina, Florianópolis, 1997.

FOUCAULT, M. *Microfísica do poder*. Rio de Janeiro: Graal, 1979.

FOUCAULT, M. *A história da loucura na idade clássica*. São Paulo: Perspectiva: 1989a.

FOUCAULT, M. *Doença mental e psicologia*. Rio de Janeiro: Tempo Brasileiro, 1989b.

FOUCAULT, M. *Vigiar e punir*. 2. ed. Petrópolis: Vozes, 1983.

FOUCAULT, M. *Vigiar e punir*. 20. ed. Petrópolis: Vozes, 1999.

FOUCAULT, M. *A história da loucura na idade clássica*. São Paulo: Perspectiva, 2005.

FOUCAULT, M. *História da sexualidade I*. A vontade de saber. Trad. Maria Thereza da Costa Albuquerque. Rio de Janeiro: Edições Graal, 2007.

FRASER, N. *Justice interupts*: critical reflexions on the "post socialist" condition. Londres: Routledge, 1997.

FREIRE, F. H. M. A. Residência terapêutica: inventando novos lugares para se viver. *Micropolítica do trabalho e o cuidado em saúde*. Rio de Janeiro, 2007. Disponível em: <http://hucff.ufrj.br/micropolitica/pesquisas/atencaodomiciliar/textos/residencia_terapeutica.pdf>. Acesso em: 10 nov. 2007.

FRY, P. Da hierarquia à igualdade: a construção histórica da homossexualidade no Brasil. In: FRY, P. *Para inglês ver*: identidade e política na cultura brasileira. Rio de Janeiro: Zahar, 1982.

GAGNON, J.; SIMON, W. *Sexual conduct*: the social sourcer of human sexuality. Chicago: Aldine, 1973.

GEERTZ, C. A religião como sistema cultural. In: _____. *A interpretação das culturas*. Rio de Janeiro: Zahar, 1978.

GERHARDT, T. E. Itinerários terapêuticos em situações de pobreza: diversidade e pluralidade. *Cadernos de Saúde Pública*, Rio de Janeiro, v. 22, n.11, nov. 2006.

GRIGOLO, T. M. "Dizem que sou louco": um estudo sobre identidade e instituição psiquiátrica. *Revista de Ciências Humanas*, Florianópolis, v. 1, n. 1, p. 95-119, 2000.

GOFFMAN, E. *Asylums*. Nova York: Doubleday Anchor, 1961.

GOFFMAN, E. *Estigma*: notas sobre a manipulação da identidade deteriorada. Rio de Janeiro: Zahar, 1963.

GOFFMAN, E. *Frame analysis: an essay on the organization of experience*. Cambridge: Harvard University Press, 1974.

GOFFMAN, E. *Manicômios, prisões e conventos.* São Paulo: Perspectiva, 2005.

GUATTARI, F. *Revolução molecular:* pulsações políticas do desejo. São Paulo: Brasiliense, 1986.

GUIMARÃES, J.; MEDEIROS, S. M. Considerações sobre vida e trabalho de mulheres internadas em uma unidade psiquiátrica. *Revista de Enfermagem da USP*, v. 37, n. 2, 2003.

HIRATA, H. Vida reprodutiva e produção: família e empresa no Japão. In: KARTCHEVSKY-BULPORT, A. et al. *O sexo do trabalho.* Rio de Janeiro: Paz e Terra, 1986.

INSTITUTO DE PSIQUIATRIA DE SANTA CATARINA. *Projeto Residência Terapêutica Masculina.* São José, 2002.

JARDIM, S. O trabalho e a construção do sujeito. In: SILVA FILHO, J. F.; JARDIM, S. (Org.). *A danação do trabalho*: organização do trabalho e sofrimento psíquico. Rio de Janeiro: Te Corá, 1992.

KASPER, C. P. *Habitar a rua.* 2006. Tese (Doutorado em Ciências Sociais) –Instituto de Filosofia e Ciências Humanas, Universidade Estadual de Campinas, Campinas, 2006.

KERGOART, D. 1996. Relações sociais de sexo e divisão sexual do trabalho. In: LOPES, M; MEYER, D.; WALDOW, V. (Org.). *Gênero e saúde.* Porto Alegre: Artes Médicas, 1986.

KINOSHITA, R. Contratualidade e reabilitação psicossocial. In: Pitta, A. (Org.). *Reabilitação psicossocial no Brasil.* São Paulo: Hucitec, 1996.

KLEINMAN, A. *Patients and healers in the context of culture.* London: University of California Press, 1980.

KLEINMAN, A. *The illness narratives*: suffering, healing, and the human condition – questing for the essence of mind and pattern. New York: Basic Books, 1988.

KLEINMAN, A. Suffering and its professional transformation: toward an ethnography of interpesonal experience. *Culture, Medicine and Psychiatry*, v. 15, p. 275-301, 1991.

KRISTA, A. *O livro da sobrevivência ao estresse*: como relaxar e viver positivamente. São Paulo: Manole, 1999.

LACLAU, E.; MOUFFE, C. *Hegemony and socialist strategy*: towards a radical democratic politics. Londres: Verso, 1985.

LANGDON, E. L. A Construção sociocultural da doença e seu desafio para a prática médica. In: BARUZZI, R. G.; JUNQUEIRA, C. (Org.). *Parque Indígena do Xingu*: saúde, cultura e história. 1. ed. São Paulo: Terra Virgem; Unifesp, 2005.

LAQUEUR, T. Da linguagem e da carne. In: _____. *Inventando o sexo*: corpo e gênero dos gregos a Freud. Rio de Janeiro: Relume, 2001.

LEONE, B. E. Balanço da produção acadêmica brasileira no campo da saúde mental – 1990/1997. *Revista de Ciências Humanas, Saúde Mental: uma perspectiva crítica*, Florianópolis, p. 121-51, 2000.

LIBERMAN, R. P. et al. Innovations in skills training for the seriously mentally ill: the UCLA social and independent living skills modules. *Innovation and research*, p. 43-60, 1993.

LISBOA, T. K. *Gênero, classe e etnia*: trajetórias de vida de mulheres migrantes. Florianópolis/Chapecó: UFSC, Argos, 2003.

LOURO, G. L. Nas redes do conceito de gênero. In: LOPES, M. J.; MEYER, D.; WALDOW, V. *Gênero e Saúde*. Porto Alegre: Artes Médicas, 1995.

LOURO, G. L. Gênero, história e educação: construção e reconstrução. *Educação e Realidade*, v. 20, n. 2, p. 101-32, 1999.

LOURO, G. L. Currículo, gênero e sexualidade: o "normal", o "diferente" e o "excêntrico". In: LOURO, G. L.; NECKEL, J. F.; GOELLNER, S. V. (Org.). *Corpo, gênero e sexualidade*: um debate contemporâneo na educação. Petrópolis: Vozes, 2003.

Louzã Neto, M. R. et al. *Psiquiatria básica*. Porto Alegre: Artes Médicas, 1995.

Loyola, C. M. D.; Rocha, T.; Filho, J. F. S. Agentes comunitários de saúde como estratégia de atendimento em saúde mental: o Projeto Viva a Vida. *Cadernos IPUB*, Instituto de Psiquiatria da UFRJ, v. 12, n. 22, nov./dez. 2006.

Lüchmann, L. H. H.; Rodrigues, J. O movimento antimanicomial no Brasil. *Ciência & Saúde Coletiva*, v. 12, 2007.

Lupton, D. *Risk*. London: Routledge, 1990.

Machado, R. *Ciência e saber*: a trajetória arqueológica de Foucault. Rio de Janeiro: Graal, 1981.

Maia, R. C.; Fernandes, A. B. O movimento antimanicomial como agente discursivo na esfera política pública. *Revista Brasileira de Ciências Sociais,* São Paulo, v. 17, n. 48, fev. 2002.

Maluf, S. W. Peregrinos da nova era: itinerários espirituais e terapêuticos no Brasil nos anos 90. *Cadernos do NER*, Porto Alegre, 2003.

Maluf, S. W. *Gênero, subjetividade e "saúde mental"*: políticas públicas, ativismo e experiências sociais em torno de gênero e "saúde mental". Florianópolis: UFSC/CNPq, 2006. (Projeto de pesquisa).

Marsiglia, R. et al. *Saúde mental e cidadania*. São Paulo: Edições Mandacaru, 1990.

Medeiros, S. M.; Guimarães, J. Cidadania e saúde mental no Brasil: contribuição ao debate. *Ciência & Saúde Coletiva*, v. 7, n. 3, 2002.

Melman, J. *Família e doença mental*: repensando a relação entre profissionais de saúde e familiares. São Paulo: Escrituras, 2001.

Mendonça, M. C. A. Serviços Residenciais Terapêuticos: a experiência de Recife. *Cadernos IPUB*, v. 12, n. 22, nov./dez., 2006.

Moffatt, A. *Psicologia do oprimido*. São Paulo: Livraria Sebo Interpessoal, 1986.

MORAES, M. L. Q. Cidadania no feminino. In: PINSKY, J.; PINSKY, C. B. (Org.). *História da cidadania*. São Paulo: Contexto, 2005.

NARVAZ, M. G.; KOLLER, S. H. Metodologias feministas e estudos de gênero: articulando pesquisa, clínica e política. *Psicologia em Estudo*. Maringá, v. 11, n. 3, set./dez. 2006.

NERI, M. L. *Velhice bem-sucedida*: aspectos afetivos e cognitivos. *PsicoUSF*, v. 9, n.1, jun. 2004.

NICÁCIO, M. F. *O processo de transformação da saúde mental em Santos*: desconstrução de instituição e cultura. 1994. Dissertação (Mestrado em Ciências Sociais) – Universidade de São Paulo, São Paulo, 1994.

NICHOLSON, L. Interpretando o gênero. *Estudos Feministas*, v. 8, n. 2, p. 9-41, 2000.

OLIVEIRA, A. G. B.; ALESSI, N. P. Cidadania: instrumento e finalidade do processo de trabalho na reforma psiquiátrica. *Ciência & Saúde Coletiva*, Rio de Janeiro, v. 10, n. 1, jan./mar. 2005.

OLIVEIRA, E.; MARTINS, M. J. Instituto Municipal Nise da Silveira: proposta para o fim de um manicômio. In: ALBUQUERQUE, P. *Desinstitucionalização*: a experiência dos serviços residenciais terapêuticos. IPUB/UFRJ, v. 12, n. 22, nov./dez. 2006.

ORGANIZAÇÃO MUNDIAL DE SAÚDE. Organização Pan-Americana de Saúde. *Relatório mundial da saúde*. Saúde mental: nova concepção, nova esperança. OMS: Lisboa, 2002.

PEDRO, J. M. *Traduzindo o debate*: o uso da categoria gênero na perspectiva histórica. *História*, São Paulo, v. 24, n. 1, 2005.

PEREIRA, R. C. *Lugar de louco é no hospício?! Um estudo sobre as representações sociais em torno da loucura no contexto da reforma psiquiátrica.* 1997. 128 p. Dissertação (Mestrado) – Escola Nacional de Saúde Pública, Fiocruz, Rio de Janeiro, 1997.

PINSKY, C. B.; PINSKY, J. *História da cidadania*. São Paulo: Contexto, 2005.

PITTA, J. C. N. Diagnóstico e conduta dos estados confusionais. In: MARI, J. J. et al. (Ed.). *Guias de medicina ambulatorial e hospitalar da Unifesp/EPM* – Psiquiatria. Barueri: Manole, 2002.

RAGO, M. Ser mulher no séc. XXI ou carta de alforria. In:VENTURI, G.; RECAMAM, M.; OLIVEIRA, S. de (Org.). *A mulher brasileira nos espaços público e privado*. São Paulo: Fundação Perseu Abramo, 2004.

REIS, F. W. Cidadania, mercado e sociedade civil. In: *Cidadania, mercado e utopia*, São Paulo, Edusp, 2000.

RIFIOITS, T. *Nos campos da violência*: diferença e positividade. Santa Catarina: UFSC, 1997.

ROEDER, M. A. A história da psiquiatria em Santa Catarina e o papel da educação física em seu contexto. Monografia (Especialização em Educação Especial) – Universidade do Estado de Santa Catarina, 1986.

ROEDER, M. *Atividade sensório-motora*: uma contribuição para a qualidade de vida das pessoas com transtornos mentais. 2001. 205 p. Dissertação (Mestrado em Educação Física) – Universidade Federal de Santa Catarina, Santa Catarina, 2001.

ROEDER, M. *Atividade física, saúde mental e qualidade de vida*. Rio de Janeiro: Shape, 2003.

ROEDER, M. *Gênero e saúde mental*: uma reflexão sobre os cuidados dispensados às mulheres nos atuais dispositivos assistenciais de saúde. Florianópolis, 2006. (não publicado).

ROHDEN, F. *Uma ciência da diferença*: sexo e gênero na medicina da mulher. Rio de Janeiro: Fiocruz, 2001.

ROSA, L. C. S. As condições da família brasileira de baixa renda no provimento de cuidados com o portador de transtorno mental. In: ROSA, L. C. S. et al. (Org.). *Saúde mental e serviço social*: o desafio da subjetividade e da interdisciplinaridade. São Paulo: Cortez, 2000.

ROTELLI, F.; AMARANTE, P. Reformas Psiquiátricas na Itália e no Brasil: aspectos históricos e metodológicos. In: BEZERRA JR., B.;

Amarante, P. (Org.). *Psiquiatria sem hospício*: contribuições ao estudo da Reforma Psiquiátrica. Rio de Janeiro: Relume Dumará, 1992.

Roudinesco, E. *Por que a psicanálise?* Rio de Janeiro: Jorge Zahar, 2000.

Sandri, G. *Gênero e saúde mental*: uma análise dos sentidos conferidos ao sofrimento psíquico por usuárias e psicólogas de um serviço de saúde. Dissertação (Mestrado em Psicologia) – Centro de Filosofia e Ciências Humanas, Universidade Federal de Santa Catarina, Santa Catarina, 2001.

Santa Catarina. Secretaria de Estado da Saúde. A virada do século, Santa Catarina e a questão de saúde mental. *Guia dos Serviços Públicos e Comunitários de Saúde Mental de Santa Catarina*. Florianópolis: Secretaria de Estado da Saúde, 1998.

Santa Catarina. Secretaria de Estado da Saúde. Instituto de Psiquiatria de Santa Catarina – IPQ e Centro de Convivência Santana – CCS. *Projeto Terapêutico do Residencial do Pomar*: residência terapêutica proporcionando qualidade de vida – 1990-2002. out. 2002.

Santa Catarina. Diretoria de Vigilância Sanitária. *A rede de saúde mental no estado de Santa Catarina*. 2007. (Relatório Técnico).

Santaella, A. *Anotações pessoais sobre Hospital Colônia Santana*. 1954 (não publicado).

Santos, B. S. *Pela mão de Alice*: o social e o político na pós-modernidade. São Paulo: Cortez, 1995.

Santos, M. F. *A percepção de gestores, trabalhadores e usuários do centro de atenção psicossocial Novo Tempo – Campinas/SP – sobre as relações de gênero na atenção em Saúde Mental*. Trabalho de Conclusão de Curso (Graduação em Terapia Ocupacional) – Faculdade de Medicina do Departamento de Fisioterapia, Fonoaudiologia e Terapia Ocupacional, Universidade de São Paulo, São Paulo, 2003.

Santos, N. G. *Do hospício à comunidade*: políticas públicas de saúde mental. Florianópolis: Letras Contemporâneas, 1994.

Saraceno, B. *Libertando identidades*: da reabilitação psicossocial à cidadania possível. Rio de Janeiro: IFB/T; Cora, 1999.

Saraceno, B. Reabilitação psicossocial: uma estratégia para a passagem do milênio. In: Pitta, A. *Reabilitação psicossocial no Brasil*. São Paulo: Hucitec, 2001.

Sarti, C. A. *A família como espelho* – Um estudo sobre a moral dos pobres. Campinas: Autores Associados, 1996.

Scatena, M. C. M. *Saindo do hospital psiquiátrico*: análise da inserção dos pacientes nos lares abrigados. Tese (Livre-Docência) – Escola de Enfermagem de Ribeirão Preto, Universidade de São Paulo, Ribeirão Preto, 2000.

Schmidt, R. *Gênero e "saúde mental"*: mapeamento e análise de políticas públicas, programas governamentais e práticas de atendimento no Estado de Santa Catarina. Trabalho de Conclusão de Curso (Graduação em Ciências Sociais) – Universidade Federal de Santa Catarina, Santa Catarina, 2007.

Schwantes, C. A voz da louca, a voz da outra. *Estudos Feministas*, ago./dez. 2005.

Scott, J. Gender: a useful category of historical analysis. *The American Historical Review*, v. 91, n. 5, 1986.

Scott, J. Gênero: uma categoria útil de análise histórica. *Educação e Realidade*, Porto Alegre, v. 2, n. 16, jul./dez. 1990.

Serrano, A. I. et al. *Pesquisa sobre os critérios para consecução de uma rede integral de saúde mental, para o estado de Santa Catarina*. Florianópolis: SES; Itajaí: Univali, 2004.

Sigolo, R. P. História da psiquiatria – vislumbrando o diferente: teorias psiquiátricas na formação da Colônia Santana. *Psychiatry Online Brasil*, v. 6, n. 4, abr. 2001.

Silveira, L. C.; Braga, V. A. B. Acerca do conceito de loucura e seus reflexos na assistência de saúde mental. *Revista Latino-Americana de Enfermagem*, Ribeirão Preto, v. 13, n. 4, jul./ago. 2005.

SILVEIRA, M. L. *O nervo cala, o nervo fala*: a linguagem da doença. Rio de Janeiro: Fiocruz, 2000.

SLUSKI, C. E. *A rede social na prática sistêmica*. São Paulo: Casa do Psicólogo, 1997.

STUART, G. W.; LARAIA, M. T. *Enfermagem psiquiátrica*. Rio de Janeiro: Reichmann & Affonso, 2002.

SUIYAMA, R. C. B.; ROLIN, M. A.; COLVERO, L. A. de. Serviços terapêuticos em saúde mental: uma proposta que busca resgatar a subjetividade dos sujeitos? *Saúde e Sociedade*, São Paulo, v. 16, n. 3, 2007.

TEIXEIRA, M. *Hospício e poder*. Brasília: Senado Federal, 1993.

TYKANORI, R. Contratualidade e reabilitação psicossocial. In: PITTA, A. (Org.). *Reabilitação psicossocial no Brasil*. São Paulo: Hucitec, 1996.

TORRE, E. H. G; AMARANTE, P. Protagonismo e subjetividade: a construção coletiva no campo da saúde mental. *Revista Ciência & Saúde Coletiva*, Rio de Janeiro, v. 6, n. 1, 2001.

TOURAINE, A. *Palavra e sangue*: política e sociedade na América Latina. Trad. de Iraci D. Poleti. São Paulo: Unicamp, 1989.

TSU, T. *A internação psiquiátrica e o drama das famílias*. São Paulo: USP/Vetor, 1993.

UZIEL, A. P. *Homossexualidade e adoção*. Rio de Janeiro: Garamond, 2007.

VASCONCELOS, E. M. *Políticas sociais no capitalismo periférico*. São Paulo: Cortez, 1992.

VASCONCELOS, E. M. Reinvenção da cidadania no campo da saúde mental e estratégia política no movimento de usuários. In: ROSA, L. C. dos S. *Saúde mental e serviço social*: o desafio da subjetividade e da interdisciplinaridade. São Paulo: Cortez, 2000.

VELHO, G. *Desvio e divergência*: uma crítica da patologia social. Rio de Janeiro: Jorge Zahar, 1987.

VELHO, G. *Projeto e metamorfose*: antropologia das sociedades complexas. Rio de Janeiro: Jorge Zahar, 1994.

VELHO, G. *Projeto e metamorfose*: antropologia das sociedades complexas. 1. ed. Rio de Janeiro: Jorge Zahar, 2003.

VENTURINI, E. A qualidade do gesto louco na era da apropriação e da globalização. In: AMARANTE, P. (Org.). *Arquivos de saúde mental e atenção psicossocial*. Rio de Janeiro: Nau, 2003.

VIEIRA, L. *Os argonautas da cidadania* – A sociedade civil na globalização. Rio de Janeiro: Record, 2001.

WALLACE, C. J; LIBERMAN, R. P. Social skills training for patients with schizophrenia: a controlled clinical trial. *Psychiatry research*, v. 15, n. 3, 1985.

WEYLER, A. Serviços Residenciais Terapêuticos: a experiência de Recife. *Cadernos IPUB*, v. 12, n. 22, nov./dez. 2006.

WOODWARD, K. Identidade e diferença: uma introdução teórica e conceitual. In: SILVA, T.T (Org.). *Identidade e diferença*: a perspectiva dos estudos culturais. Petrópolis: Vozes, 2000.

YACUBIAN, E. M. T. *Epilepsia da antiguidade ao segundo milênio saindo das sombras*. São Paulo: Lemos Editorial, 2000.

SOBRE O LIVRO
Formato: 16 x 23 cm
Mancha: 11,7 x 18,2 cm
Papel: Offset 90 g
Nº páginas: 336
1ª edição: 2016

EQUIPE DE REALIZAÇÃO
Assistência editorial
Liris Tribuzzi

Assessoria editorial
Maria Apparecida F. M. Bussolotti

Edição de texto
Gerson Silva (Supervisão de revisão)
Gabriela Teixeira (Preparação do original e copidesque)
Jonas Pinheiro e Iolanda Dias (Revisão)

Editoração eletrônica
Vanessa Dal (Projeto gráfico e diagramação)
Évelin Kovaliauskas Custódia (Capa)

Fotografia
Lightspring | Shutterstock (Foto de capa)

Impressão
Intergraf Ind. Gráfica Eireli